卫生健康行业职业技能培训教程

口腔修复体制作
技 能 操 作

国家卫生健康委人才交流服务中心　**组织编写**

主　编　刘洪臣　于海洋

副主编　周永胜　张春宝　邵龙泉　李靖桓

U0212443

人民卫生出版社
·北　京·

图书在版编目（CIP）数据

口腔修复体制作. 技能操作 / 刘洪臣, 于海洋主编
. —北京：人民卫生出版社，2020.9
卫生健康行业职业技能培训教程
ISBN 978-7-117-30465-8

Ⅰ. ①口… Ⅱ. ①刘… ②于… Ⅲ. ①口腔矫形学－
职业培训－教材 Ⅳ. ①R783

中国版本图书馆 CIP 数据核字（2020）第 174291 号

人卫智网	www.ipmph.com	医学教育、学术、考试、健康， 购书智慧智能综合服务平台
人卫官网	www.pmph.com	人卫官方资讯发布平台

口腔修复体制作 技能操作
Kouqiang Xiufuti Zhizuo Jineng Caozuo

主　　编：刘洪臣　于海洋
出版发行：人民卫生出版社（中继线 010-59780011）
地　　址：北京市朝阳区潘家园南里 19 号
邮　　编：100021
E - mail：pmph @ pmph.com
购书热线：010-59787592　010-59787584　010-65264830
印　　刷：三河市尚艺印装有限公司
经　　销：新华书店
开　　本：787×1092　1/16　印张：21　插页：1
字　　数：511 千字
版　　次：2020 年 9 月第 1 版
印　　次：2020 年 9 月第 1 次印刷
标准书号：ISBN 978-7-117-30465-8
定　　价：88.00 元

口腔修复体制作工国家职业技能鉴定专家委员会

为适应经济社会发展和科技进步的客观需要，立足培育口腔修复体制作行业的工匠精神和精益求精的敬业风气，并对口腔修复体制作从业人员职业活动基本技能进行规范，全面提高口腔修复体制作各等级从业者的理论知识水平与技能水平，中华人民共和国人力资源和社会保障部、中华人民共和国国家卫生健康委员会制定了《口腔修复体制作工国家职业技能标准》（2020 版）。卫生健康行业职业技能培训教程《口腔修复体制作　基础知识》和《口腔修复体制作　技能操作》的出版发行，是我国口腔修复体制作职业发展的重要标志。本教程以该标准为依据编写，由国家卫生健康委人才交流服务中心组织，在口腔修复体制作工国家职业技能鉴定专家委员会专家及本教程各位编委的共同努力下完成，是口腔修复体制作职业教育培训和职业技能鉴定的重要参考用书，也是口腔医师特别是口腔修复工（师）应熟悉的专业专著。

口腔修复体制作是修复牙齿等口腔缺损、恢复口腔结构完整及咀嚼等生理功能的一门古老而又新兴的职业，从人类最初开始尝试修复缺失的牙齿至今已发生了革命性的变化，特别是工业革命以来发展迅速，已由简单的手工操作发展到大规模数字化的现代化生产的先进制造产业。口腔修复体制作涉及的知识面很广，如物理学、化学、力学与生物力学、材料学、计算机科学、人体结构学、美学与色彩学以及口腔解剖生理学、计算机辅助设计（CAD）与计算机辅助制造（CAM）、三维打印（3D 打印）、工业铸造等各个领域，也涉及法律法规及人文知识。我国人口众多，根据最近的口腔流行病学调查，缺牙齿可达数十亿颗。口腔修复工作量大、时间长，口腔修复体制作的任务繁重，符合人体生理功能及生物相容的优质口腔修复体将会因人们物质文化水平的日益提高而成为社会的热点需求。社会需求量大，口腔修复体制作行业将会成为我国先进制造领域新的发展方向。

在我国，根据《中华人民共和国职业分类大典（2015 年版）》《国家职业技能标准编制技术规程（2018 年版）》等的规定，专门从事以口腔修复体制作为工作内容的口腔修复工（师）已确定为国家职业。中华人民共和国人力资源和社会保障部、中华人民共和国国家卫生健康委员会于 2020 年正式发布了《口腔修复体制作工国家职业技能标准》（2020 版），这是中国口腔医学特别是口腔修复学发展史上的一件大事，是口腔医学发展及口腔医学整体学科发展的重要一步，是继口腔医师、口腔助理医师（医士）之后的第三个口腔专业国家职业，并确立了国家职业标准。在此之前，2019 年 8 月成功举办的首届口腔修复体制作工国家职业技能大赛，也是我国口腔医学界的第一个国家职业技能大赛，在基本技能和先进制造等方面展示了我国口腔修复体制作的最新成就。

《口腔修复体制作　基础知识》各章节按照职业标准编写，突出口腔修复体制作工（师）

需掌握的基础知识。《口腔修复体制作　技能操作》根据国家有关规定，将口腔修复体制作工（师）职业技能分为四个等级分别编写，即五级（初级工）、四级（中级工）、三级（高级工）、二级（技师），按照职业功能要求进行整合，每一项职业等级均突出各自独立完整的操作项目。五级（初级工）、四级（中级工）、三级（高级工）主要突出基本技能的培养，且各级功能递增。为突出口腔修复体制作的先进制造及发展方向，三级（高级工）以上级别编入了数字化修复体制作、种植修复体制作等相关内容。二级（技师）突出掌握先进技术，包含广泛深入的专业知识、较高的专业素质，强调具备解决疑难问题的能力。该教程的出版，希望能够对口腔修复体制作行业的健康规范发展以及专业知识与技能的提高起到促进作用。

该教程虽然经过全体编委认真编写及线上、线下反复核对修改，但仍难以避免疏漏等不尽如人意之处，如职业名称"口腔修复工"存在较大的争议，而且口腔修复体制作的新知识、新方法、新技术层出不穷，需要跟上时代的发展。希望各位专家及读者批评指正，以便在下一版修正，使之成为口腔修复体制作行业的品牌专著。

在卫生健康行业职业技能培训教程《口腔修复体制作　基础知识》和《口腔修复体制作　技能操作》即将出版发行之际，谨在此感谢为中国口腔修复制作行业作出努力的每一位专家，特别感谢我们团队——口腔修复体制作工国家职业技能鉴定专家委员会和编委会，该教程是大家共同努力的成果。希望以此为新的开端，全国的口腔同仁一起努力，推动口腔修复体制作事业的发展，造福广大民众。

口腔修复体制作工国家职业技能鉴定专家委员会　主任委员
卫生健康行业职业技能培训教程《口腔修复体制作》　主编
刘洪臣
2020 年 8 月

目 录

第三篇 国家职业资格三级

第四篇　国家职业资格二级

第一篇　国家职业资格五级

第一章　模型和蜡型制作

第一节　制作固定义齿、可摘义齿及正畸工作模型

模型制作是修复体制作的起始步骤。医师通过使用适宜的印模材料制取印模,将患者口内情况传递给技师。随后,技师将调拌好的模型材料注入印模中,获得相应口腔区域的模型。各类修复体的制作一般需要经过制取印模、灌制模型,然后在代型上制作完成,因此保证印模和模型质量是制作优良修复体的前提,要求印模和模型均能够精确复制口腔内部相应部位软硬组织形态。

【相关知识】

一、印模的检查和处理方法

印模制取完成后应进行仔细检查。印模与托盘接触区不应有分离,边缘应完整、清晰、光滑。印模应覆盖修复体所及范围,修复体相关基牙应清晰完整,边缘伸展应适度。印模关键部位如冠边缘、龈沟、缺牙区牙槽嵴等处存在气泡,则应重新制取印模,若气泡出现在非关键部位,如非基牙颊侧等,则可用印模材料进行修补。印模内若有其他义齿附件,如修理的义齿、金属冠、带环等,应完全复位。印模内的唾液、血液、食物残渣等,应在流水下冲洗干净。注意冲洗水流不可过大,不可用工具刮除,以免损伤印模。此外,若印模边缘较薄,可用印模材料加厚加固,以免灌模时发生变形。

二、印模的消毒

口腔是有菌环境,在唾液、血液等组织中存在多种微生物,其中不乏致病菌,这些微生物通过接触传播存在于印模表面。若未经处理即灌模,则可通过印模或模型污染技师双手,或造成感染,甚至可在义齿加工过程中传播,导致医源性交叉感染。因此,灌模前的消毒处理应引起足够重视。

印模的消毒方法包括浸泡法、喷雾法、紫外线照射法等。目前最常见的模型清洁方法是流动水冲洗。虽然冲洗是必需的清洁步骤,但大量实验已经证实单纯冲洗仅能去除印模表面大部分污渍、残渣等,而不能去除表面的微生物,要达到消除微生物的效果,必须结合其他消毒手段。

1. 浸泡消毒 浸泡消毒是常用的印模消毒方法。常用的浸泡消毒材料包括戊二醛、次氯酸钠、氯胺T、碘伏等。戊二醛消毒能力很强，能够杀灭一些芽孢、细菌、真菌和病毒等。次氯酸钠的消毒效果较弱，2%的次氯酸钠对细菌芽孢和无脂质的病毒几乎没有影响，但对结核杆菌，细菌繁殖体和大多数真菌有效。然而，这些消毒剂具有一些缺点，如操作期间的毒性，可导致眼睛和呼吸系统刺激、环境损害以及腐蚀金属托盘等。另一种释放氯的物质是氯胺T。在有机物的存在下，氯胺T比次氯酸盐更稳定，并缓慢释放氯。氯胺T能够与任何种类微生物的有机质反应，渗透和/或破坏细菌的细胞壁，包括革兰氏阳性、革兰氏阴性菌、真菌、病毒、酵母等。即使在较低浓度下，也可通过氧化反应和蛋白质水解反应很快将有氧和厌氧环境中的微生物杀死。浸泡消毒的时间一般为10min左右，如果超过30min将会影响修复体的制作精度。浸泡法的消毒效果较好，可达到完全灭菌，但消毒剂可能对印模的尺寸、细微结构等造成影响，甚至引起印模和托盘分离。

2. 喷雾消毒 喷雾消毒也是常用的印模消毒方法。目前最常用的喷雾消毒剂是碘伏喷雾、聚维酮碘喷雾等。喷雾法对印模尺寸影响较小，但由于口腔印模形态的不规则，消毒剂常积聚在印模的某一部分，使得其他部分的消毒不完全。对于含水量较高的印模材料，材料的溢水可导致消毒剂浓度变化，影响消毒效果。

3. 其他 除上述常用消毒方法外，有学者用紫外线照射、紫外线激活氮氩等离子流对印模进行消毒；有厂家在印模材料中加入氯化物、四价铵等消毒物质；或者直接用消毒剂调拌印模材料。

三、模型的消毒

模型消毒的常用方法包括浸泡法、喷雾法、熏蒸法、紫外线消毒法、微波消毒法、臭氧消毒法等。由于模型必须保持精确的形状和足够的强度，因此在进行消毒方法的选择时，除了消毒效果还应考虑其对模型精确度、表面特性及强度的影响。

1. 浸泡消毒 浸泡消毒法是应用广泛的消毒方法，其消毒效果也得到广泛认可。美国牙医协会（American Dental Association，ADA）建议石膏模型的消毒使用1∶10次氯酸钠或碘伏浸泡。然而有研究显示浸泡消毒可能导致模型变形，或使模型表面侵蚀，强度降低，从而影响修复体的制作。

2. 喷雾消毒 喷雾消毒法也是得到广泛应用的消毒方法。喷雾消毒前，应先用流水冲洗模型，然后将其喷雾到足够湿度，最后再用流水冲洗。喷雾法虽然能够在一定程度上降低消毒剂对模型精确度和强度的影响，但由于模型表面结构的复杂性，很难消毒完全。

3. 熏蒸消毒法 甲醛和戊二醛是常用的熏蒸消毒剂，其杀菌效果好，且对模型影响很小。但醛类消毒剂具有较大的组织毒性和刺激性，在操作时应做好防护。

4. 紫外线消毒法 利用紫外灯产生的紫外线进行消毒，具有广谱、有效的灭菌特点，对模型的精度和物理性能没有影响，且该方法清洁、无污染，操作便捷。但是由于模型的不规则外形，常会造成照射不全，影响消毒效果。此外，紫外线照射消毒耗时较长，不利于提高工作效率。

5. 微波消毒法 微波的特点是快速均匀的升温，可以在短时间内达到高温，从而达到消毒灭菌。微波消毒是一种简便、实用的方法，并且可以加速石膏模型的凝固和干燥，但其对模型的精确度和物理性能的影响还有待研究。

6. 臭氧消毒法　臭氧是一种广谱杀菌剂,可杀灭细菌繁殖体、芽孢、病毒和真菌等。臭氧消毒所使用的臭氧消毒杀菌机多采用电晕放电,并利用空气制备臭氧。采用臭氧消毒也需要足够的消毒时间。研究表明,30min 的消毒处理可以达到可靠的消毒效果,且在有效的消毒时间内,不会对模型精确度和强度产生影响。

在实际操作中,为了达到更好的消毒效果,可以几种方法联合应用。研究表明,臭氧环境下进行紫外线照射可以获得极好的消毒效果。紫外线消毒、微波消毒和臭氧消毒均需采用专门的设备,在使用时应严格按照相应使用说明进行操作,避免出现因操作不当而产生的意外。

上述消毒方法均局限于模型表面。此外,有学者将消毒剂直接加入石膏粉中,如碘伏、次氯酸钠等,实验证明 24h 内可在一定程度上减少微生物的滋生。有厂家推出了一种含有 0.25% 氯胺 T 的石膏,经研究证实确有广谱的抗菌作用,但该方法对石膏的物理性能是否有影响还有待研究。

四、模型的灌制

(一)模型材料

模型材料是用于灌制口腔印模的材料。常用的模型材料包括熟石膏、人造石、超硬石膏、树脂、电镀铜、电镀银等。模型的性能对修复体的成功至关重要,理想的模型材料需要具备较高精确性,在印模内能够稳定成型,待模型硬固后体积变化小,尺寸稳定;良好的可塑性、流动性,对于印模细微部分仍能充满;表面硬度较高,机械性能良好,能够耐受修复体制作而不产生大幅度磨损;凝固时间适宜,从灌制模型到脱模,30~60min 为宜;与印模材料不发生化学变化,易脱模;颜色适宜,与修复体蜡型等有差别,以利于修整;可消毒,在应用常规消毒技术后不变形、表面不破坏;操作简便,易于修整、切割等。在选择模型材料时,需考虑印模材料的种类、模型的用途和类型,以及修复体的设计种类等多方因素。

1. 石膏模型材料　石膏模型材料是目前国内最常用的模型材料,主要分为普通石膏、人造石和超硬石膏三类。国际上常采用的 ADA 标准将牙科用石膏分为五类(Ⅰ~Ⅴ型),依次为印模石膏、模型石膏、牙科人造石、超硬石膏和高强度高膨胀率的人造石。各个类型的石膏化学成分基本一致,固化反应均为半水硫酸钙的水合反应。

2. 树脂模型材料　目前最常用的树脂模型材料是环氧树脂,此外也可采用多聚氨基甲酸酯。树脂作为模型材料,其强度和耐磨性均高于超硬石膏,但聚合收缩是其不可忽略的缺点。使用树脂材料时,应注意是否与印模材料发生相互作用,印模材料可为硅橡胶、聚醚橡胶或涂布硅分离剂的聚硫橡胶。

3. 电镀模型材料　电镀技术可改善石膏材料耐磨性较差的缺点,较常用的是镀铜和镀银两种类型。镀铜技术常与印模膏和硅橡胶印模技术相结合。镀银则使用聚硫、聚醚硅橡胶印模技术。在电镀设备下,以纯银或纯铜为阳极,印模为阴极,碱性氰化银和酸性硫酸铜为电镀液进行电镀。通常需经过 12~15h 才可获得足够的金属层厚度。电镀完成后在电镀腔内注入人造石、丙烯酸树脂或低熔金属,然后用蜡片围成型盒,最后进行灌模。

(二)调拌模型材料的方法

调拌模型材料的方法分为手工调拌和真空机器调拌。手工调拌对调拌技术有一定要

3

求,操作不熟练易导致调拌不均、气泡多,且易污染。机器调拌较手工调拌更为均匀,气泡少,且不易污染。上述两种方法在调拌时,均应控制好水粉比例,普通石膏粉的水粉比应为0.4~0.5,人造石粉的水粉比应为0.25~0.35,超硬石膏粉则应为0.22左右。操作中应注意器械的清洁,防止污染模型材料;在调拌过程中不能再加入粉或水。

(三)灌制模型的方法和注意事项

1. 一般灌制法 不做边缘处理直接灌注。

(1)灌制牙列模型:将调拌好的模型材料注入印模中,待其凝固后取下,即可获得牙列模型。灌制时应注意:从印模的高处注入,使其向低处流动;灌制时需从印模同一方向注入,若从两个方向灌注模型,在模型材料的结合处易产生气泡;上颌印模从腭侧灌入,下颌从舌侧缘灌入;灌注时应用振荡器一边震荡一边少量缓慢灌注,避免气泡形成。初步灌注好的印模应使灌注面朝上静置。

(2)灌制模型底座:牙列模型灌制后,可调拌模型底座部分。模型底座可以是手工成型,或采用标准型腔或成品底座盒灌制。灌制时应注意:模型的远中部分石膏应加够,下颌模型舌侧应去除多余石膏。

2. 围模灌制法 首先在印模周缘下约2mm处用直径3mm的软性粘接蜡条将印模包绕。然后用蜡片沿蜡条外缘围绕一周,使蜡片高于印模最高点以上10mm,并用蜡封闭蜡片与软性蜡条的间隙。调拌均匀的模型材料灌注于其内,并置于振荡器上。此方法制成的模型厚度适宜、外观整齐、方便义齿制作,但操作复杂、耗时。

五、脱模的方法

模型灌制后,1~2h是脱模的适宜时机。根据不同印模材料,脱模方法稍有不同。藻酸盐弹性印模材料脱模方法较简单,一手握住模型底座,一手握持托盘,顺着牙体长轴的方向适当用力,使印模和模型分离。硅橡胶也属于弹性印模材料,但其硬固后强度较藻酸盐大,脱模时,先修去托盘边缘的石膏材料,避免使托盘和印模边缘嵌入石膏中,造成脱模困难,有时还可适度去除边缘过多的印模材料,或借助圆钝的器械稍加撬动,再沿牙体长轴方向用力,使模型脱出。石膏印模脱模时,需先放入沸水中浸泡10min,使印模中的淀粉溶解后再脱模。印模膏印模在脱模时,应先去掉托盘,放入约70℃的热水中浸泡,待印模膏软化后再脱模。当遇有倾斜牙或孤立牙的情况,可适当延长脱模时间,或在灌制模型时在相应牙位放入大头钉等,以增加强度。

六、模型的分类和质量标准

(一)模型的分类

根据模型的作用不同,可将其分为诊断模型、记存模型和工作模型。

1. 诊断模型 指患者第一次就诊时未经治疗即制取的模型,用于医师制订治疗方案、技师制作诊断蜡型,或与患者进行交流。

2. 记存模型 指在治疗前、中或治疗结束后制取的模型,用于记录和对比治疗效果,可具有法律效力,应制作精确,长久保存。一般用于正畸及美容修复的病例。

3. 工作模型 指用于制作各种修复体的模型,或正畸矫治装置制作及模型测量分析用的模型。

（二）模型的质量标准

1. 工作模型 固定修复模型应能够准确反映口内解剖形态和细节，并且尺寸稳定、表面光滑清晰、无缺陷，但机械强度大。修整完的模型底部最薄处（牙龈缘至模型底部的厚度）至少为 10mm，底部颊舌向或唇舌向宽度约为 20mm，底面与假想𬌗平面平行。牙列模型邻牙无缺损或断裂，对颌牙清晰，咬合关系稳定或𬌗记录正确。代型修整完成后，应能够精确复位，并不妨碍上𬌗架。

对于固定修复中预备体的预备质量，技师应了解其基本要求，并从模型上对牙体预备做一次全面检查，发现问题应与医师联系磋商解决方案。技师应对缺失牙的部位、数量、咬合、加工单等进行核实，检查修复体的设计是否符合制作要求。检查预备体的固位形、抗力形是否足够；邻牙是否完整；预备体有无倒凹，轴面聚合度是否适宜；固定桥基牙的共同就位道、铸造桩核根管的就位道是否一致；边缘的位置、形状及其与牙龈的界限；预备体咬合间隙是否足够、是否与修复体类型相适应等。

可摘局部义齿模型也应能够精确反映患者口内，特别是与修复体有关的各种形态特征、伸展范围和牙体预备效果。模型底面应与牙列𬌗平面平行，模型四周应光滑平整并与底面垂直；黏膜转折处应留有约 5mm 宽度，反折线要高于移行皱襞最低处 2～3mm，并与之平行并形成连续的曲线或 4～6 段对称的直线；模型最薄处应不低于 10mm；上、下颌模型避免形成马蹄形，以防折断或损失重要解剖结构；上下颌模型也应存在稳定的咬合关系。

无牙颌模型厚度最薄处也至少为 10mm，以保证模型强度。模型应准确再现口腔软组织形貌，避免起泡和空腔。通常距离印模边缘 3mm 以内的区域都是边缘封闭的关键区域，应当保证该区域模型的完整。

2. 记存模型 记存模型也应能够准确反映口内牙体形态和细节，模型底面与𬌗平面平行，模型四周光滑平整并与底面垂直；上颌底座形成前端带尖、左右对称的七边形，下颌前端形成弧形，其余与上颌一致。牙列中线应与底座中线一致。模型底座的厚度约为尖牙牙尖到前庭沟底高度的 1/2，底座的后缘距离最后一个牙远中约 1/2 牙冠宽度，上下颌模型总高度约等于上颌模型高度的 2 倍。

七、口腔修复体加工设计单

在修复体的制作过程中，口腔修复加工设计单是最常见的医技交流方式，其重要性不言而喻。其主要内容应包括修复体的整体设计、修复材料的选择、咬合关系设计、选色、制作内容、完成时间以及操作注意事项等。修复体加工设计单的本质特征等同于普通商业合同，具有法律文件性质，需要医师和技师认真规范填写，并认真核对和保存。良好的设计单有利于保证修复体的质量，应包含如下内容：

1. 医患一般信息 包括修复体加工单位的名称、地址、联系人、电话、指定技师的姓名等信息，修复体加工委托单位名称、电话和医师姓名，患者的姓名、性别、年龄、联系电话以及脸型、牙型等。

2. 修复体信息 患者口腔内缺失牙齿、组织信息和医师对修复体的设计要求。设计单上一般印有牙列图，医师的设计画在牙列图上。对于各种修复种类和部件的表达方式目前没有明文规定，医技双方有一些约定俗成的表述方式便不会发生误解。若遇到特殊设计要求，医师应在图旁作备注，详细标明制作要求，或在图上附以文字说明，包括牙齿的颜色、形状、大小、桥体设计、金瓷结合线的位置、卡环种类、材质等。

3. 修复体完成时间及费用 设计单上应标明修复体完成时间。一般来说，修复体的完成时间应比患者来院复诊时间提前一天，以保证患者前来就诊时修复体已制作完成并送到医师手中。另外，也应注明修复体的制作费用，以便合理体现委托加工的劳动报酬。

4. 随模型附带的其他物品清单 有时一些附加信息，如咬合记录、种植基台、患者旧义齿、个别前牙导板、比色的照片等也会一同送到加工部门，应填写于加工单上，方便交接人员进行核对，以免出错。

5. 其他 设计单上还可以标示出修复体制作技师的建议或发现的问题。技师在收到模型后应对模型进行检查。此外，技师还应查看修复体的设计是否合理、修复空间是否足够。在制作过程中若出现新的问题，技师有义务将这些问题或疑问形成建议或提醒记录在设计单上，以供医师参考。

总之，在医技交流过程中，医师应详细、明了地把对修复体的要求传递给技师，技师也应在操作之外多了解临床知识。相互尊重并努力合作才能制作出令医技患三者均满意的修复体。

【技能要求】

一、消毒印模

1. 将印模置于清水下冲洗，借助水流将印模上的碎屑、杂质冲洗干净。

2. 下述方法择其一进行消毒。

(1) 浸泡消毒：选择相应浓度的消毒液，将印模浸没其中，浸泡 10~30min 后取出。

(2) 喷雾消毒：将相应消毒喷雾均匀喷涂于印模表面，静置 10~30min。

3. 印模消毒后，用气枪将印模表面多余的消毒剂吹干。

二、调拌石膏材料

1. 手工调拌 ①取洁净的橡皮碗和调拌刀，按照先水后粉的步骤将所需水和粉加入调拌碗中；②待粉完全被水浸湿后，用调拌刀将水和粉紧贴调拌碗的内壁沿同一方向搅拌，调拌时间 40~60s；③调拌均匀后，将调拌碗置于振荡器上轻轻震动，以进一步排出气泡。

2. 真空调拌 ①将称量好的粉和适当比例的水放入真空调拌机的调拌杯中，用调拌刀将水和粉沿同一方向紧贴调拌杯的内壁搅拌；②初步调拌后，盖上调拌杯盖子，放置于真空搅拌机上，调整调拌时间 30~60s；③调拌结束后取下调拌杯，将其放置于振荡器上充分脱泡。

三、灌制模型

1. 调拌模型材料。

2. 将调拌好的模型材料从印模的高处注入，使其向低处流动并充满印模。

3. 应用振荡器一边震荡一边灌注，排出气泡。

4. 将印模灌注面朝上静置。

5. 调拌石膏浆，放置于牙列模型上，随后将整个印模和/或模型翻转过来，平放在玻璃板或橡皮布上，稍施加压力，由下向上将四周的石膏刮平，并边刮边加石膏浆，形成底座。

四、消毒模型

目前常用的模型消毒方法为紫外线消毒法、臭氧消毒法：

1. **紫外线消毒法** 将模型放入紫外线消毒柜中进行照射消毒,放置约30min后取出。

2. **臭氧消毒法** 将模型放入臭氧消毒柜中进行消毒,放置约30min后取出。

五、模型修整

1. 工作模型

（1）牙列部分：修整对象包括石膏小瘤、气泡等影响修复体制作及颌位关系确定的缺陷。使用技工刀去除模型牙列上的石膏小瘤等,采用毛笔沾取石膏浆填补模型上的气泡,包括各个牙的𬌗面、基牙预备体的轴面和𬌗面、缺牙区牙槽嵴黏膜、缺牙区邻牙近远中面等。对于影响修复体制作的缺陷,应与医师联系,重新制取模型。

（2）模型四周：采用模型修整机、石膏剪等对模型四周成形。

1）固定修复体模型应去除模型周围多余部分、咬合障碍和黏膜转折处边缘。以基牙的牙颈部下方约10mm为界,采用模型修整机磨除模型的底部,形成平面。采用钨钢车针等工具磨除上颌模型的腭侧及下颌模型的舌侧,并使之形成马蹄形牙列模型。修整时还可使修整面向底部微微聚拢,当模型底座形成并制备代型后,利于代型取下。

2）可摘局部义齿模型的修整,包括对模型底面和四周的修整。底面要求与𬌗平面平行,以便于上𬌗架以及修复体的制作。模型四周应用模型修整机修整前缘、后缘和侧面,使模型四周光滑平整并与底面垂直。模型后缘应形成一条直线,其两侧与前庭皱襞反折处应留有约5mm宽的距离。模型修整时应避免损伤移行皱襞、系带、边缘伸展区、边缘封闭区等部位的重要解剖结构。

3）无牙颌模型底面应与预想的𬌗平面平行,最薄处不应小于10mm,模型边缘应高于前庭沟底2mm,边缘水平、连续、宽度均匀,约3mm。模型侧面应与底面垂直。下颌模型舌侧边缘应平整,高于舌侧黏膜皱襞3mm。此外,在模型底面的前部中线和后缘两侧可制作定位沟,以便于上𬌗架。

2. 正畸记存模型

记存模型的修整一般有模型修整机法和成品橡皮托形成法。修整前应核对模型咬合关系,制取蜡咬合记录,在两侧上颌第一恒磨牙近中颊尖画线至下颌牙,以确定咬合关系。

（1）模型修整机法：采用模型修整机,使上颌模型底面与𬌗平面平行,模型底座的厚度约为尖牙牙尖到前庭沟底高度的1/2。修整上颌模型底座的后缘,使其与底面及牙弓正中线垂直,距离最后一个牙远中约1/2牙冠宽度。模型侧壁与前磨牙和磨牙颊尖平行,前壁呈尖形,其尖对准上颌模型的中线。随后将上颌模型底座的后壁与两侧形成的夹角磨去,形成一短夹壁,该壁与原夹角的平分线垂直。上颌模型即修整完毕。下颌模型底面与后壁的修整需参考上颌模型。将上下颌模型按照咬合关系放置,使下颌模型底座的后壁与上颌模型后壁在同一平面上,底面与上颌模型底面平行,并使上下颌模型总高度约等于上颌模型高度的2倍。下颌模型的侧壁和夹壁与上颌一致。前壁形成弧形,与牙弓前部一致。

（2）成品橡皮托形成法：成品橡皮托形成法类似于灌制成品底座。打磨模型使之略小于橡皮托,模型厚度应使上下颌模型前庭处与橡皮托等高,模型中线与橡皮托中线对齐,上下颌橡皮托中线对齐,且后壁及两侧壁也对齐。调拌石膏浆灌制底座,待石膏完全凝固后,取出模型。在记存模型后壁上用铅笔写上患者信息、取模日期、记存编号等。

六、识别加工设计单

1. 识别一般信息 检查修复体加工方和修复体加工委托方基本信息是否填写完整。

2. 识别修复体信息 识别模型与设计单是否属于同一病人,检查修复体的种类、材料、颜色等信息是否完整。

3. 识别修复体完成时间及费用 识别并核查修复体完成时间和费用是否完整。

4. 识别附带物品清单 识别附带物品清单,核对清单所写内容与附带物品是否一致。

5. 其他。

(江青松 陈 曦)

第二节 制作一单位金属烤瓷冠基底、金属全冠蜡型

【相关知识】

一、熔模、各种蜡型制作工具及用途

(一)熔模

熔模是指用各种具有可熔性、可塑性材料制作的各种修复体铸件的雏形。熔模材料有铸造蜡、树脂蜡、树脂等,蜡熔模又称为蜡型。熔模质量的优劣直接影响铸件的质量。

(二)各种蜡型制作工具及用途

1. 熔蜡器械 煤气灯、酒精灯:火源加热制作蜡型工具;电热浸蜡器:熔化浸渍蜡并保持恒温(设定的温度),用于制作蜡型内层冠;电子蜡刀:蜡刀恒温(设定的温度),可准确地控制蜡的温度,避免蜡炭化;电磁感应熔蜡器:通过电磁感应的原理加热制作蜡型工具。

2. 雕蜡器械 滴蜡器:分两型,粗型的加蜡量多时用,细型的加蜡量少时用;雕刻器:蜡型的雕刻、成形;抛光器:精修咬合面、抛光。

二、一单位金属烤瓷冠基底蜡型

(一)金属烤瓷冠

烤瓷熔附金属全冠,也称金属烤瓷冠或烤瓷冠,是一种由低熔瓷粉在真空条件下熔附到金属烤瓷冠基底上的金-瓷复合结构修复体。

(二)金属烤瓷冠基底蜡型的基本要求

1. 根据金属材料的种类和铸件打磨量,金属烤瓷冠基底蜡型应具有足够的厚度,一般为0.3~0.5mm,非贵金属合金材料的金属烤瓷冠基底蜡型厚度至少为0.3mm左右,贵金属合金材料的金属烤瓷冠基底蜡型厚度至少为0.5mm左右。

2. 预留饰瓷空间,前牙切端、后牙𬌗面1.5~2.0mm,唇(颊)面、邻面1.0~1.5mm,舌面0.5~1.0mm,瓷层厚度均匀。

3. 金-瓷界面,呈对接形式,内线角为钝角、圆滑的曲面,位于咬合面的非功能接触区位置,邻面位置符合美学和力学要求。

4. 颈缘与基牙代型肩台密合，边缘与基牙代型颈缘线吻合，无飞边。

5. 外表面光滑，无锐角、无锐边、无凹面；内表面与基牙代型密合无缺陷、光滑，点、线角清楚。

6. 脱模、包埋等过程中不形变、不破裂。

（三）金属烤瓷冠基底蜡型的设计

1. 饰瓷覆盖范围的设计

（1）全瓷层覆盖型：金属烤瓷冠基底表面均用饰瓷覆盖，舌面和邻面可为金属颈缘。

（2）部分瓷层覆盖型：金属烤瓷冠基底唇（颊）面均用饰瓷覆盖，前牙舌面、后牙舌面和𬌗面仅部分饰瓷覆盖。

2. 金 - 瓷交界面的设计

（1）前牙

1）上下颌前牙舌面

①下颌前牙：下颌前牙舌面不涉及咬合问题，金 - 瓷交界面可根据备牙量和金属烤瓷冠基底强度要求，设计在舌面恰当位置。

②上颌前牙：上颌前牙舌面涉及咬合问题，根据咬合关系的情况设计。

咬合关系正常：金 - 瓷交界面可设计在咬合接触区外的恰当的位置。

咬合关系异常：如内倾性深覆𬌗或间隙小等呈紧咬合接触关系，可设计成金属舌面板，金 - 瓷交界面设计在咬合接触区外的恰当的位置（图 1-1-1）。

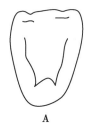 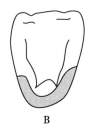 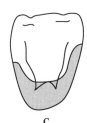 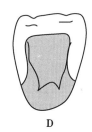 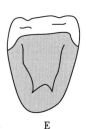

A   B   C   D   E

图 1-1-1 前牙金属烤瓷冠基底蜡型金 - 瓷交界面设计

A. 全瓷覆盖；B. 舌面 - 邻面金属颈缘；C. 部分舌面、近远中金属边缘嵴 - 邻面金属颈缘；D. 金属舌面窝 - 邻面金属颈缘；E. 金属舌面 - 邻面金属颈缘。

2）上下颌前牙邻面：金 - 瓷交界面设计在邻面接触区的舌侧，舌 - 邻轴角附近邻面的恰当的位置，舌面 - 邻面金 - 瓷交界面圆滑连接（图 1-1-2A、B、C）。

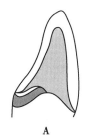 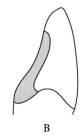 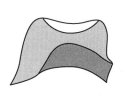 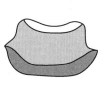

A   B   C   D   E

图 1-1-2 前、后牙金属烤瓷冠基底蜡型舌面、邻面金 - 瓷交界面设计

A. 前牙舌面 - 邻面金属颈缘；B、C. 前牙舌面金属板 - 邻面金属颈缘；D、E. 后牙舌面 - 邻面金属颈缘。

（2）后牙

1）颊面、舌面、𬌗面（图1-1-3）

咬合关系正常：𬌗龈径、咬合间隙正常，颊面或舌面的金 - 瓷交界面可设计在恰当的位置。

咬合关系异常：𬌗龈径小、咬合间隙小，金 - 瓷交界面可设计在咬合面，避开咬合接触区恰当的位置。

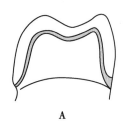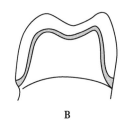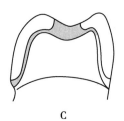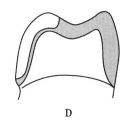

A　　　　　　　　B　　　　　　　　C　　　　　　　　D

图 1-1-3　后牙金属烤瓷冠基底蜡型金 - 瓷交界面设计
A. 舌面、部分邻面金属颈缘；B. 金属颈缘；C. 金属颈缘 - 部分金属𬌗面；D. 金属颈缘 - 金属舌面、部分金属𬌗面。

2）邻面：根据具体咬合情况，邻面接触区可设计成金属接触型或瓷接触型。瓷接触型邻面金 - 瓷交界面的水平部分设计在邻面接触区以下 1.0mm 左右的位置，垂直部分设计在颊、中 1/3 恰当的位置，舌面与邻面金 - 瓷交界面圆滑连接（图1-1-2D、E）。

3．颈缘的设计

金属烤瓷冠颈缘根据是否有金属外露，可分为金属颈缘型、金 - 瓷颈缘型和瓷颈缘型。

（1）金属颈缘型：颈缘用金属修复。优点：颈缘适合性好、强度大；缺点：金属暴露，影响美观。常用于后牙颈缘的设计。

（2）金 - 瓷颈缘型：金属烤瓷冠基底颈缘制作成"三角形边缘"，颈缘金属不暴露。优点：颈缘适合性好、强度大，美观性好。临床上常用。

（3）瓷颈缘型：颈缘用瓷修复。优点：美观性好；缺点：操作烦琐，颈缘适合性和强度差。目前，临床上应用最多的是金属颈缘型和金 - 瓷颈缘型联合设计的金属烤瓷冠修复体。

（四）金属烤瓷冠基底蜡型的制作方法

1．内层蜡冠的制作方法

（1）滴蜡法：用滴蜡工具将熔化的蜡迅速、均匀的涂布在基牙代型冠部、颈部表面，形成一薄层适合性好、薄厚均匀的蜡膜，厚度 0.5～1.0mm。

（2）浸蜡法：将基牙代型冠部、颈部快速浸渍蜡液中，然后缓慢、均匀取出，在代型切端或𬌗面离开蜡液时稍作停顿，使多余的蜡流走，形成一薄层适合性好、薄厚均匀的蜡膜。

（3）压接法：将标准的薄蜡片（0.35～0.5mm）软化压接在基牙代型冠部、颈部表面，熔蜡封闭颈缘及对接处，温蜡刀切除多余的蜡片。

2．金属烤瓷冠基底蜡型的制作方法

（1）直接形成法：直接形成金属烤瓷冠基底蜡型的制作方法。优点：简洁、方便，保证蜡型厚度；缺点：精确性差，不能精确达到修复体金属烤瓷冠基底整体设计的要求。

（2）回切法：先用蜡恢复金属烤瓷冠的解剖学形态，然后切除饰瓷空间的蜡，形成金属烤瓷冠基底蜡型。优点：精确性高，能够精确达到修复体金属烤瓷冠基底整体设计的要求；缺点：技术要求高，费时。

（五）金属烤瓷冠基底蜡型铸道安置的方法和注意事项

1. 铸道　铸道既是在铸型焙烧过程中熔模材料流出、挥发的通道，又是铸造时铸模在高温状态下熔融的液态合金的注入道。因此，铸道的设置应有利于铸型焙烧过程中熔模材料的流出、挥发和铸造过程中液态合金的注入。

2. 铸道安置的方法

（1）铸道的形态、直径、长度：直径 2.0mm 蜡线，长度 10～20mm。

（2）铸道安插的位置、方向：前牙铸道安插在蜡型切端唇侧的位置，与唇面呈钝角；后牙铸道安插在蜡型最厚且光滑的𬌗缘的位置，与轴面、𬌗面呈钝角。

（3）安置储金球：在距离蜡型 1.5～2.0mm 处，直径不小于 4.0mm。

（4）安插主铸道：直径一般为 3.5～5.0mm，长度应使蜡型位于铸圈顶 1/3 或 2/5 中心的位置。

3. 铸道安置的注意事项

（1）铸道的直径、长度适宜。

（2）不破坏蜡型，不造成蜡型缺损或变形。

（3）不与蜡型组织面形成死角或直角。

（4）与蜡型连接处不形成瓶颈，表面光滑、圆钝。

（5）蜡型位于热中心区远心端的最佳夹角内。

（6）位置应便于切割和打磨。

三、一单位金属全冠蜡型

（一）金属全冠

金属全冠是用金属或合金材料制作的覆盖整个牙冠表面的金属修复体。

（二）金属全冠蜡型的基本要求

1. 恢复牙冠的解剖学外形，建立良好的邻接关系和咬合关系。

2. 颈缘与基牙代型肩台密合，边缘与基牙代型颈缘线吻合，无飞边。

3. 外表面光滑圆钝、无缺陷，内表面无缺陷与基牙代型密合。

4. 脱模、包埋等过程中不形变、不破裂。

（三）金属全冠蜡型铸道安置的方法和注意事项

1. 铸道安置的方法

（1）铸道的形态、直径、长度：直径 2.5～3.0mm 蜡线，长度 10～20mm。

（2）铸道安插的位置、方向：避开咬合面、邻面，安插在蜡型最厚且光滑的𬌗缘的位置，与轴面、𬌗面呈钝角。

（3）安置储金球：在距离蜡型 1.5～2.0mm 处，直径不小于 4.0mm。

（4）安插主铸道：直径一般为 3.5～5.0mm，长度应使蜡型位于铸圈顶 1/3 或 2/5 中心的位置。

2. 铸道安置的注意事项　参照金属烤瓷冠基底蜡型铸道安置的注意事项，不破坏咬合面和邻面接触区。

【技能要求】

一、各种蜡型制作工具的使用方法

（一）熔蜡器械

1．正确使用煤气灯、酒精灯。

2．正确使用电热浸蜡器、电子蜡刀、电磁感应熔蜡器，控制各种蜡的温度。

（二）雕蜡器械

1．滴蜡器

（1）加热方法：用火源的外焰加热滴蜡器的根部。

（2）控制蜡温、蜡量：通过控制滴蜡器的温度，准确控制各种蜡的蜡温、蜡量，完成设计要求的蜡型形态。

2．雕蜡器、抛光器　通过控制雕蜡器、抛光器的温度，在修整蜡型的过程中，既不熔化蜡型表面的蜡，又能以较小的力完成蜡型的雕刻、精修和抛光等操作，不造成蜡型的变形、破坏。

二、一单位金属烤瓷冠基底蜡型的制作步骤

（一）检查𬌗架、模型、代型

1．检查𬌗架　侧柱、髁导螺栓是否旋紧，髁导针是否归零等。

2．检查模型　模型咬合面是否有气泡、石膏瘤、缺损等，上下颌模型是否能在𬌗架上下颌体上准确就位。

3．检查代型　基牙代型是否顺利脱位、就位，表面是否有缺损、气泡，放大镜下检查基牙代型颈缘修整是否正确等。

4．检查咬合　静态、动态咬合是否正确，基牙代型与对颌牙咬合情况等。

（二）标记颈缘线、涂石膏硬化剂、间隙剂、分离剂

1．标记颈缘线　放大镜下用标记笔的侧缘描记基牙代型肩台边缘。标记笔与基牙代型成一定角度，描记的颈缘线位于肩台边缘外侧缘，标记笔颜色与蜡型用蜡颜色有明显色差。

2．涂石膏硬化剂　基牙代型表面均匀涂石膏硬化剂，超过颈缘线1.0～2.0mm。邻牙邻接面、对颌牙咬合面也均匀涂石膏硬化剂。

3．涂间隙剂　用小毛刷蘸取适量的间隙剂，从基牙代型颈部向切端或𬌗面均匀涂布，然后再按一定方向涂布切端或𬌗面。颈缘0.5～1.0mm以内不涂间隙剂，间隙剂在基牙代型表面形成一层光滑、完整、厚度（20～30μm）均匀的涂层。

4．涂分离剂　用小毛刷蘸取适量分离剂，均匀涂布在基牙代型表面，超过颈缘线1.0～2.0mm，多余的分离剂用吸水纸吸除或用气枪吹除。邻牙邻接面、对颌牙咬合面也均匀涂分离剂。

（三）制作金属烤瓷冠基底蜡型（图1-1-4）

1．制作内层蜡冠　根据工作习惯和条件，选择合适的方法（滴蜡法、浸蜡法、压接法），制作适合性良好的内层蜡冠，边缘覆盖颈缘线。

2．制作蜡型雏形

（1）在内层蜡冠上滴蜡形成均匀厚度（设计的厚度）的帽状蜡型。

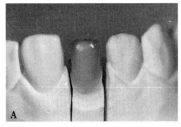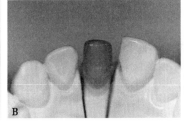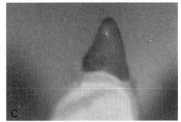

图 1-1-4 前牙金属烤瓷冠基底蜡型

A. 唇面结构、形态；B. 舌面结构、形态；C. 邻面结构、形态。

（2）检查前牙切端、唇面或舌面，后牙咬合面、颊面或舌面在静态、动态咬合状态下瓷层空间，若空间大，恢复蜡型厚度至预留的饰瓷空间。

3. 制作金 - 瓷交界面

（1）前牙：按照设计的金 - 瓷交界面位置、形态形成金 - 瓷交界面。

（2）后牙：按照设计的金 - 瓷交界面位置、形态形成金 - 瓷交界面。

4. 制作颈缘 按照设计的颈缘类型形成颈缘。

5. 脱模检查

（1）用温蜡刀沿基牙代型颈缘线，按照同一方向修整过长的边缘。

（2）手持法脱模，不造成蜡型变形、破裂。

（3）检查蜡型组织面是否光滑，是否有缺陷。

（4）用蜡型卡尺检查蜡型厚度是否合适。

6. 重塑颈缘

（1）涂分离剂，蜡型就位，用加蜡器，将颈缘 1.0～2.0mm 处的蜡熔化（或切除再加蜡）、压接，按照设计形成颈缘。

（2）放大镜下，用温蜡刀沿颈缘线，按照同一方向修整过长的边缘。

7. 精修检查

（1）精修蜡型并消除锐利的线角，光滑表面。

（2）检查蜡型预留饰瓷空间是否正确。

（3）检查蜡型金 - 瓷交界面的位置和形态是否正确。

（4）放大镜下检查蜡型颈缘的长短及密合情况。

（四）安插挟持柄、安插铸道、脱模

1. 安插挟持柄 用热滴蜡器将直径为 1.0mm 蜡线的安插端熔化、黏附在蜡型舌面颈环处，再用适量、适温的蜡熔接封闭对接处，于长 2.0mm 处切除多余的蜡线，也可以用滴蜡器直接形成。安插过程中不造成蜡型颈部变形而影响密合度，安插的位置、角度不影响代型就位，不影响咬合，挟持方便。

2. 安插铸道 按照铸道安置的方法，用热滴蜡器将铸道蜡线安插端熔化、黏附在蜡型安插铸道的位置，再用适量、适温的蜡熔接封闭对接处，不形成瓶颈，表面光滑、圆钝，安置储金球。

3. 脱模 铸道安插后，蜡型、基牙代型整体与底座脱位，再将蜡型脱模。

三、一单位金属全冠蜡型的制作步骤

（一）检查殆架、模型、代型

参照金属烤瓷冠基底蜡型的制作步骤。

（二）标记颈缘线、涂石膏硬化剂、间隙剂、分离剂

参照金属烤瓷冠基底蜡型的制作步骤。

（三）制作金属全冠蜡型（图 1-1-5）

1．确定咬合面、邻面接触区位置、范围

（1）标记邻面接触区的位置、范围：标记近、远中邻牙接触区位置、范围。

（2）标记咬合接触区位置、范围：标记对颌牙咬合接触区（功能尖、窝，引导区，被引导区）位置、范围。

2．制作内层蜡冠　参照金属烤瓷冠基底蜡型的制作步骤。

3．制作殆面

（1）形成静态咬合接触功能尖和功能窝

1）形成功能尖：滴蜡形成与对颌牙功能窝（标记的）咬合的功能尖。

2）形成功能窝：滴蜡形成与对颌牙功能尖（标记的）咬合的功能窝。

（2）制作殆导：滴蜡形成与对颌牙接触（标记的）的引导或被引导区。

（3）制作非功能尖：参照近、远中邻牙及同名牙的形态，滴蜡形成非功能尖。

（4）制作殆面边缘嵴

1）形成近、远中边缘嵴：参照近、远中邻牙及同名牙的近、远中边缘嵴形态，形成近、远中边缘嵴。

2）形成颊殆、舌殆边缘嵴：参照近、远中邻牙及同名牙的颊殆、舌殆边缘嵴形态，形成颊殆、舌殆边缘嵴。

（5）制作殆面：参照近、远中邻牙及同名牙的殆面解剖形态，形成牙尖三角嵴、窝、沟、点隙、副沟等结构。

4．制作轴面

（1）形成颊、舌面：参照邻牙及同名牙的颊、舌面外形，形成颊、舌面。

（2）形成近、远中邻面。

1）滴蜡形成近、远中邻面（标记的）接触区。

2）参照同名牙近、远中邻面形态，形成近、远中邻面。

5．脱模检查

（1）用温蜡刀沿基牙代型颈缘线，按照同一方向修整过长的边缘。

（2）手持法脱模，不造成蜡型变形、破裂。

（3）检查蜡型组织面是否光滑，是否有缺陷。

6．重塑颈缘　参照金属烤瓷冠基底蜡型的制作步骤。

7．精修检查

（1）精修蜡型并光滑表面。

（2）检查蜡型邻面接触区位置及形态是否正确。

（3）检查蜡型静态咬合接触、动态咬合接触关系是否正确。

（4）放大镜下检查蜡型颈缘的长短及密合情况。

（四）安置脱位球、安插铸道、脱模

1. 安置脱位球 在蜡型颊面或舌面较平坦的位置，安放直径为 1.0～1.5mm 的脱位球。

2. 安插铸道 根据铸道安置方法，参照金属烤瓷冠基底蜡型的制作步骤安插铸道。

3. 脱模 参照金属烤瓷冠基底蜡型的制作步骤。

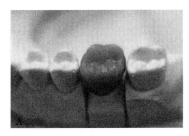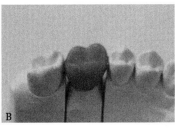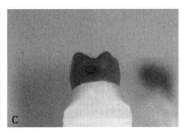

图 1-1-5 金属全冠蜡型

A. 颊面-𬌗面结构、形态；B. 舌面-𬌗面结构、形态；C. 邻面接触区位置和形态。

（周延民 李保泉 郭晓东）

第二章 铸件铸造和打磨抛光

第一节 铸件铸造

【相关知识】

一、清洗蜡型的目的、方法、注意事项

制作熔模时，时常采用油脂类分离剂，熔模被污染将不可避免，其表面张力加大、湿润性减小，妨碍包埋材料在其表面的吸附涂挂。因此必须清洗熔模，以提高铸件表面的光洁度，避免包埋时产生气泡，导致铸件表面形成小瘤状物。通常采用手工清洗的方法，注意避免损伤熔模。

二、选择铸圈及其底座的原则和要求

铸圈是容纳并使包埋材料成型的圆柱形工具。有大小不等多种型号，可以是橡胶圈，也可以是耐高温的不锈钢圈。通常铸圈应与其配套底座一起使用，以保证铸圈与底座之间有良好的密闭性。应根据熔模的大小选择合适的铸圈。要求熔模在铸圈内的位置距顶端8～10mm，距内壁至少3～5mm；同时应位于铸圈顶端上2/5的范围内，以避开铸造热中心。

三、调拌包埋材料的方法和注意事项

调拌包埋材料有手工调拌和真空调拌两种方法；真空调拌可使包埋材料混合更均匀、无气泡，是理想的调和方式。

需要注意的是，严格按粉液比例取量，以免改变包埋材料的凝固膨胀；调拌器需洁净，以免影响包埋材料的凝固时间和性能。

四、铸造用烤箱的使用方法

铸造过程中使用的烤箱为箱型电阻炉，又称预热炉或茂福炉，主要用于口腔修复件铸型的加温。使用时接通开关，检查电压、电流是否处于正常范围，烤箱预热到所需温度，用专用工具夹住铸型放进炉内，注意安全操作，避免烫伤，根据不同类别的金属合金按其规定的温度及维持时间进行烘烤焙烧。

五、烘烤、焙烧的方法和注意事项

烘烤与焙烧是一个连续、完整的过程。正确的操作可提高铸造的成功率，保证铸件的

优良质量,减少缺陷的发生。烘烤、焙烧通过在烤箱中加热升温的方法完成。

烘烤是通过对铸型的缓慢加热升温,使铸型中的水分均匀蒸发以至干燥,熔模材料熔解、流失的过程。烘烤可为包埋材料的热膨胀作好前期准备。

焙烧指在高温条件下,继续对铸型进行烧烤,使熔模材料完全燃烧挥发,去净铸型中的水分和蜡质,并使包埋材料产生热膨胀,获得一个能补偿铸金收缩的铸型腔。通过焙烧,可提高铸型的温度,减少铸造时铸型与熔金间的温度差,提高铸造成功率。

注意烘烤、焙烧的温度、时间、升温速率应按材料厂家的规定,不能升温过快,也不能在升温到达预定温度时停留过久,或降温后重新升温再铸造,否则会影响包埋材料的强度,降低铸件的精度和光洁度。

六、冷却、开圈、喷砂的方法及注意事项

1. 冷却、开圈的方法及注意事项　铸造后的铸型均应采用自然冷却的方法,防止合金因骤冷而出现铸造缺陷或变形。冷却至室温后开圈,即清理大部分包埋材料,将铸件从铸型中脱出。

2. 喷砂　喷砂是通过喷砂机中的压缩空气,将金刚砂等专用砂高速喷射到铸件表面,以去除其表面残留的包埋材料、污染物及氧化膜。喷砂机的使用方法:接通气源及电源,确认工作仓装有金刚砂,调整喷砂压力,自动喷砂机需将铸件放入转篮。手动喷砂机则将手由套袖口伸入箱内,手持铸件进行喷砂工作。

注意喷砂机应定时保养,即经常清洁滤清器中的水和油;定期清除过滤袋中的残砂;观察窗玻璃、喷嘴应及时更换,以保证良好的喷砂效率和观察效果;经常注意密封件的质量;防止砂尘外溢;经常保养空气压缩机,保证喷砂抛光机有正常的气源供应;金刚砂应保持干净干燥,以防堵住吸管或喷嘴。

【技能要求】

一、清洗蜡型并选择铸圈

熔模脱脂常用的步骤为:用毛笔蘸肥皂水、95% 乙醇或有机酸轻轻涂刷熔模表面,然后用清水冲洗干净,吹干后即可包埋,如此可降低其表面张力,提高湿润性。使用活性喷雾剂也可达到脱脂和清洗的目的。

根据熔模的大小及多少选择铸圈及其配套底座,通常金属支架熔模选择较大号铸圈,固定冠桥选择中小号铸圈。

二、选择并调拌包埋材料

根据临床的不同需要选用不同的金属合金。不同的合金其熔点、铸造收缩率也各不相同,因而必须选择使用与之相匹配的包埋材料进行包埋。

调拌包埋材料有手工调拌和真空调拌两种方法;真空调拌可使包埋材料混合更均匀、无气泡,是理想的调和方式。

1. 手工调拌　取洁净的橡皮碗和调拌刀备用。将所需量的液体或水倒入橡皮碗内,再加入包埋粉,直至所有包埋粉都浸入液体中,表面呈润湿状,即用调拌刀进行调拌,向同一

方向搅拌，调拌过程在 40～60s 内完成。震动橡皮碗或将橡皮碗放在振荡器上震荡，尽量排尽包埋材料中的空气，即可进行包埋。

2. 真空调拌　用真空搅拌机完成包埋材料的调拌。按材料说明称取所需量的粉、液，将液体注入容器中，再加入包埋粉，手工搅拌至所有包埋粉都浸入液体中，装好密封盖，置于真空搅拌机上完成调拌，一般需时 60s。搅拌后进行包埋。

三、烘烤、焙烧

1. 烘烤　包埋材料硬固后，待其完全发热并冷却后，去除铸圈上的底座，如果是橡胶铸圈，则需将铸圈脱出，获得完整铸型。将铸型倒置（铸道口朝下）于烤箱中，以利于熔模材料的熔解外流；缓慢升温，至 350℃，此过程不应少于 1h，再将其直立，使铸道口朝上，维持30min，使残留蜡质进一步燃烧挥发；此后，在 1h 内缓慢升温至 400℃，结束烘烤阶段，继续升温进入焙烧阶段。

2. 焙烧　中熔合金铸造包埋材料的铸型从 350℃升温到 700℃的时间不少于 60min，应在升温焙烧至 700℃时保持 15～20min，然后进行铸造。

高熔合金铸造包埋材料的铸型在完成烘烤后，从 350℃升温到 800～850℃的时间不少于 90min，以 5～6℃/min 的速率升温，维持 30min 后铸造。

钛金属包埋材料的铸型一般在 0.5h 内升至 250℃左右，维持 1h，再经 1h 升至 850℃，维持 0.5h，在烤箱内自然降温至 400℃左右进行铸造。

四、冷却并开圈

铸造后的铸型均应采用自然冷却的方法，即铸造完成后置于空气中自然冷却至室温，再剥离包埋材料取得铸件。该法可防止合金因骤冷而出现铸造缺陷或变形。开圈时（如果使用金属铸圈，此时应轻敲铸型浇铸口，将铸圈与铸型分离）夹住铸道口反复震荡铸件，使大部分包埋材料脱落。残留包埋材料可通过喷砂清理。中熔合金铸造包埋材料的铸型亦可待冷却到室温后投入冷水中，包埋材料在水的浸润作用下大部分自行脱落，然后用刷子在冷水中将表面黏附的包埋材料冲洗干净。若为采用磷酸盐系包埋材料的非贵金属铸型，则使用震荡法去除大部分包埋材料，黏附在铸件表面的包埋材料须用喷砂方法去除。

五、喷砂

喷砂处理适用于使用非贵金属铸件的清理。贵金属铸件表面氧化层的清理常使用酸处理法，即将铸件加热到 300～350℃，投入到浓盐酸溶液中。

喷射压力及金刚砂的粒度应根据铸件的大小、厚薄进行调整。金属冠桥铸件通常选用100～150 目的金刚砂颗粒，而烤瓷基底冠桥铸件通常选用大小为 50～250μm 的氧化铝颗粒。喷砂时压缩空气的压力为 $2×10^5$～$4×10^5$Pa。喷砂时将铸件对准喷嘴，距喷嘴的距离应在 5mm 以内，喷嘴方向应与铸件表面保持 45°左右的角，不能垂直喷射以避免破坏薄弱的边缘，同时要不断改变喷射部位，使铸件各部分被均匀喷射，避免因局部过度喷砂而变薄，影响铸件质量。

第二节　打 磨 抛 光

【相关知识】

一、技工用微型电机的使用方法及保养方法

1. 技工用微型电机简介　技工用微型电机又称微型技工打磨机,用于切削和研磨义齿。通常由微型电机打磨机头和电源控制器两部分组成。具有转速高且可调节速度、切削力强、工作时振动小、体积小等优点。

2. 技工用微型电机的使用方法

(1) 连接微型电机打磨机头与电源控制器,接通电源。

(2) 选择磨具,并夹持到打磨机头弹簧夹头上。

(3) 选择电机的旋转方向。

(4) 选择控制方式,如用脚控制,则将脚踏开关与控制器连接。

(5) 调整转速旋钮选择转速,打开开关开始使用。

3. 技工用微型电机的保养方法

(1) 经常保持机头清洁和干燥。

(2) 定期用压缩空气清洁夹头。

(3) 防止碰撞和摔打,以防损坏电机。

(4) 不要在夹头松开的状态下使用电机。

(5) 每次启动电机时从最低速开始,检查磨具有无抖动不稳现象。

(6) 磨具杆弯曲切勿使用,防止磨具在高速旋转中产生剧烈抖动,既影响打磨质量,又影响微型电机打磨机头轴承寿命。

二、打磨单个金属冠和基底冠

(一)单个金属冠和基底冠的打磨原则与方法

1. 由粗到细　应严格按照由粗到细的原则,即切除铸道→粗研磨→细研磨→磨光抛光这一工作程序进行,以提高工作效率。

2. 保证规定的标准数值不发生改变　铸件的各部分有一定的要求,制作熔模时,为了能保证精确尺寸,已采取适当放量的措施,但仍需注意打磨过程中经常使用卡尺测量厚度数值。

3. 防止变形　从铸造到打磨抛光,全过程都存在着变形的危险,如打磨时用力过度、打磨产热造成的变形等。

4. 用力得当　打磨全过程中,应严格遵循高转速、轻压力的原则。压力越大,所形成的打磨痕迹就越深;而压力越轻,所形成的打磨痕迹就越浅。痕迹深则加重后序工作的负担,也易造成铸件各组成部分标准数值的改变。

(二)单个金属冠和基底冠的就位

1. 就位标准

(1) 金属冠或基底冠与基牙的边缘密合,边缘光滑连续,无过长过短或悬突现象。

（2）组织面无支点，无翘动现象。

（3）就位顺畅无阻力，就位后基牙模型无磨损。

（4）就位后有一定固位力，无松动现象。

2．检查寻找组织面与模型不贴合处的方法

（1）检查组织面有无杂质、金属瘤，边缘有无过长现象。

（2）检查间隙剂是否有磨损。

（3）用冠内指示剂检查组织面影响就位的部位。

（三）打磨单个基底冠的要求

1．单个基底冠的厚度要求　金属基底部分应具有一定厚度（0.3～0.5mm），以保证强度和美观，并为瓷层提供适当空间。

2．单个基底冠预留瓷层空间的厚度要求　参照本书模型与蜡型制作相关章节。

（四）打磨单个金属冠的要求

1．单个金属冠表面形态要求

（1）冠边缘与基牙代型颈缘完全密合，过渡自然，无悬突。冠边缘光滑连续。

（2）符合牙体解剖形态特征。

（3）外展隙及邻间隙形态自然，磨牙𬌗面窝沟清晰，有利于食物排溢。

（4）冠与对𬌗牙的咬合关系正常，𬌗面无锐利牙尖，无咬合高点，咬合时没有明显𬌗障碍。

（5）冠表面形成高度抛光的镜面。

2．单个金属冠的邻接点要求

（1）冠的邻面接触区为椭圆形，位置及大小符合牙体解剖形态特征。

（2）冠就位后个别代型复位顺利，金属冠与邻牙间以稍用力可通过一张咬合纸为最适宜的接触松紧度。

【技能要求】

一、打磨及抛光工具应用

因为修复体所用材料种类不同，表面形态也较为复杂，所以必须选用各种不同材料、不同形状的磨具，这样才能在打磨抛光过程中，使磨具到达修复体的各个部位，准确地雕刻出修复体的细节形态。

1．根据磨具成分及义齿材料选择常见打磨用磨具

（1）钨钢钻头：以碳素钢为主要成分制成的不锈钢钻，耐磨性好，常用于打磨金属。

（2）金刚砂磨具：硬度高，常用于打磨金属，因磨具形态样式较多，能够适用于不同的金属结构。

（3）刚玉磨具：包括白刚玉、棕刚玉等品种，是将氧化铝颗粒粘固制成，质地较硬，常用于打磨瓷。

2．根据磨具成分及义齿材料选择常见抛光用磨具

在对修复体抛光时，抛光材料需要借助一些工具才能使用。抛光磨具有带柄和无柄之分，无柄的工具需配备夹持针使用。

（1）橡皮轮：是把碳化硅、氧化铝的微粉以及金刚砂结合到橡胶里制成的各种形态的橡胶磨具，可直接用于金属、烤瓷牙和复合树脂的抛光。

（2）抛光轮：用布或皮革制成的，也称布轮或皮轮，配合石英砂、浮石粉在湿润状态下抛光树脂，也可配合含有氧化铁或氧化铬的抛光膏，抛光金属表面。

（3）绒轮：也称毡轮，有轮状和锥状及其不同规格的制品，一般配合各类抛光膏使用，使其金属或树脂表面光亮。

（4）毛刷轮：有多种规格，可以配合各类抛光材料抛光金属和树脂，常用于邻间隙的抛光。

二、去除铸道

铸件表面清理完毕后，使用金属切割打磨机，以砂片为磨具，进行去除铸道操作。

1. 操作步骤

（1）检查机器是否水平稳定放置，接通电源。

（2）检查切割砂片是否与机器其他部位可能发生碰撞或与防护罩相摩擦，再打开开关。

（3）双手拿稳铸件，切割砂片对准铸道根部，尽量平齐铸件表面，注意防止砂片损伤其他铸件，将铸道切断。

2. 操作注意事项：

（1）切割时，注意砂片转速不能过快，否则易因离心力发生砂片飞裂事故。

（2）切不可用力过猛，或左右摆动，以防砂片折断或破裂。

（3）操作者应注意自我保护，不可正面对准旋转的切割砂片操作，应位于与砂片有一定角度的部位操作，以免发生意外。

（4）在整个操作过程中，应使用吸尘器，以防环境污染。

（5）砂片两面必须垫上橡皮圈，防止砂片压紧时发生压裂或破碎。

（6）砂片使用一段时间后，容易磨损或破裂，应及时更换同型号的砂片。

三、粗磨

1. 金属冠粗磨　用牙科技工用微型电机配合金刚砂磨具，将铸道的残余部分逐渐磨平，检查金属铸件表面是否有毛刺、金属瘤、边缘过长、铸道切痕等，磨除以达到表面平整，检查铸件是否有过厚部分，打磨铸件外形至厚薄适宜，符合形态要求。

2. 金属基底冠粗磨　金属基底冠同样切除铸道并检查铸件表面，粗磨达到平整，注意经常用卡尺测量基底冠厚度是否符合要求。

3. 就位　检查金属冠或基底冠组织面内是否有金属瘤或残余杂质，选用恰当的钨钢球形钻头或形状较细的金刚砂磨具磨除，注意组织面不可过量磨除，否则影响固位。可使用冠内指示剂检查组织面是否有高点等不贴合的地方。在放大镜下检查是否翘动，尤其要在镜下检查冠的边缘与基牙边缘是否密合，在代型上反复试戴、调整，直到符合就位标准。

四、细磨

1. 金属冠调磨邻面　在调整邻接关系时，应先将相邻代型从可卸工作模型上取下来以便于修整。调整邻接关系时所使用的咬合纸应薄，防止调整后的邻接关系变松。应少量打磨、多次检查,确保获得良好的邻接关系,邻接点应符合要求。

2．金属冠调磨𬌗面 先用形态较细的磨具清理𬌗面的尖窝沟嵴处,使之形态清晰,避免使用容易破坏𬌗面形态的较大磨具。根据𬌗记录确定上下颌咬合关系,进行开闭口运动,使用咬合纸记录咬合高点并调整,注意尽量不要破坏𬌗面的形态。

3．金属冠修整外形 用金刚砂磨具细磨,进一步修整形态,在打磨时应注意用力均匀,磨头做轴向或𬌗龈向运动,使各个轴面形成平滑的光面。

4．金属基底冠细磨 可使用质地较细腻的金刚砂磨具,用力应较轻,顺一个方向进行打磨,避免产生过深的划痕,使得打磨碎屑嵌入金属表面而影响饰瓷工序。细磨后基底冠表面应平滑圆钝,避免产生尖锐的点线角等缺陷。

5．注意事项 在所有打磨过程中,应采用冷水降温,以防止铸件产热变形。注意对铸件细小部位的保护,打磨时用力要得当,应在修复体完全就位的情况下,再进行表面磨平。

五、抛光

抛光是在高度打磨的基础上,对修复体的外表面进行光亮化处理。金属冠的表面需要抛光,金属基底冠不需要。抛光前将砂纸条卷曲在砂纸夹持柄上,用较慢转速对铸件打磨面作进一步的细化磨平,此时的工作压力不宜过大,并不断转动修复体,反复打磨。对砂纸卷不易到达的部位,可选用各种不同的金刚砂橡皮轮进行抛光。抛光时先用橡皮轮在轴面及𬌗面消除磨痕,使铸件更加平滑,再用布轮或绒轮蘸抛光膏做最后抛光,抛光后的铸件用酒精棉球擦洗,去除表面黏附的抛光膏,使铸件表面出现均匀的光泽,光亮如镜。

（李长义 李靖桓 刘 畅）

第三章 饰 瓷

第一节 金属烤瓷冠基底处理、上瓷、上釉

【相关知识】

一、金属烤瓷冠基底的表面处理

烤瓷熔附金属全冠，简称"烤瓷冠"，是将瓷粉经过高温烧结熔附于金属内冠表面，从而形成的修复体。金属烤瓷冠基底在堆塑瓷粉之前，需要对冠表面进行理化方面的处理。金属烤瓷冠基底表面处理方法有：

1. 去除氧化物　金瓷结合的程度取决于金属表面氧化层的性质和厚度。因此，在铸造过程或三维打印（3D 打印）金属热处理过程中，于金属表面形成的过多氧化物，必须用合适的方法将其去除，这样才能获得最大限度的金瓷结合力。

2. 清洗底冠　除尽金属表面的各种微粒、打磨碎屑、油脂，以及手指沾上的油污，因为这将影响到瓷在金属表面的润湿程度，这对于形成良好的金瓷结合力是非常关键的。为了防止后续过程中的污染，一旦清洗过程完成，就不应该再用手接触金属基底的表面，常采用的清洗方法包括压力蒸汽清洗和超声清洗。清洗完的铸件用干净的夹持器械将铸件置于烧结支架盘上，待其自然干燥。

3. 除气、预氧化　除气的目的是使铸件中的残留应力得以释放，使金属表面张力均等，还可以去除金属表面有机物和释放金属表面气体，以防止瓷层产生气泡。

预氧化是为了在合金表面形成一层薄的氧化膜，有利于瓷与金属的化学结合。金属表面的氧化层是金瓷结合的前提，过薄或过厚都会使结合力降低。预氧化的原理是在非真空状态下，加热至预定温度，保持 5～10min，在金属表面会形成一层薄而致密的氧化层。理想的氧化层厚度应为 0.2～2μm，才可达到金瓷结合最大的强度。

4. 涂结合剂　有些贵金属合金需要在烤瓷前涂一层结合剂。结合剂中有直径为 1～3μm 的铂颗粒，在高温下熔附于金属表面，可与瓷层产生一定的嵌合作用，增大了金瓷结合力。

二、金瓷结合的基本原理

1. 机械结合　通过磨石修整打磨，再用氧化铝喷砂处理，金属烤瓷冠基底表面具有一定的粗糙度，既增加了瓷粉对烤瓷合金的润湿性，又增加了接触面积。瓷粉烧结后嵌入金属表面不规则的凹陷内，粗糙微孔可提供机械锁结，大大提高了机械结合力（占金瓷结合力的 22%）。

2. 化学结合 金属在预氧化过程中表面形成一层氧化膜,金属氧化层的氧与遮色瓷的氧电子转移形成化学结合,是金瓷结合力的最主要、最关键的结合机理(占52.5%)。氧化层明显提高了表面润湿性,使得金属与瓷共享电子,形成直接的化学结合。这样金瓷之间既有共价键的结合,也有离子键的结合。这种结合只需要一层氧分子,如果过度氧化层会出现三明治效应,瓷就会丧失与金属的表面接触。

3. 范德华力 金属与瓷之间烧结结合后,产生紧密贴合的分子间引力,即为范德华力。它是异种电荷间的微弱吸引力,但无电子交换,属于吸附结合。依赖于紧密的结合,因此表面良好的润湿性非常必要,金属表面被瓷浸润得越好,粘接越强。

4. 压力结合 金瓷界面的残余应力是烤瓷合金与瓷粉在烤瓷炉内冷却到室温时,永久保留在材料内部及界面上的应力,这种应力达到一定程度会引起修复体的破坏。产生残余应力的实质是金属热膨胀系数略大于瓷的热膨胀系数,在金属烤瓷修复体制作过程中,在金瓷结合界面上由于冷却过程引起了热力学运动行为。因此,金属 - 瓷材料的热膨胀系数的匹配性是十分重要的,通常烤瓷合金热膨胀系数与瓷膨胀系数之差控制在 $0.9 \times 10^{-6} \sim 1.5 \times 10^{-6} / ℃$ 为宜。瓷的热膨胀系数稍小于烤瓷合金,在冷却过程中对瓷层产生压应力,既可增强压缩结合,又不致使瓷层破裂。

三、金属烤瓷瓷粉

在金属烤瓷冠基底上堆塑瓷粉构筑瓷层,能够再现天然牙各层次的颜色、质地和形状。用于烤瓷的瓷材料大多以瓷粉和配套调拌液调和使用,也有以糊剂形式提供的材料。

(一)烤瓷瓷粉的组成成分

金属烤瓷瓷粉的主要组成成分为玻璃样形成物,为了降低熔点,在其中加入了助熔剂和金属氧化物。

1. 玻璃样形成物 氧化硅(SiO_2)、氧化硼(B_2O_2)、氧化磷(P_2O_5),主要成分为从高岭土、长石中分解出来的 SiO_2,其熔点为 1 713℃。

2. 助熔剂 氧化钾(K_2O)、氧化钠(Na_2O)、氧化锂(Li_2O)、氧化铷(Rb_2O)、氧化铯(Cs_2O),可增加膨胀系数。

3. 起调节功能的氧化铝(Al_2O_3)、氧化钙(CaO)、氧化镁(MgO)。

4. 着色剂 钛的氧化物(TiO_2)使瓷呈鲜黄色、钴的氧化物(Co_2O_3)使瓷呈灰浅蓝色、过氧化金(Au_2O_3)使瓷呈玫瑰红色、铂(Pt)使瓷呈灰蓝色。

5. 乳光瓷(不透明瓷) 氧化硅,锡、钛氧化物。

(二)烤瓷瓷粉的种类

1. 按烧结温度不同分类

(1)高温瓷粉:烧结温度范围为 1 315～1 370℃。

(2)中温瓷粉:烧结温度范围为 1 095～1 260℃。

(3)低温瓷粉:烧结温度范围为 870～1 065℃。临床应用多为此型。

2. 按临床应用分类

(1)用于金属烤瓷的瓷粉。

(2)全瓷瓷粉:包括氧化铝瓷、氧化锆瓷等。用烧结、热压、玻璃渗透、切削、铸造和电泳沉积等方法制作。

（3）成品陶瓷：如陶瓷牙、陶瓷贴面、全瓷基台等。

3. **按模仿的牙齿结构分类**

（1）粘接瓷：用于提高金瓷结合力，粘接瓷中的稀土元素可以调节金属和瓷之间的热膨胀差，其本身和金属表面氧化层的结合力好于金属表面和遮色瓷的结合力。

（2）遮色瓷：是金属基底上堆塑的第一层瓷，用于遮盖金属基底的颜色，以免影响瓷层半透性的美观效果。此外，遮色瓷层与金属直接接触，为金-瓷间提供结合力。遮色瓷又称不透明瓷，直接堆塑于金属表面，对遮盖金属烤瓷冠基底颜色以及形成金瓷结合力具有重要意义。遮色瓷与金属的热膨胀系数必须相匹配。遮色瓷多采用两次堆塑与烧结的方法，第一次遮色瓷烧结的目的是用遮色瓷粉彻底覆盖金属表面，并使填充细微的缝沟，形成坚固的金瓷结合层；第二次遮色烧结后将金属颜色完全覆盖，以彻底消除金属和氧化物颜色对饰瓷的影响。

（3）颈部瓷和肩台瓷：用于修复体颈部的瓷粉，由于天然牙的颈部颜色较其他部位颜色深，通常需要专门的颈部瓷。

（4）牙本质瓷：又称体瓷，相当于天然牙本质所在的部位和范围，是瓷层的主体部分，具有一定的半透性，其颜色是烤瓷修复的主体色。体瓷的颜色选择范围相当大，以便与邻牙颜色相匹配。

（5）釉质瓷：又称切端瓷，具有较好的半透明性，一般位于切端 2/3 或跲 2/3，模拟天然牙釉质的半透性。釉质瓷是一种低熔瓷，烧结温度比牙本质瓷烧结温度低。组成成分和牙本质瓷类似，只是添加了助溶剂降低烧结温度。对于进行了大面积染色的病例，最好选用釉粉上釉，否则容易破坏染色的效果。

（6）透明瓷：具有相当高的半透性，用于模拟天然牙半透性较高的部位。

（7）修饰瓷：包括内染色和外染色瓷粉，色泽的分布范围远较上述基本类型瓷粉多。

（8）调拌液：用于调和瓷粉形成可操作的瓷浆，基本成分为水和氧化锌，有的还包括甘油，可使调和好的瓷浆具有更长的操作时间。

四、烤瓷修复体瓷层堆塑

（一）常用堆塑瓷层工具

1. **调和盘** 可以保持瓷粉呈现湿润状态的专用瓷粉调和盘，也可用玻璃板代替。

2. **调刀** 用于挑取、调拌瓷粉，使二者充分混合，成为致密不带气泡的泥湖状，大多数用金属制成。

3. **小毛笔** 用于瓷粉成型，根据不同操作需要，使用不同型号大小的专用毛笔。一般来说，小号笔用于染色，中号笔用于细微处的操作，较大号笔用于瓷的涂塑，大型柔软笔用于平整光滑堆塑后的瓷层表面。

4. **成型工具** 包括成型刀等各种成型器具，用于瓷粉成型、牙冠部窝沟等细节的刻画。

5. **分离刀** 用于瓷粉切割，刀片厚度约为 0.1mm。

6. **夹持器** 用于夹持烤瓷冠的夹持柄，将堆塑完成的烤瓷修复体从模型上取下，利于涂塑、震动等操作。

7. **吸水纸** 用于吸取瓷粉中多余的水分，也可用于轻轻压迫瓷粉使其进一步致密，要求吸水性好、纸张上的纤维不易脱落。

（二）遮色瓷堆塑

1. 遮色瓷堆塑方法 选择好遮色瓷后充分摇晃让瓷粉混合均匀，放在工作台让小的颜色颗粒沉淀下来。静置一段时间，所有陶瓷粉末会按照颗粒的大小分层。

根据堆塑方式的不同可分为三种：喷枪喷涂法、毛笔堆塑法、喷涂液体再洒瓷粉法。最常用的是毛笔堆塑法，该法根据烧结次数又分为一次烧结法和二次烧结法。一次烧结法是一次堆塑足够厚度的瓷层；二次烧结法是指遮色瓷第一层涂得很薄，形成金属与烤瓷材料界面结合力，并在比规定温度高20℃的温度下烧结，然后根据情况再进行二次堆塑烧结，为了完全遮盖金属烤瓷冠基底金属色泽，并提供基本色调，必要时还可以进行底层的特殊染色处理，或将不同颜色的不透明瓷粉混合调配，以获得最佳颜色效果。

2. 遮色瓷烧结条件 不同瓷粉应遵照厂方提供的操作守则设置不同的烧结条件（温度、时间、真空状态）。放置金属烤瓷冠基底的烘烤盘要放在烤瓷炉台的直径内，避免烤瓷炉关闭时对炉膛造成损坏。烧结程序开始前务必确认程序是否正确，对于某些低温瓷粉的烧结尤其要注意。烧结完成后检查遮色瓷层是否符合下列要求：相对光滑、均匀的一层遮色瓷层可以遮挡住金属底色；蛋壳样外观；在冠修复体的内表面和外表面没有多余的瓷粉。

3. 遮色瓷的厚度 即便在遮色瓷层厚度很薄的情况下，遮色瓷必须要能够很容易地润湿金属烤瓷冠基底表面，并且遮色瓷要能很好地遮盖住金属的颜色。遮色瓷层厚度一般不应该超过0.2mm，太厚的遮色瓷层会导致修复体的外形过突，同时也影响金瓷结合力。

五、上釉的原理和方法

经过外形修整后，修复体还需通过上釉才能形成天然牙的色泽，上釉的方法通常有自身上釉和釉液上釉两种。

（一）自身上釉

自身上釉指的是将修复体升温至熔化温度（这个温度常比原来的烧结温度稍高），并在冷却前维持一段时间，表面会形成热塑性流动，玻璃层或表面釉层就会形成，锐利的点线角在此过程中会变得圆润。在烧结过程中，瓷表面会玻璃化并充分熔融，充填不规则的或多孔的表面。自身上釉的陶瓷表面光泽度与烧结时间和温度密切相关，温度越高，时间越长，表面就会越光滑。如果上釉时温度过高或时间过长，陶瓷表面就会塌陷，从而破坏修复体的外形。具体操作应按照厂家规定的操作要求进行。

（二）釉液上釉

釉液上釉是涂一薄层清亮的釉液，可以在修复体上产生光亮的效果。釉液使用的是低熔瓷粉，烧结温度比牙本质瓷烧结温度低20～60℃。如果颜色需要调整，在上釉前采用烤瓷颜料染色，再均匀地涂布一薄层透明的釉瓷浆。釉液上釉时应注意的是：

1. 釉的温度要保证体瓷不变形。

2. 涂的釉要薄，防止局部过厚，特别是邻面会影响修复体的就位。

3. 不可将釉液涂布到冠的内侧，上釉后的修复体烧结前支撑放置要正确。

4. 不要过度烧结，多次烧结后瓷体返回到结晶状态，呈乳浊状或云雾状外观。

六、烤瓷炉的使用

烤瓷炉的操作主要包括程序内容的设定、更改和程序的运行。需要设定和修改的程序

内容一般包括:干燥时间、预热时间、预热温度、升温速率、烧结最高温度以及真空设定等,程序设定的方法如下:

1．按程序设定键,选择所要设定的程序。

2．更改程序内容　如设定干燥时间、升温速率等。

3．程序确定　程序设定完成后,可根据需要选择不同的程序运行,程序运行的方法如下:

(1)选择所需程序。

(2)将炉膛降到最低位,正确放置烧结盘。

(3)按程序开始键,烤瓷炉自动工作。

(4)烧结完成后炉膛自动降到最低位,取出烧结盘,按键将炉膛升起至封闭状态,待用或关闭电源。

4．注意事项

(1)定期检查炉膛底盖边缘的密封圈,并保持干净。

(2)正确放置烧结盘,不能使瓷与烤瓷炉膛内壁接触,以避免粘连。

(3)定期检测烤瓷炉温度。

(4)保持烤瓷炉清洁。

【技能要求】

一、不同金属的表面处理

由于合金的成分不同,在金属烤瓷时其表面处理工艺略有差异,操作者应根据厂家的使用说明书进行科学处理。金属烤瓷冠基底的表面需进行精细打磨,一般使用细纹路的钨钢磨头或细粒度的砂石磨头,顺着同一方向打磨,并反复用卡尺测量金属烤瓷冠基底的厚度,最薄不能低于0.3mm。金属烤瓷冠基底表面需进行喷砂处理,采用125～200目氧化铝,在2～2.5bar(1bar=10^5Pa)压力下,喷头与金属表面成45°角进行表面喷砂10～20s,使金属烤瓷冠基底呈现出金属亚光色泽。喷砂后的金属烤瓷冠基底,用镊子夹持在高压蒸汽清洗表面的污物,或者将金属烤瓷冠基底放在去离子水中超声清洗5～10min。清洗完成的金属烤瓷冠基底,即可根据不同金属的要求,在烤瓷炉内进行烤瓷前的预氧化处理。

二、涂布遮色瓷

经过清洁和预氧化处理的金属烤瓷冠基底,不可用手直接接触,以免表面污染;应用干净的镊子夹住金属烤瓷冠基底的颈部。在玻璃板上根据医生临床选色的颜色,用瓷粉专用液(或去离子水)调拌少量的不透明瓷粉(遮色瓷)呈薄层糊状。用瓷粉专用液润湿金属基底和毛刷,用毛刷尖挑起少量瓷粉均匀涂布在金属表面,并逐渐扩展瓷浆至整个金属烤瓷冠基底需要烤瓷的区域,表面瓷粉的涂布要均匀,不可厚薄不一。同时,用雕刻刀轻轻敲动镊子以震荡金属烤瓷冠基底,使水分从表面析出,用纸巾蘸干瓷粉表面的水分。薄层的遮色瓷浆应完全遮盖金属表面的颜色,才能完成操作。最后,根据瓷粉制作商的说明书要求,将附有遮色瓷的金属烤瓷冠基底放在烧结盘的支撑架上,再放入烤瓷炉内,按设定的烧结曲线完成遮色瓷的烧结工艺。

三、自身上釉

首先,对完成精细外形修整、患者满意的瓷修复体用高压蒸汽进行清洗;然后,将瓷修复体放入特定的自身上釉程序烤瓷炉内完成烧结。

第二节　烤瓷冠粗磨、抛光金瓷边缘

【相关知识】

一、烤瓷冠打磨抛光

(一)切割金属持针道

在瓷体外形修整完成之后,用厚度为 0.22mm 的超薄砂片将加强带上的金属把持杆切除,用碳化硅或金刚砂砂石将把持杆残留部分磨平,使加强带表面呈一平整的平面。

(二)金瓷边缘打磨

金瓷边缘通过打磨消除台阶,形成流畅的金瓷交界,使得表面高度光洁。打磨从交界线向金属边缘方向进行,不可相反,否则金属颗粒会污染瓷层。

1. 金瓷边缘磨光　磨光是用粒度较细小、外形较精制的磨具对物体表面进行各个方向、不同角度、不同部位的修整,以减少物体表面的粗糙度。根据不同种类金属基底冠选择合适的磨具,由粗到细,采取轻压力、高转速的方法逐步打磨,使得金瓷结合线清晰、平整,结合部应保证足够的金属支撑面积,使金瓷呈对接形式,保证结合部瓷的强度。

2. 金瓷边缘抛光方法　抛光是在磨光的基础上,对物体表面进行光亮化处理。使用橡皮轮抛光金瓷边缘,使得金瓷衔接线的外形光滑、平顺,无毛刺、锐角,呈镜面效果。邻接区的衔接线从唇颊开始向舌𬌗面移行时应呈缓缓的曲线,以避免应力集中,有利于金瓷结合。

二、数字化加工

经过计算机辅助设计(computer-aided design,CAD)对各种数字和图形信息进行处理设计,得到最终修复体的三维数据。在这些三维数据的基础上,采用不同的计算机辅助制造(computer-aided manufacture,CAM)技术将虚拟的修复体准确地制作成实物,此后通常还需要二次加工,检查修复体的适合性、密合度并进行相应的修整,同时完成个性化饰瓷、染色及最终抛光。目前口腔修复 CAM 的加工方法主要有数控切削技术、电火花加工技术、金沉积/瓷沉积技术、快速成型技术、3D 打印技术等。

(一)数控切削技术

利用 3～5 轴精密数控铣、磨机床,将被加工的块状材料在计算机控制下,根据 CAD 所获得的表面三维数据,以车、铣、磨、削等方式进行加工,这种技术的原理类似于做"减法"。计算机将修复体数据传输给数控铣床,再由铣床根据编程指令,使用刀具将坯料上不需要的材料除去,获得规定的形状、尺寸和表面治疗的修复体。再用金刚砂车针在喷水冷却的条件下去除支撑,防止金属切割过程中的变形和氧化。

(二)3D 打印技术

3D 打印技术又称增材制造,是将 CAD 设计的三维数据模型分割成层状,采用材料逐层累加制作出实体零件，是一项集光、电、计算机、新材料于一体的先进制造技术。可成型材料包括部分金属粉末及光固化树脂材料。完成后需严格按各材料的厂家要求，采用相应的专用工具规范去除支撑，尽可能减少这一步骤对修复体本身的影响。支撑应少量多次逐一用切断钳分离，防止打印件变形，同时不得损伤边缘及邻面接触区位置。

【技能要求】

一、切割持针道

将切割砂片固定在专用的夹持柄上，装置在技工马达手柄上，调整合适的转速，在有吸尘罩的保护下，小心慢速地将持针道从基底冠上切割下，并不伤及基底冠的边缘。

二、清除数控加工支撑

金属打印件从基底盘上经线切割后取下后，表面会有一些污渍，首先应进行清洗。然后用金刚石车针在喷水的冷却的情况下切割支撑，并防止修复体表面的过氧化和变形。3D打印的支撑应用专用的钳子，小心仔细地把打印支撑从金属物件上取下，如果不能直接用钳子取下，应用片切砂片切割。

三、打磨抛光金瓷边缘

首先，用钨钢磨头对金属表面进行粗磨，去除毛刺。然后，用金刚石磨头从粗到细进行精磨，金瓷结合部位应小心谨慎。最后用橡皮轮和 0.5 目金刚石抛光膏表面进行金属抛光，并达到镜面的效果。

（骆小平　张　蕾　郭松奇）

第四章　支架和基托蜡型制作

第一节　可摘局部义齿卡环、连接体的弯制

【相关知识】

一、弯制工具的分类和使用方法

（一）弯制工具的分类

1. 尖嘴钳　尖嘴钳，简称"尖钳"，也称弯丝钳。其形状和结构特点：钳子的末端像鸟类的嘴（喙），钳喙部短而尖，一侧为圆锥形，另一侧为菱锥形，两喙的接触面平滑（图1-4-1）。

2. 三叉钳　三叉钳，又称三喙钳和三头钳。其形状和结构特点：一边钳喙为单喙，而另一边是双喙（图1-4-2）。

3. 半圆钳　半圆钳，又称日月钳。其形状和结构特点：钳喙较长，一侧钳喙为圆柱形，另一侧钳喙为新月形（图1-4-3）。

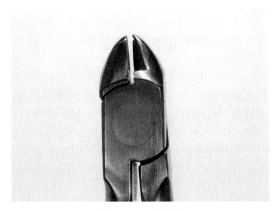

图1-4-1　尖嘴钳

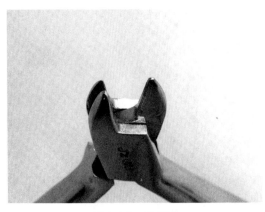

图1-4-2　三叉钳

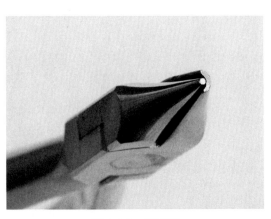

图1-4-3　半圆钳

4．平头钳　平头钳的形状和结构特点：钳喙部扁而平、接触面有齿纹，钳子的背侧呈半圆型或菱形（图1-4-4）。

5．刻断钳　刻断钳，又称切断钳。刻断钳的形状和结构特点：钳喙似剪刀状，但比较宽而厚（图1-4-5）。

6．梯形钳　梯形钳其形状和结构特点：钳喙较短，一侧钳喙由直径不同的三个圆柱构成梯形，另一钳喙为棱锥形，在其腹侧有三条横行沟槽，与对侧钳喙的圆柱相对应（图1-4-6）。

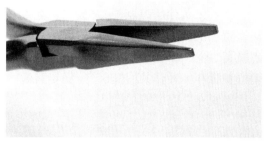

图 1-4-4　平头钳

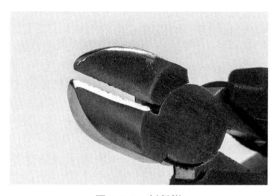

图 1-4-5　刻断钳

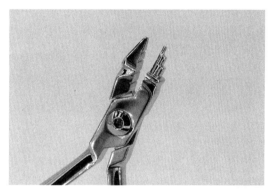

图 1-4-6　梯形钳

（二）弯制工具的使用方法

1．尖嘴钳　可将钢丝根据需要弯制成各种弧度、角度和曲线。

2．三叉钳　当钳喙部相互接触时，可使钢丝发生弯曲，形成各种弧度、角度和曲线。

3．半圆钳　半圆钳的钳喙互相对合时可使钢丝形成一定的弯曲。

4．平头钳　主要用于调直钢丝或者保持一段钢丝的角度、曲度相对不变，可用平头钳将一段钢丝夹住，从而使调整另一段钢丝更加容易。

5．刻断钳　刻断钳的钳喙部互相对合时可切断钢丝。

6．梯形钳　可使钢丝发生弯曲，形成各种弧度、角度和曲线。

二、弯制卡环的结构及观测线

（一）弯制卡环的结构

卡环是可摘局部义齿的直接固位体。虽然卡环多种多样，但卡环的结构基本一致，由卡环臂、卡环体、支托和小连接体四部分组成。卡环臂、卡环体及𬌗支托均置于基牙牙冠表面适当的位置上，连接体则包埋在塑料基托内。

1．卡环臂　卡环臂（简称"卡臂"）是卡环的游离部分，富有弹性，环绕基牙的牙冠。卡环臂由比较坚硬的起始部分和富于弹性的卡环固位臂尖组成。卡环固位臂末端的1/3称为固位臂尖，卡环固位臂尖位于基牙的倒凹区，具有弹性，是卡环产生固位作用的部分。当义齿戴入时,依靠固位臂尖端的弹性,通过基牙牙冠的外形高点进入倒凹区。当受到脱位力作用时,卡环臂与基牙轴面之间所产生的摩擦力和卡环臂的弹性力,起阻止义齿殆向脱位的作用。

受基牙条件的限制,卡环臂可以处在与基牙观测线的不同位置,作用也不尽相同。卡环臂位于倒凹区内,称为卡环的固位臂,起固位作用;卡环臂位于非倒凹区内,称为卡环的对抗臂(图1-4-7、图1-4-8)。对抗臂的作用有两个,其一:为对抗义齿所受的侧向力,与对侧固位臂和卡环体共同起卡抱、稳定义齿的作用;其二:在摘戴义齿时可对抗固位臂,以免基牙受到外力的作用而移位。

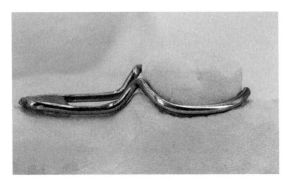
图1-4-7　卡环固位臂

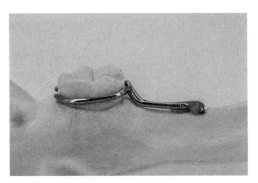
图1-4-8　卡环对抗臂

2.支托　殆支托常作为支托的统称,包括殆支托、舌隆突支托、切端支托。其是卡环向基牙殆面方向延伸的部分,具有较高的强度,主要起传递殆力的作用,使殆力向基牙的长轴方向传导,并防止义齿龈向移位,起支持作用。同时具有间接固位和防止义齿摆动的作用,还可用于恢复咬合关系和防止食物嵌塞。支托的形状与大小应根据支托的材料决定,支托可用铸造或弯制的方法制成(图1-4-9、图1-4-10),支托应不影响义齿的就位和咬合,并应有一定的厚度;过薄的支托强度差,易折断。

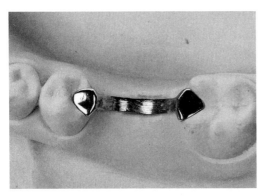
图1-4-9　铸造殆支托

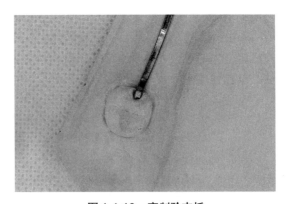
图1-4-10　弯制殆支托

3.卡环体　卡环体(简称"卡体")位于卡环臂的后端、基牙轴面角的非倒凹区,是连接卡环臂、支托、小连接体的坚硬部分,不具有弹性(图1-4-11)。其有稳定和支持义齿的作用,可防止义齿的龈向移位,并能抵抗义齿所受的侧向力。

4. 小连接体　小连接体是将卡环、支托与义齿大连接体或基托（其他义齿构件）相连的部分（图1-4-12）。弯制卡环与义齿树脂基托为机械结合，因此要将卡环的连接体锤扁、弯制成波浪型或末端弯成小圆圈，使两者间牢固结合，保障卡环在树脂基托中的稳定性。

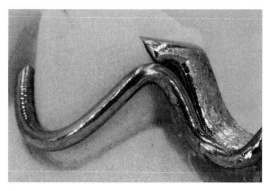

图1-4-11　卡环体

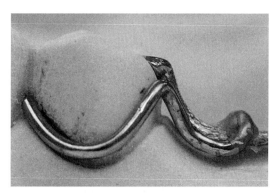

图1-4-12　卡环连接体

（二）基牙的观测线

1. 模型观测　模型观测是借助模型观测仪，通过分析基牙及口腔内软硬组织空间位置关系，确定基牙、支托的位置及可摘局部义齿诊断设计的过程。模型观测仪，又称观测仪，它的基本结构包括观测架、观测台（又称云台）和平行测量工具组成（图1-4-13）。

2. 基牙观测线　基牙观测线（图1-4-14）是指工作模型在模型观测仪上通过分析基牙、牙槽嵴等倒凹情况，确定完成义齿的就位道后，通过带动描记铅芯沿牙面移动描记、绘制出来的一条突点连线。

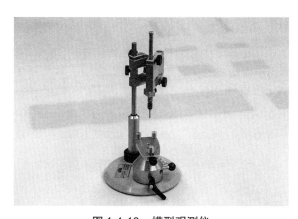

图1-4-13　模型观测仪

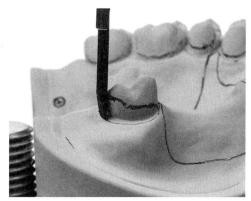

图1-4-14　基牙观测线

3. 基牙观测线的种类　观测线的牙龈方向称为倒凹区，观测线的𬌗方向称为非倒凹区。依据倒凹区相对于缺隙的分布情况，可归纳为Ⅰ型、Ⅱ型和Ⅲ型三种类型观测线。

（1）Ⅰ型观测线：为基牙向缺隙相反方向倾斜时所画出的观测线（图1-4-15）。此线在基牙的近缺隙侧离𬌗面远，远缺隙侧距𬌗面近，即倒凹区主要集中在基牙的远缺隙侧。

（2）Ⅱ型观测线：为基牙向缺隙方向倾斜时所画出的观测线。此线在基牙的近缺隙侧距𬌗面近，远缺隙侧距𬌗面远，即倒凹主要集中在基牙的近缺隙侧。

（3）Ⅲ型观测线：为基牙向颊侧或舌侧倾斜时所画出的观测线（图1-4-16）。此线在近缺隙侧和远缺隙侧距殆面都近，倒凹区都较大，非倒凹区都较小。

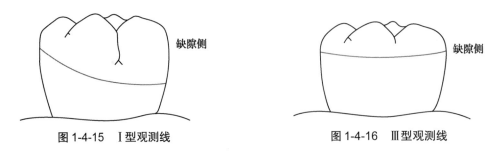

图1-4-15　Ⅰ型观测线　　　　　　　　图1-4-16　Ⅲ型观测线

三、单臂、双臂卡环和连接体的制作方法要求

（一）单臂卡环弯制的要求和方法

此时基牙观测线符合Ⅰ型观测线特点。常用在紧靠缺牙间隙的基牙上，起直接固位作用，此类卡环只有一个卡环臂，位于基牙的唇、颊面，其弹性较大的部分进入倒凹区起固位作用，在对侧通常选用树脂基托作为对抗，以防止基牙移位。单臂卡环有较好的固位作用，也有一定的稳定作用，但是没有支持作用，卡环臂会因义齿受殆力而下沉，最好与其他卡环、支托合用（图1-4-17）。

1. 单臂卡环的卡环线要求

（1）卡臂尖起始于基牙颊侧近中、远缺隙侧的外展隙内，并进入基牙倒凹区，位于基牙观测线以下0.5mm，且不能顶到邻牙。

（2）整个卡环臂长度的1/2～2/3位于观测线以下，卡环臂弧度的中点在观测线下方1～2mm。

（3）剩余部分的卡环臂逐渐进入非倒凹区，在基牙的远中轴角处形成卡环体部分。完成的弯制卡环要求卡环弧度与基牙的卡环线一致，并与基牙表面接触起到卡抱作用。对于基牙牙冠形态短而圆突者，卡臂可放低些，可贴靠龈缘，这样不仅增加固位，还可减小卡环的异物感；对于基牙牙冠形态长、颈部内收者，卡臂则要高些，便于义齿的摘戴和减小对基牙的损伤。

2. 卡环体部分的弯制要求和方法　卡环臂形成后，要沿基牙邻面向殆支托靠拢，形成一段卡环体（尤其磨牙，颊舌径较宽），卡体部分一般位于基牙轴角殆缘下1～2mm的非倒凹区，呈锐角，与基牙轻轻接触，不妨碍咬合，不能进入倒凹区。卡环体具有稳定和支持义齿的作用，可防止义齿侧向和龈向移位。

3. 连接体部分的弯制要求和方法　卡环的连接体部分具有保证卡环在义齿中的位置稳定和增加义齿的强度的作用，可分为连接体的降段和连接体的水平段。卡环的连接体最终是被埋于基托树脂中的，由于钢

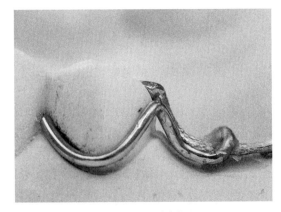

图1-4-17　单臂卡环

丝是圆形的，埋在树脂内部的连接体部分受力时极易发生转动，那么为了保证卡环位置的稳定性，连接体必须保证有足够的长度和形状。连接体的长度，即从卡体位置开始计算，连接体的总长度应与卡环臂等长。连接体的形状，一般是将钢丝砸扁或弯制成一定的固位形。连接体不能进入基牙倒凹或软组织倒凹区，以免妨碍义齿就位；连接体的水平段要离开组织面约0.5mm左右，以便树脂的包绕；为了不影响排牙和义齿的美观性，连接体应适当往舌侧放置；当有多个卡环连接体同时存在时，连接体布局要合理，尽量形成网状结构，以保证义齿的强度。

（二）双臂卡环的弯制要求和方法

双臂卡环由颊侧固位臂和舌侧对抗臂（即颊侧的Ⅰ型卡环和舌侧的Ⅲ型卡环）组成（图1-4-18）。其中，颊侧固位臂的卡环臂、卡环体弯制要求与单臂卡弯制方法一致。此类卡环无𬌗支托，颊、舌两侧卡环的小连接体部分可弯制成一个整体，也可与卡环单独弯制。双臂卡环固位和稳定作用尚可，但缺乏支持作用，多用于牙齿松动、牙周组织健康较差的基牙或咬合紧、不能安放𬌗支托的基牙。双臂卡环适用于黏膜支持式可摘局部义齿，缺点是当义齿受力时此卡环可随基托下沉，刺激牙龈和黏膜组织。

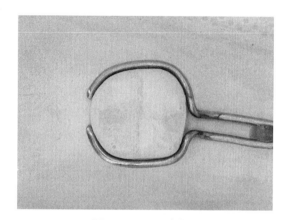

图1-4-18　双臂卡环

1．卡环臂部分的弯制要求和方法　舌侧对抗臂（Ⅲ型卡环），适用于Ⅲ型观测线。其卡环线特点是：

（1）卡臂尖起始于基牙舌侧近中、远缺隙侧的外展隙内，此时卡臂尖不进入基牙倒凹区（观测线以下）。

（2）近卡环臂尖端一侧，少于整个卡环臂长度的1/2在观测线以下。

（3）剩余部分的卡环臂逐渐进入非倒凹区，在基牙的远中轴角处形成卡环体部分。

2．卡环体部分的弯制要求和方法　卡环臂形成后，要沿基牙邻面向𬌗缘处靠拢，形成卡环体，与颊侧的固位卡环的卡环体相对。其卡体部分同样位于基牙轴角𬌗缘下1～2mm的非倒凹区，卡环体角度基本成90°的直角，与基牙轻轻接触，不妨碍咬合。

3．连接体部分的弯制要求和方法　双臂卡环连接体部分的作用、组成等其他要求与单臂卡环基本一致。只是两个卡环的连接体可同时用一段钢丝弯制而成，既可通过焊接相连在一起，也可单独分开或交叉设计。因为此类卡环没有支托，连接体一般设计在缺牙区牙槽嵴中线附近。

【技能要求】

一、根据设计要求选择合适的钢丝

卡环弯制的材料是圆形的不锈钢丝，又称卡环丝，在可摘局部义齿中主要用于卡环及支托的弯制，在正畸矫治器中主要应用于正畸类卡环和唇弓的弯制（图1-4-19）。弯制卡环弹性大，在一定范围内可调改，操作简单（表1-4-1）。

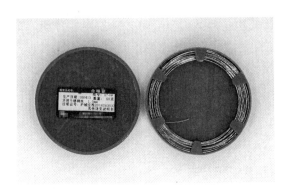

图 1-4-19　钢丝的类型

表 1-4-1　钢丝类型及主要用途

钢丝型号	钢丝直径 /mm	主要用途
18	1.2	弯制支托
19	1.0	磨牙单臂卡、磨牙双臂卡、磨牙三臂卡、前磨牙单臂卡、前磨牙双臂卡、磨牙圈形卡、磨牙间隙卡
20	0.9	前磨牙单臂卡、前磨牙双臂卡、前磨牙间隙卡、磨牙间隙卡、前牙单臂卡
21	0.8	正畸类卡环、唇弓等

二、确定单臂、双臂卡环连接体的位置和走向

单臂、双臂卡环的连接体部分可分为连接体的降段和连接体的水平段。连接体起于卡环卡体部分，沿牙齿近缺隙侧轴面，垂直于软组织向下。不能进入基牙倒凹或软组织倒凹区，以免妨碍义齿就位。在距组织面 0.5mm 左右时，改为在缺隙侧中线上水平延伸，保证一定长度后，需要在水平方向上向与卡环臂相反的方向转折 90°。需注意从卡体位置开始计算，连接体的总长度应与卡环臂等长。当有多个卡环连接体同时存在时，应将水平段弯制的固位部分前后错开，保证人工牙和树脂基托的空间。

三、选择合适的工具并弯制单臂、双臂卡环和连接体

（一）弯制工具准备
刻断钳、尖钳、平头钳、技工锤和 8～10cm 长的钢丝 19 号钢丝。

（二）单臂卡环的弯制
1. 卡环臂部分弯制方法

（1）目测基牙的外形特点、观察卡环线形状，用刻断钳剪下 8～10cm 长的 19 号钢丝，用尖钳或平头钳调直。以右手握尖钳（或三叉钳），夹紧钢丝的另一端，左手执钢丝，左手中指、无名指和小指夹住钢丝，食指作支点顶在钳喙上，拇指压住钢丝，两手同时旋转向外下方用力，以使钢丝在外力作用下弯曲成弧形。

（2）将其放在模型上比试、调整，使弧形与卡环线一致，并且钢丝和基牙牙面贴合。切记不要损伤模型。同时为了保证钢丝改动位置的准确性，通常使用有色笔画线、标记，一般

尖嘴钳在标记点后方约1mm的位置夹住钢丝，这样的调试和改动才能达到调整卡环弧度的目的（图1-4-20、图1-4-21）。

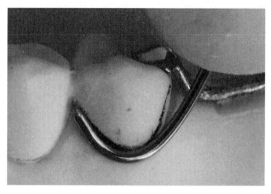
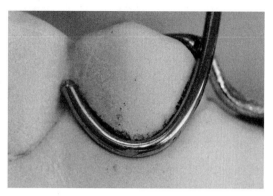

图1-4-20　卡环臂弯制　　　　　　　　　图1-4-21　卡环臂弯制完成

2.卡环体部分的弯制方法　钢丝绕过颊侧轴角与基牙的缺隙侧邻面接触，用平头钳将这个卡臂夹住，在卡体形成部位向下压钢丝形成锐角，并向外侧（缺隙侧）拉出45°～60°的角度，以便让开基牙的倒凹，形成Ⅰ型卡环特有的卡体角度。注意在这个卡体弯制过程中，保证卡臂部分不能受到任何外力而发生曲度变化。

（三）双臂卡环的弯制

1.卡环臂部分的弯制方法　双臂卡环由颊侧固位臂和舌侧对抗臂（即颊侧的Ⅰ型卡环和舌侧的Ⅲ型卡环）组成。其中，颊侧固位臂的卡环臂、卡环体弯制要求与单臂卡弯制方法一致。舌侧对抗臂的卡环臂弯制方法按照Ⅲ型卡环线要求弯制。具体弯制手法参照单臂卡的卡环臂弯制方法。

2.卡环体部分的弯制方法　舌侧对抗臂的卡环臂弯制完成后，用平头钳将这个卡臂夹住，在卡体形成部位向下压钢丝形成直角，并向外侧（缺隙侧）拉出45°～60°的角度，以便让开基牙的倒凹，形成Ⅲ型卡环特有的卡体角度，同样注意在这个卡体弯制过程中，保证卡臂部分不能受到任何外力而发生曲度变化（图1-4-22）。其他内容参照单臂卡的卡环体弯制方法。

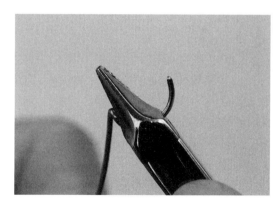

图1-4-22　弯制卡环体

（四）连接体部分的弯制方法

卡体弯制完成后，为了便于观察，需将卡环倒置在基牙上画线来确定连接体降段的长度，然后根据模型的具体情况确定连接体的水平段长度、位置与形状。连接体完成后可用技工锤将连接体的水平段锤扁；如果间隙足够大，连接体可适当做些弯曲，在其末端可形成一个90°的弯曲，注意角度不要过锐而形成应力集中。注意将水平段弯制的固位部分前后错开，以保证人工牙和树脂基托的空间。（图1-4-23、图1-4-24）

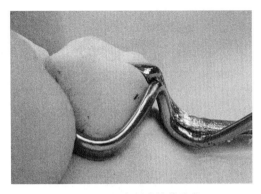

图 1-4-23　弯制连接体降段

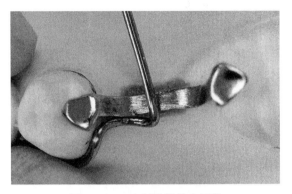

图 1-4-24　弯制连接体水平段

（王　兵　周永胜　佟　岱）

第二节　制作支架蜡型和基托蜡型

【相关知识】

一、蜡刀的分类及使用方法

（一）分类

通常将蜡刀分为普通蜡刀和电蜡刀。

1. 普通蜡刀　类型包括大蜡刀、小蜡刀、柳叶蜡刀。大蜡刀和小蜡刀主要用于制作支架蜡型和基托蜡型，而柳叶蜡刀更多用于制作冠、桥蜡型。

2. 电蜡刀

（1）以电池操作的电蜡刀：由蜡柄头部控制产生热源，操作简便。

（2）带电源线的电蜡刀：种类较多，但结构基本一致。此类电蜡刀由蜡刀机座、蜡刀手机、蜡刀头等组成。蜡刀头形状有多种（小造型刀、大造型刀、蜡勺、滴蜡棒），在蜡型制作中，可根据需要更换蜡刀头。

（3）电磁感应加热器：根据电磁感应原理研制。可以对小型刀具进行加热。

（二）使用方法

1. 普通蜡刀　制作支架蜡型和基托蜡型，主要采用大蜡刀或小蜡刀。使用时首先检查酒精灯是否完好无损、灯内酒精量的多少，检查工作就绪后，将两把大蜡刀放置在蜡刀架上，点燃酒精灯或煤气灯，然后再将蜡刀架移至与酒精灯距离适合的位置，使蜡刀的一端对准酒精灯火焰的外焰进行加热。待达到所需温度后，手持蜡刀直接用加热的蜡刀尖端在蜡盘中取蜡，放置在模型上所需的部位，进行蜡型制作，注意防止烫伤。

2. 电蜡刀　先将所需电蜡刀头安装在蜡刀手机上，插上电源插头，打开机座开关，调节电蜡刀的温度，待蜡刀升温至所需温度时即可使用。电磁感应加热器适用于小型蜡刀，手持刀具将蜡刀尖端放入加热感应腔的底部位置，感应指示灯亮起，加热器自动感应后加热，停顿 1～2s 将刀具取出，蜡刀即可被加热进行蜡型制作。

二、脱模铸造法蜡型制作的方法和注意事项

（一）制作殆支托蜡型的方法和注意事项

1. 方法　将模型放置清水中浸泡 10min 左右后取出,用纸巾擦干模型底部,也可采用涂石膏模型分离剂。用直径 1.5mm 的蜡条在缺失牙间隙内制作殆支托蜡型,支托连接体应离开组织面 0.5～1.0mm,支托应呈匙形。为满足强度要求,殆支托要有一定厚度,同样殆支托也要有相应的长度和宽度。

2. 注意事项

（1）不能影响就位和咬合。

（2）殆支托厚度为 1～1.5mm。

（3）殆支托的长度为前磨牙近远中径的 1/3,磨牙近远中径的 1/4。

（4）殆支托宽度为前磨牙颊舌径的 1/2,磨牙颊舌径的 1/3。

（5）殆支托侧面观近边缘嵴处最厚,向殆面中心逐渐变薄。

（二）制作金属基托蜡型的方法和注意事项

1. 方法　将模型放置清水中浸泡 10min 左右后取出,用纸巾擦干模型底部,或采用涂石膏模型分离剂。取厚度为 0.5～0.7mm 的蜡片制作金属基托蜡型,为使金属基托与人工牙结合牢固,在基托蜡型正对每颗人工牙冠正中处加一根长为 1～2mm、宽约 1mm 的蜡条作缺牙处的固位钉,固位钉也可做成圈形或十字架形。固位钉应与人工牙舌面靠近,腭侧在咬合时与下前牙之间要留有一定的间隙,以便被树脂包埋。在金属基托后部与树脂基托相连处,应做倒三角(上大下小)的固位装置,并离开模型表面 0.5mm,以便牢固地包埋于树脂基托内。

2. 注意事项

（1）蜡型完成后从模型上取下时应小心,避免造成蜡型变形。

（2）蜡型制作过程中,最好不用酒精喷灯喷光蜡型,以免蜡型某些部位变薄。

（3）蜡型体积较大,应在蜡型上安放支撑架,避免从模型上取下时蜡型变形。

三、可摘局部义齿基托边缘伸展范围和制作要求

（一）基托蜡型的大小

1. 蜡型伸展范围　应根据失牙的多少和义齿的支持形式,以及基牙的健康情况而定。主要靠黏膜组织支持式的义齿,基托蜡型应适当加大;牙支持式的义齿,基托蜡型则尽可能小。

2. 近远中向伸展范围　颊侧以缺牙间隙两侧的天然牙为界,舌侧则可包括 1～2 颗与缺牙间隙相邻的天然牙;若远中游离端缺失,上颌的伸展范围应包括上颌结节的颊侧并延伸至翼上颌切迹,下颌则应伸展覆盖磨牙后垫的 1/3～1/2 处。

3. 颊舌侧伸展范围　上颌颊侧达黏膜转折处,腭侧视失牙情况而定,可作成马蹄形或全上颌覆盖,下颌颊舌侧应尽可能延伸,以不妨碍颊舌肌运动为限。边缘伸展范围:应不妨碍义齿的戴入,并有良好的边缘封闭,且不造成食物嵌塞和滞留。

（二）基托蜡型的厚度

一般为 1.5～2.0mm。过厚可影响发音和舌的活动,过薄则易发生折断。在骨隆突区,可适当加厚,以利于该区有组织压痛时有缓冲的余地。唇(颊)舌侧边缘应有一定厚度,以

保证义齿的边缘封闭作用，但腭侧边缘应稍薄，以减小患者的不适感。

（三）基托蜡型舌侧与天然牙接触关系

蜡型的舌侧与天然牙接触的边缘应止于非倒凹区，达到牙冠最突点以上 1mm，以保证义齿戴入后，基托与天然牙舌面保持接触，防止食物嵌塞，并且对颊侧有卡环的基牙具有对抗臂作用。接触龈缘的部分应做缓冲，以免压伤龈组织。

（四）基托蜡型的牙龈外形

在修整牙龈外形时，使用的雕刀应与人工牙唇颊面成 45° 角，沿人工牙牙冠与牙颈缘联合处，雕刻出与天然牙相似的龈缘线和牙龈外形。然后，在基托的唇颊面雕刻出牙根凸度的位置和长度的三角形标记。最后修出根部外形，使其近似天然牙根部隆起形态，而人工牙腭、舌侧颈缘的形成，也应近似天然牙的外形。

（五）基托蜡型的边缘

圆钝、光滑，厚度适应，为 2.0～2.5mm，避开唇、颊、舌系带，以免影响肌肉运动，又能获得良好的封闭性能。

（六）基托蜡型的外形

基托的外形在唇颊舌面均应呈凹面，以利于唇颊舌的功能活动，并有利于辅助义齿的固位和稳定。唇颊面应形成类似天然牙的牙根突起状，使形态更为逼真。

（七）基托蜡型的表面

基托蜡型的表面平整，蜡型雕塑完成后，用喷灯火焰喷光其表面，使表面光滑。

（八）铺蜡的方法

根据基托范围取大小适合的一块基托蜡片，在酒精灯上烤软后铺压在模型上，再根据基托蜡型的要求修整伸展范围，并用滴蜡法调整蜡型的厚薄，直至蜡型完全达到要求。

四、三单位及以下基托蜡型的要求、制作方法和注意事项

（一）基托蜡型的要求

个别牙缺失基托蜡型，应尽量小而薄。单颗前牙基托蜡型边缘伸展范围：唇侧以缺牙间隙两侧的天然牙为界，舌侧基托应伸至双侧 4 与 5 之间，在隙卡或单臂卡环的舌侧，采用高基托起对抗臂的作用；前牙牙槽嵴丰满者可不做唇基托，但在人工牙盖嵴部相对应的石膏模型处应作刮除处理。单颗后牙的基托蜡型边缘伸展范围：颊、舌侧基托都应伸至前、后卡环臂的近中处，以缺牙间隙两侧的天然牙为界。

（二）基托蜡型的制作方法

有滴蜡法和滴蜡＋铺蜡法两种。

1. 单颗前牙的制作方法

（1）滴蜡法：将弯制完成的卡环固定好后，在基托伸展范围内，首先薄薄地滴上一层蜡，然后再逐渐将蜡滴至基托蜡型所需要的厚度 1.5mm，最后修整基托外形，精修完成后喷光蜡型表面。牙槽嵴丰满不做唇侧基托者，在人工牙盖嵴部相对应的石膏模型处刮除 0.5mm。

（2）滴蜡＋铺蜡法：卡环弯制完成且固定好后，先在组织面薄薄地滴上一层蜡，然后根据基托伸展范围，取大小适合的一块基托蜡片，铺压在模型上。用雕刀雕刻牙龈外形和修整基托蜡型的伸展范围。蜡基托边缘用熔蜡封闭牢固，精修后用酒精喷灯吹光蜡型表面。

2. 单颗后牙的制作方法　先将弯制好的卡环固定后，在组织面薄薄地滴一层蜡。然后

将基托蜡片铺压在基托蜡型边缘伸展范围的模型上，用雕刀修除多余的基托蜡，使义齿基托的厚度为 1.5mm，并制作出蜡基托的外形。为避免装盒时石膏进入蜡型与模型之间，用蜡将基托边缘封闭牢固，最后将精修完成的基托蜡型用酒精喷灯喷光表面。单颗后牙基托蜡型的制作，也可采用滴蜡法。

（三）制作基托蜡型的注意事项

1. 蜡基托制作过程中，注意防止金属支架及人工牙移位。

2. 蜡型完成后，应仔细检查咬合关系。

3. 确定咬合关系正确后，才能完成蜡型的制作。

（四）酒精喷灯的使用方法

酒精喷灯在使用时，首先检查喷灯内有无酒精，是否需要添加，检查并调整灯芯长度。然后点燃酒精灯芯，用手压缩橡胶皮球，使所产生的压缩空气吹动酒精火焰，进行蜡型表面的喷光。要掌握好火焰的大小、距离和方向。火焰尖端应细而尖，在喷蜡型时注意移动火焰，让蜡基托表面呈熔而不流的状态。若在一处吹的时间过长，可造成基托蜡型流淌。火焰距离蜡型不能过近，避免烧伤树脂人工牙或烧坏雕刻的蜡牙和蜡基托外形。火焰方向在牙间隙处应垂直走向，边缘和舌侧应水平走向。使用完后关上酒精灯芯盖，将其放置在安全的位置。

（五）使用酒精喷灯的注意事项

1. 灌注酒精的容量在总容积的 1/3～2/3 之间，不宜太少或太满。

2. 使用前检查酒精喷口有无堵塞。

3. 在使用时注意周围不要有易燃物。

4. 酒精喷灯在使用过程中不能添加酒精，并杜绝酒精喷灯之间互相点火。

【技能要求】

一、脱模铸造法制作支托蜡型和金属基托蜡型

（一）制作殆支托蜡型

取一根半圆形的蜡线条，在酒精灯上烤软，视缺牙间隙大小弯曲成与缺隙相适应的弧形。用蜡刀蘸上少量的蜡，滴入模型基牙的支托窝内，用雕刀修整支托外形。最后用对颌模型检查支托蜡型是否影响咬合（图 1-4-25）。

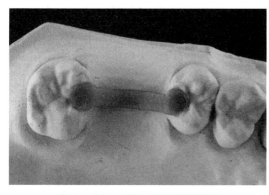

图 1-4-25A　殆支托蜡型殆面观

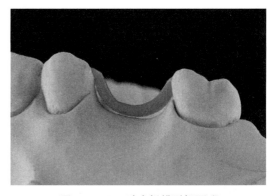

图 1-4-25B　殆支托蜡型颊面观

（二）制作金属基托蜡型

取一块薄蜡片，放入温水或酒精灯上加热，变软后放置模型上，用手轻压蜡片使其与模型贴紧，用雕刀将边缘多余蜡片修除。然后在人工牙冠正中处做固位钉，在金属基托后部与树脂基托相连处做固位装置，使后缘离开模型表面。若是整铸金属基托，制作的整个金属基托蜡型应与模型紧贴，基托蜡型完成后，再加蜡与卡环蜡型的连接体相连接（图1-4-26）。

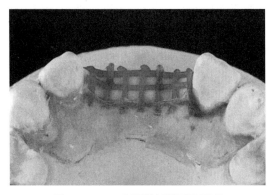
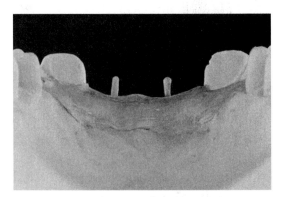

图 1-4-26A　金属基托蜡型腭面观　　　　图 1-4-26B　金属基托蜡型舌面观

二、完成三单位及以下可摘局部义齿的铺蜡，并制作蜡基托外形

1. 用热蜡刀蘸上蜡，在固定好的卡环组织面薄薄地滴上一层。
2. 将基托蜡片，在酒精灯上烤软后铺压在模型上。
3. 用雕刀修整蜡基托伸展范围和厚度。
4. 制作出蜡基托的外形。
5. 用热蜡刀蘸上熔蜡将基托边缘封闭牢固。
6. 对蜡基托进行再次修整。
7. 将精修完成的基托蜡型表面用酒精喷灯喷光（图1-4-27、图1-4-28）。

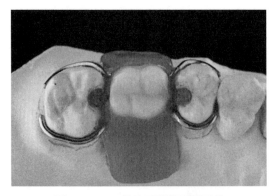
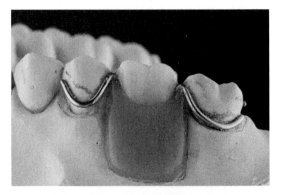

图 1-4-27A　单颗后牙蜡型腭面观　　　　图 1-4-27B　单颗后牙蜡型颊面观

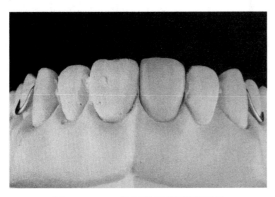

图1-4-28A　单颗前牙蜡型唇面观

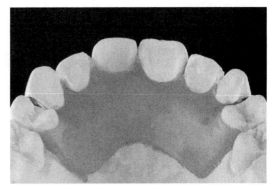

图1-4-28B　单颗前牙蜡型舌面观

（周　敏　任　薇　董　博　杨兴强）

第五章 上𬌗架、排牙和雕牙

第一节 上 𬌗 架

【相关知识】

一、𬌗架的种类

根据其关节结构、模拟下颌运动的程度不同,可将𬌗架分为简单𬌗架、半可调节𬌗架和全可调节𬌗架三大类。

(一)简单𬌗架

简单𬌗架又称为不可调节𬌗架,分为单向运动式与多向运动式两种。

1. 单向运动式𬌗架　结构最简单,上下颌体之间为铰链轴,仅可模拟下颌的上下开闭口运动。可保持上下颌模型的位置关系及上下牙列的正中咬合接触关系,不能模拟前伸𬌗及侧方𬌗的咬合关系。一般用于牙体缺损的修复,不宜用于牙列缺损及牙列缺失的义齿修复。

2. 多向运动式𬌗架　又称为平均值𬌗架,通过对大样本人群口颌系统个体运动参数进行测量和分析,取得平均值,以此值作为设定多向运动式𬌗架参数的依据,又称平均值𬌗架。平均值𬌗架两髁突间的正常值范围为(105±5)mm,前伸髁导平均值为25°～30°,侧方髁导依 Hanau 提出的 L=H/8+12 经验公式,约为 15°。切导平均约为 10°。铰链轴采用经验铰链轴,一般取从耳屏中点至外眦连线上,由耳屏向前 13mm 处。由于未能转移患者的铰链轴位置,其设定的髁导和切导与患者实际的髁道和切道之间也存在差异,采用这些平均值的𬌗架,在模拟下颌运动方面自然会出现一定程度的误差。该类𬌗架可用于较短的固定桥、可摘局部义齿修复病例。

(二)半可调节𬌗架

该类𬌗架均配有面弓,能通过面弓将上颌与颞下颌关节的位置关系准确地转移到𬌗架上。在模拟下颌运动程度上优于平均值𬌗架,其髁导和切导斜度均可调节,通过面弓转移将患者铰链轴与上颌之间的关系转移到𬌗架上,与每位患者的实际情况相对应,极大减少了垂直距离少量改变带来的整体咬合误差,可在很大程度上模拟下颌的前伸及侧方𬌗运动。这种𬌗架模拟下颌前伸和侧方𬌗运动准确,操作简便,适用于牙列缺损较严重的固定义齿、可摘局部义齿和全口义齿的修复。半可调式𬌗架的典型代表是 Hanau H 型𬌗架。

(三)全可调节𬌗架

全可调节𬌗架模拟下颌运动程度比半可调节𬌗架更精确,除髁导斜度外,𬌗架的髁球间距亦可调节,也可模拟迅即侧移等下颌运动特征,还可利用运动面弓将患者下颌三维运动特征转移至𬬭架上,在𬬭架上建立可准确模拟患者髁道特征的个体化髁导。由于此种𬬭架结构和操作均复杂,多用于全口咬合重建治疗或科研工作。

二、𬬭架的用途

(一)能稳定、准确、可靠地重现个体的下颌正中关系位或正中颌位

这是𬬭架最基本的功能,任何𬬭架都必须满足。但是对于简单𬬭架,仅正中关系位或者正中颌位是准确的,任何垂直距离改变、任何脱离开正中关系位或者正中颌位的咬合关系都是不准确的。

(二)能转移、重现个体的铰链轴与上颌牙弓的位置关系

具有此项功能的𬬭架,通过面弓转移将患者上颌体与铰链轴位置转移到𬬭架上,重现了个体铰链轴与上颌的位置关系,这样𬬭架的闭合弧与患者一致,当垂直距离在一定范围内改变时,依然能够与患者实际情况相符合。

(三)能重现个体的各种非正中颌位关系

能够将前伸髁导斜度、侧向髁导斜度(侧方髁导斜度)转移到𬬭架上,模拟患者的非正中颌位关系。

(四)能模拟个体化的下颌运动特征

可以模拟迅即侧移等下颌运动特征,并将髁间间距、个性化髁导转移到𬬭架上,更好地模拟患者下颌运动。

【技能要求】

一、上简单𬬭架的方法步骤

1. 将上下颌模型浸泡、浸湿。
2. 将𬬭架放在操作台上,打开𬬭架。
3. 以适宜的水粉比例调拌石膏,放在𬬭架下颌体上。
4. 把浸湿的下颌模型固定在下颌体上。
5. 按照正确的咬合关系,将上颌模型和蜡𬬭记录放在下颌模型上。
6. 闭合𬬭架,用石膏将上颌模型固定在上颌体上。
7. 用调拌刀刮去模型周围多余的石膏,并将石膏表面涂抹光滑。
8. 用橡皮筋加压固定。

二、上简单𬬭架的注意事项

1. 在上𬬭架前,模型底部要刻出固位沟,然后在模型底部涂分离剂,同时模型在上𬬭架前一定要浸湿。
2. 检查𬬭架上的各个螺丝是否拧紧,以免造成咬合关系的错位。
3. 用简单𬬭架上上颌模型时,一定要使上颌体与调节升降螺丝的顶部接触,以免咬合升高。
4. 上平均值𬬭架时,用石膏固定模型时不能移动已定位的模型,模型应位于𬬭架的中

心，殆托的中线应与殆架的中线一致。

5. 上平均值殆架时，随时注意切导针与切导盘是否接触。

6. 为了防止切导针上浮，可使用加速剂（减少石膏的膨胀率）、适当加大水的比例、分两次上石膏的方法等。

7. 在上殆架完成后，为了防止由于石膏膨胀引起垂直高度改变，用皮筋加压固定，直至石膏完全固化。同时洗干净殆架上多余的石膏，避免因石膏残渣影响殆架各部位的固位和运动。

第二节　可摘局部义齿排牙或雕牙

【相关知识】

可摘局部义齿人工牙的排列，简称"排牙"，对义齿恢复美观和咀嚼功能有重要的作用。人工牙的排列要符合组织保健原则、正确地恢复患者生理功能、保护口内软硬组织健康、恢复美观和辅助发音功能。可摘局部义齿排牙的特点是口腔内有余留牙存在，一方面给排牙提供了一定的依据，另一方面由于邻牙、对颌牙的存在，妨碍了人工牙的排列。因此，需根据前、后缺失的部位及余留邻牙、对颌牙的关系进行排牙。

人工牙有各种大小、形态和颜色，应根据缺隙的大小、宽窄、邻牙外形和颜色、面型、殆力大小和对颌牙情况，并参考患者的意见进行综合衡量选择。目前选用最多的是成品树脂牙，若成品牙不适用，则需应用个别制作牙。

可摘局部义齿由于缺牙的数量和位置不同，选排牙原则也不尽相同。如果缺失牙数量多，如上下颌仅余留少数前牙，排牙原则趋近全口义齿；更多的情况下，存在较多同侧和对侧剩余天然牙，排牙原则与全口义齿不同，因为补偿曲线、殆平面、切道斜度和牙尖高度已经由余留牙确定。通过排牙来调整这些参数比较困难，有些情况下则不需要调整。

为使人工牙与余留牙接触并与对颌牙有最大的接触面积，须对人工牙进行选磨。抬高切导针 0.5～1mm 后排列人工牙，用咬合纸检查牙尖交错位的咬合接触点，用细小的车针逐渐选磨。然后用同样的方法选磨，去除侧方及前伸运动时的殆干扰，直到切导针与切导盘接触，建立协调的人工牙与对颌牙的咬合关系。

前牙的主要功能为切割，辅助发音，恢复面容美观。前牙因为美观和咬合等原因往往需要在制作支架前进行人工牙的试排。同时，通过前牙的试排，对于制作支架熔模时，单个前牙固位桩的放置也就能大为简化。此外，有些情况下还可以设计金属舌背。在试排人工牙的基础上，可以更加准确地确定终止线的位置。试排人工牙完成后，通常采用硅橡胶印模材料制作恢复记录来保存人工牙的位置信息，并且在制作支架熔模时提供参照信息，指导熔模的制作。

【技能要求】

一、可摘局部义齿人工前牙的排列

（一）单个前牙缺失

1. 若人工牙略宽，将人工牙邻面唇舌向的中 1/3 磨成斜向舌侧的斜面，保留其唇面形态。

2.若人工牙略长，则按龈缘外形磨短人工牙颈部及盖嵴部，使其与缺隙区唇侧牙槽嵴贴合。

3.若人工牙略厚，则可磨改人工牙的盖嵴部或舌面，边磨边调整人工牙的外形。

4.将调磨好的人工牙用蜡固定在缺隙区，若缺隙区牙槽嵴丰满，可不做唇侧基托。

5.按上下颌的咬合及与相邻牙的关系，调整人工牙至恰当的位置。

6.参照邻牙或对侧同名牙及对颌牙来排列人工牙的唇舌向、近远中向倾斜度及与殆平面的关系，以求协调和对称。

（二）三单位及以下前牙缺失

可参照邻牙或对侧同名牙及对颌牙来排列人工牙的唇舌向、近远中向倾斜度及与殆平面的关系，以求协调和对称。

二、可摘局部义齿人工后牙的排列

可摘局部义齿的后牙排列对美观影响较小，应更多考虑恢复咀嚼功能及保护支持组织，排牙时应遵循以下几个原则。

1.义齿的稳定性　上下颌人工牙在上下颌牙槽嵴顶所连成的线上相对排列的原则称为牙槽嵴顶线法则。下颌第一前磨牙的颊尖、上颌第二前磨牙的舌尖和上颌磨牙的近中舌尖均为功能尖。功能尖需排列在牙槽嵴顶连线上，使力直接传递至牙槽嵴顶，以利于义齿的稳固。

2.广泛均匀的咬合关系　排列人工后牙时，上下颌牙齿尖窝接触，人工磨牙与对颌牙在正中颌位时应有广泛的接触关系。排列人工后牙时，应根据缺牙区牙槽嵴的吸收程度及对颌牙的咬合状况，可适当减小人工后牙的颊舌径和牙尖斜度或减少人工牙的数目，以减轻殆力、减轻基牙负荷和保护牙槽嵴。

3.适宜的覆殆覆盖关系　人工后牙应建立正常覆殆覆盖关系，避免对刃殆，以免出现咬颊、咬舌等情况的发生。

排列人工牙根据缺隙的大小，选择合适的成品塑料牙，经适当磨改，以避开支托、卡环的连接体，并与对颌牙建立良好的殆关系，以蜡固定于缺隙内，如有不足之处以蜡填补并雕刻成型。

雕刻人工蜡牙，按照缺隙大小，取比邻牙冠稍大的软蜡团，置于缺隙区并用热蜡刀将其粘接在鞍基上，趁蜡尚软，在正中关系位置与对颌模型作咬合。待蜡块硬固后，用雕刻刀雕出缺失牙的轴面外形及外展隙，并形成与邻牙协调的颈缘线。然后，根据缺失牙殆面的解剖形态，结合蜡牙面的咬合印迹，适当加深沟窝，恢复牙尖形态。

（刘洪臣　李鸿波）

第六章 树脂成型和打磨抛光

第一节 树 脂 成 型

【相关知识】

一、装盒前模型修整的要求

1. 修正模型时不能伤及人工牙、蜡型、支架以及固位体,过高的基牙或余留石膏牙在不影响其他义齿装置的前提下可削短,以免石膏堆放过高。

2. 保证工作模型与型盒之间的位置关系正确。模型要尽量占据型盒的中央区域,模型四周及上方距离型盒边缘和型盒顶盖部要有不少于10mm的间隙(图1-6-1、图1-6-2)。

3. 要将工作模型在清水中充分浸泡。

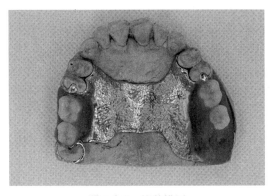

图1-6-1 修整模型

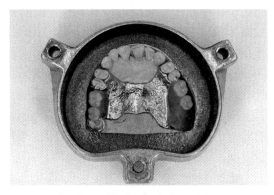

图1-6-2 模型与型盒的位置关系

4. 正装法 正装法又称为整装法,是将工作模型、固位装置、人工牙、铸造支架等部分全部固定在下层型盒内,仅暴露人工牙的舌腭面和蜡型基托(图1-6-3)。此方法的优点是:人工牙和卡环不易移位,咬合关系稳定,便于在下层型盒内填塞树脂,适用于前牙唇侧无基托的可摘局部义齿。

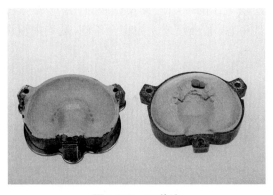

图1-6-3 正装法

二、型盒的选择原则与装盒的要求

（一）型盒的组成部分

型盒组成部分包括上型盒、下型盒、顶盖、下型盒底盖（图1-6-4）。

（二）型盒的选择原则

1．上、下半层型盒对合后，要求完整、稳定、紧密、无破损。

2．下型盒底盖与下型盒一定要嵌合紧密。

3．根据模型选择大小合适的型盒，保证人工牙距型盒边缘、人工牙的𬌗面与上层顶盖之间，应保持10mm以上的间隙。

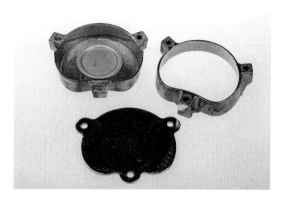

图1-6-4　常用型盒

（三）装盒的要求

1．保护工作模型、蜡型、固位装置和人工牙。

2．保证工作模型、蜡型、固位装置和人工牙不移位。

3．充分暴露蜡型便于填充树脂。

4．下层型盒石膏表面要光滑无倒凹。

5．上下层型盒及底盖之间要密合。

6．人工牙与型盒边缘和上层顶盖之间保持10mm以上的间隙。

三、装盒的注意事项

1．检查义齿蜡型　在装盒前，对义齿进行一次全面的检查，发现问题及时补救。成批装盒时，对于义齿类型完全相同者，要分别作记号，以便于出盒后辨认。

2．选择型盒　根据模型大小和型盒的选择原则选择合适的型盒。

3．修整模型　按照装盒前模型修整的要求修整模型。

4．确定模型在型盒内的位置

（1）将义齿中重要的部分，如固位装置和人工牙，放置在型盒内最安全的区域。同时要照顾蜡型在型盒内前后、左右、上下的距离。

（2）义齿蜡型常需要向前后或颊舌方向倾斜，以避开倒凹，同时尽量暴露基托蜡型。

（3）前牙缺失的义齿，应选择有利于人工前牙的包埋方法。若需将人工前牙包埋固定在下层型盒，模型则应向前倾斜。

（4）单个磨牙缺失的游离端义齿，包埋时模型垂直于型盒放置。

（5）若将几个义齿蜡型同时装在一个型盒内，需要妥善安排，使布局合理。

（6）如一侧后牙连续数个牙齿缺失时，义齿模型通常向对侧倾斜。

四、正装法装盒的操作步骤与方法

1．包埋下层型盒（图1-6-5）

（1）调拌石膏。

（2）将石膏注入下层型盒内，固定工作模型、固位装置、人工牙、铸造支架等部分，仅暴露人工牙的舌腭面和蜡型基托。

（3）去除人工牙、蜡型上的石膏，并修整石膏表面。

2．涂抹分离剂

3．包埋上层型盒（图 1-6-6）　闭合上、下型盒，确认两者完全接触，将其置于振荡器上，注入调拌好的石膏。当石膏充满上层型盒后，将型盒顶盖盖在型盒上，清除溢出的多余石膏，将型盒放于工作台上静置。

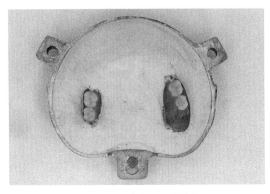

图 1-6-5　包埋下层型盒

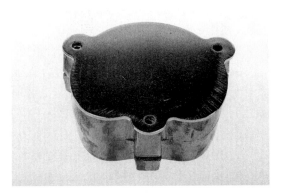

图 1-6-6　包埋上层型盒

五、去蜡（冲蜡、除蜡）的方法和注意事项

除蜡的目的是：通过使用热水将义齿中含有蜡型部分清除干净形成阴模，以便充填树脂（图 1-6-7、图 1-6-8）。具体操作步骤与方法如下：

1．型盒水浴加热　将型盒放置在 80℃以上的热水中（或冲蜡机内）浸泡 5～10min，使蜡型受热软化。注意型盒水浴时间勿过长，不要使蜡烫熔后浸入石膏中，影响涂布分离剂。

2．开启型盒　沿型盒垂直方向将上、下型盒打开。

3．型盒冲蜡　用热水（95℃）喷头将模型上的蜡和其他杂质全部清除干净，并检查义齿中的装置是否有松动、移位或脱落的现象发生，并及时做复位和固定处理。然后用雕刻刀刮除包埋腔周围形成锐利的石膏边缘并使之圆钝，避免装胶时石膏混入树脂基托中。

4．涂布分离剂　在所有的石膏表面涂布分离剂。待分离剂干透后，用棉签或小排笔刷轻轻擦净人工牙、金属连接体表面多余的分离剂及杂物。

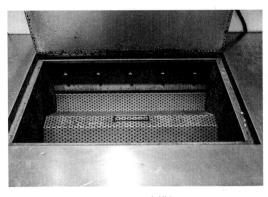

图 1-6-7　冲蜡机

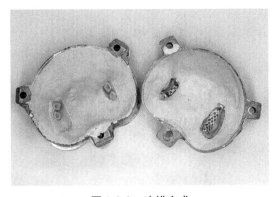

图 1-6-8　冲蜡完成

六、树脂充填的方法和注意事项

（一）一单位的可摘局部义齿树脂充填方法及步骤

1. 调拌树脂 根据说明书调拌基托树脂,注意要搅拌均匀,避免树脂颜色不均(图 1-6-9、图 1-6-10)。

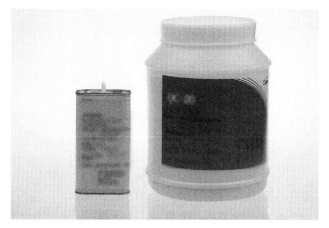

图 1-6-9 树脂充填材料

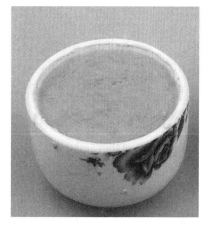

图 1-6-10 面团期树脂

2. 树脂充填 树脂聚合过程中面团期是最适合于装胶的时期,过早或过晚均不适宜。

（1）充胶前检查型盒内部各个装置的位置是否准确。

（2）树脂处于面团期时,将树脂充填在型盒中的空腔处。

（3）树脂充填完成后,在上、下型盒之间放置一层潮湿的玻璃纸,关闭后置于型盒压力器(又称液压机、压榨器)上进行试压,再次打开型盒检查树脂是否足量(图 1-6-11)。

3. 型盒加压 关闭上、下型盒,将上、下型盒闭合并置于型盒夹内加压直至 7 500kg,保持 2min 以上(图 1-6-12)。

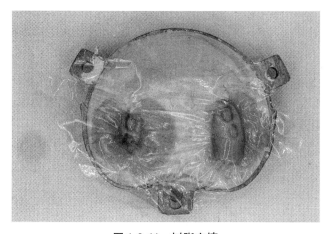

图 1-6-11 树脂充填

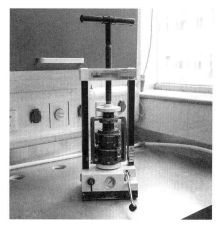

图 1-6-12 型盒加压

（二）可摘局部义齿的树脂充填的注意事项

1. 严格按照说明书调拌基托树脂,不同品牌树脂粉液比例略有差异。

2．将定量的单体加入树脂粉中直至完全浸透，随即搅拌均匀，避免树脂颜色不均。

3．树脂调拌均匀后，要在调胶杯上加盖，防止单体挥发。单体放置过少，会导致树脂反应不均匀；单体放置过多，会导致树脂体积出现较大收缩或出现气泡。

4．树脂充填（装胶）前需要再次检查型盒内部的各个装置的位置是否准确，并洗净双手。不要佩戴乳胶手套。

5．在树脂处于面团期时进行装胶，过早或过晚均不适宜。

6．装胶时注意用力不要太大避免破坏模型腔，同时树脂应集中在型腔内，不要面积扩展过大。

7．树脂充填量应较实际需要量稍多一些，并防止杂质掺入。

8．充填完成关闭上、下型盒时，确保上、下型盒的位置准确，避免发生偏移。

七、热凝树脂和自凝树脂的固化（凝固）分期、聚合的影响因素

（一）热凝树脂的固化分期和聚合的影响因素

1．热凝树脂的固化分期

（1）湿砂期：牙托水还未渗入牙托粉中，调和阻力小，松散、无黏性，如湿砂状。

（2）糊状期：又称粥样期或稀糊期。牙托水开始渗入牙托粉中，砂状消失，成为混合的均一状态。

（3）黏丝期：又称拉丝期。材料黏稠，可见拉丝，易黏器械。该期不宜再搅拌，避免气泡混入。

（4）面团期：材料柔软、可塑性、无黏性、不粘器械。手感呈面团样，具有良好的可塑性，该期是最佳充填装盒期。

（5）橡胶期：又称橡皮期。材料具有橡胶样的韧性，富有弹性，已不能任意塑形。

（6）硬固期：又称固化期或坚固期。材料坚硬而脆，此期材料并没有聚合，只是单体进一步挥发，形成较硬的固化物。

2．热凝树脂聚合的影响因素

（1）牙托粉的粒度。

（2）调拌时的粉液比例及温度。

（3）热处理的升温过程。

（4）水粉调和均匀后未加盖，导致牙托水挥发。

（5）热凝树脂充填时机的选择。

（二）自凝树脂的固化分期和聚合的影响因素

1．自凝树脂的固化分期　自凝树脂的固化分期与热凝树脂基本相同。通常选择在糊状期开始进行塑形操作，为了增加树脂的强度和致密度，在树脂的聚合过程中需要加温和加压处理。

2．自凝树脂聚合的影响因素

（1）自凝牙托粉和自凝牙托水的混合比例。

（2）调拌力度和速度、调拌时的温度。

（3）自凝牙托水的保存条件。

（4）自凝牙托水中促进剂的纯度、用量和种类。

八、热处理、开盒的方法和注意事项

（一）热处理的方法和注意事项

1. 将装有型盒的型盒夹子放入加热聚合机（煮盒机）中，水面要高于型盒。型盒的加热过程一般从室温开始，升温速率为2℃/min。常见的是：当水温升至65～75℃时，要恒温水浴保持1～7h，以便使树脂中的游离单体顺利排出避免产生气泡。

2. 将加热聚合机升至96～100℃，再保持1～3h。不同的树脂热处理程序可能会有差别，应参照材料生产厂商的使用说明书。热处理时避免热处理升温过快、过高，否则会在基托内部形成许多微小的球状气孔，分布于基托较厚的地方。

（二）开盒的方法和注意事项

1. 开盒的方法

（1）型盒经热处理完成后要浸泡在温水中自然冷却降温降，降至50℃以下时开盒。

（2）使用专用的开盒工具（气凿、石膏剪）首先将上、下型盒分开（图1-6-13、图1-6-14）。

（3）使用石膏剪剪除模型及义齿周围的石膏。

2. 注意事项

（1）型盒不要离水放置。

（2）型盒必须充分冷却后开盒。

（3）开盒时应充分了解义齿在型盒中的位置，细心操作，避免损坏。

（4）使用石膏剪时注意石膏剪正确的用力方向及力度，防止基托折断和支架变形。

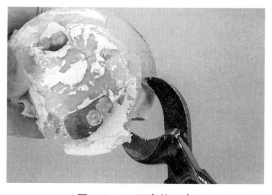

图1-6-13　石膏剪开盒

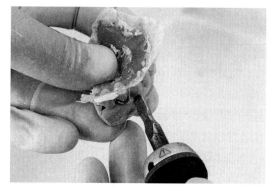

图1-6-14　气凿开盒

【技能要求】

一、完成模型修整并选择型盒

1. 根据制作好的蜡形大小和类型用模型修整机或工作刀修整模型，使用模型修整机时应注意双手固定模型，确定支点，缓慢稳定的推送模型至修整带。

2. 修整唇系带下方或倒凹下时，应适当倾斜模型，避免伤及人工牙、蜡型、支架以及固位体。过高的基牙或余留石膏牙，在不影响其他义齿装置的前提下可削短。

3. 修整后的工作模型尽量位于型盒的中央区域，模型四周和上方与型盒内壁要有不少于10mm的间隙，尤其是义齿中的重要区域（基牙和人工牙）要位于型盒中安全的区域。注意工作石膏模型要保留适当厚度。

4. 选择型盒时应注意上、下半层型盒对合后是否完整、稳定、紧密、无破损。下型盒底盖与下型盒是否嵌合紧密。最后根据模型大小选择合适的型盒。

二、正装法装盒

（一）设备工具和材料

型盒、调刀、调拌碗、石膏、分离剂、振荡器、雕刻刀、排笔毛笔、棉签。

（二）方法步骤

1. 包埋下层型盒

（1）按照石膏要求的粉液比称量相应的石膏粉和水，按照先水后粉的顺序放入调拌碗内，向同一方向做顺时针或逆时针搅拌。调拌完成后将石膏倒入下型盒内，此时一定不要倒满，将义齿模型按要求选择位置和方向压入石膏中。

（2）趁石膏流动性较大的时候，将工作模型、固位装置、人工牙、铸造支架等部分全部固定在下层型盒内，仅暴露人工牙的舌腭面和蜡型基托。注意包埋的工作模型、卡环等装置附近不应有空隙，其包埋面与水平面夹角最好在 $45°\sim60°$ 之间，且避免形成倒凹。

（3）基托蜡型应尽可能暴露，避免在颊侧龈缘区形成包埋线，舌侧蜡型基托与石膏牙舌面之间无须石膏包埋。

（4）在石膏尚未完全凝固前将型盒置于水龙头下，借助水流用手轻轻摩擦石膏表面，并抹光石膏表面，黏附在人工牙、蜡型上的石膏用小排笔刷干净。

2. 涂抹分离剂待石膏完全凝固后，用毛笔在干燥的石膏表面均匀涂抹一层分离剂，注意毛笔要沿一个方向在石膏表面涂布，切勿反复涂擦。当分离剂硬固后，在石膏表面会看到有一层发亮的薄膜。然后用棉签仔细擦净人工牙、蜡型上的杂物。

3. 包埋上层型盒

（1）石膏不要调拌的太稠，可先用排笔蘸石膏涂在牙颈部和牙间隙处，再闭合上、下型盒并使其完全接触，然后置于振荡器上，打开振荡器将调拌好石膏从型盒的一侧注入。或者通过轻轻振动型盒，排除气泡。

（2）石膏充满上层型盒后，将型盒顶盖盖在型盒上，清除顶盖四周溢出的多余石膏，将型盒放于工作台上静置30min。

三、完成冲蜡热操作并涂布分离剂

型盒在80℃热水中浸泡5～10min，等蜡软化后沿垂直方向打开上、下型盒。使用热水喷头将模型上的蜡和其他杂质清除干净。注意检查义齿各部分是否有缺失、移位、损坏等问题，并及时做出复位和固定处理。再用雕刻刀刮除包埋腔周围形成的锐利石膏边缘使之圆钝，然后在所有的石膏表面涂布分离剂。最后用棉签或小排笔刷轻轻擦净人工牙、金属连接体表面多余的分离剂及杂物。

四、一单位可摘局部义齿的树脂充填、热处理和开盒操作

（一）调配热凝树脂，完成一单位可摘局部义齿的树脂充填

1. 常用设备工具和材料　牙托粉、单体、调拌刀、玻璃纸、调胶碗、量杯、天平、滴管。

2.调拌树脂　首先根据说明书比例称量树脂调拌的粉液计量,不同品牌树脂粉液比例略有差异。一般粉液比例按重量为2:1~2.5:1,根据义齿类型选择适量的牙托粉,将定量的单体(热凝牙托水)加入树脂粉(热凝牙托粉)中直至完全浸透,沿同一方向搅拌均匀。树脂调拌完成后,要在调胶杯上加盖,防止单体挥发。

3.树脂充填　充胶前要检查型盒内部各个装置的位置是否准确,洗净双手后取适量面团期的树脂,适当揉捏使其颜色均匀后填入型盒中的石膏腔内。树脂充填完成后,在上、下型盒之间放置一层潮湿的玻璃纸,关闭后置于型盒压力器(又称液压机、压榨器)上进行试压。当型盒再次打开后检查树脂充填量,若石膏型腔内全部填满、边缘尚有多余的树脂被挤出、树脂致密且颜色较深、玻璃纸的皱褶不明显,则表示树脂充填足够;反之,型腔边缘无树脂被挤出、树脂疏松且颜色较淡、玻璃纸皱褶较深,则表示树脂充填不足。这时可添加适量树脂再行试压,直至完全合适为止。

4.型盒加压　关闭上、下型盒:当树脂充填合适后,取出玻璃纸、切除基托周围溢出的树脂飞边。若分离剂出现剥脱,可再补涂一次,在牙冠和基托之间可滴少量单体,完成以上操作后将上、下型盒闭合并置于型盒夹内。将装有型盒的型盒夹子置于型盒压力器中,并逐步加压直至7 500kg,保持2min以上,此时会有多余的树脂从上、下型盒间溢出。最后拧紧型盒夹准备热处理。

(二)型盒加热的温度和时间

型盒放入型盒加热器中,水面要没过型盒。热处理的加热过程为:由室温以2℃/min的升温速率升至65~75℃,保持1~7h,然后再加热升温至96~100℃,保持1~3h。

(三)开盒

1.型盒经热处理完成后要浸泡在温水中自然冷却降温,当水温降至50℃以下时开盒最适宜。

2.使用气凿或石膏剪将上、下型盒分开。根据修复体大小去除模型外部石膏,避免工具与义齿直接接触,使用力度过大。

3.对可摘局部义齿先剪除义齿周围包埋的石膏,后剪模型。

4.全口义齿开盒时则反之,先剪除模型,再剪去周围包埋的石膏。

5.使用石膏剪时注意用力方向及力度,不仅要防止基托折断和支架变形,还要特别注意不能损伤义齿和伤害自己,必要时可使用打磨工具和石膏锯分离石膏。

6.用清水将义齿冲净,此时注意不要用力折断义齿边缘的飞边以免造成基托断裂。

第二节　打磨抛光

【相关知识】

一、树脂基托打磨抛光工具

(一)常用的打磨设备与工具

1.微型电机、抛光机。

2.各种大小的桃形或锥状砂石轮、金刚石磨头、钨钢钻。

3.圆钻、裂钻。

4．橡皮轮、粒度120目的纱布卷或砂纸轮、棕色毛刷、白色毛刷。

5．布轮、研磨料、抛光粉、上光剂。

二、树脂基托打磨的方法和注意事项

（一）树脂基托打磨的标准

义齿树脂部分成型后，需要借助一些设备、打磨工具及材料来完成树脂基托的打磨与抛光。通过对义齿的打磨与抛光，提高义齿表面的平整度和光洁度，使整个磨光面平滑、光亮并且具有合理形态，组织面无石膏和塑料瘤，外形美观。从而使义齿达到不刺激口腔软组织，感觉舒适感和易清洁的目的。整个操作过程中要注意保护义齿的各个组成部分；注意各种类型基托的伸展、缓冲、形态原则与标准，并根据每个义齿的特殊情况，使义齿形态、伸展、缓冲趋于合理，满足可摘义齿的各项制作标准。

（二）树脂基托打磨的方法和注意事项

1．粗磨　粗磨是根据不同的打磨位置和需要选用较大磨具（大砂轮、金刚石磨头、钨钢钻），去除较大的塑料飞边和基托过长、过厚以及妨碍就位进入倒凹区的部分，使基托的大小、长短、厚薄合适，充分暴露固位体、支托、连接体（图1-6-15）。微型电机的转速控制在4 000～8 000r/min之间。在相同转速下，注意使用的磨具直径越大，打磨时磨具产生的线速度也就越高；相同直径相同材质的磨具，打磨转速越快，磨具产生的线速度也就越高。这时磨具与树脂基托摩

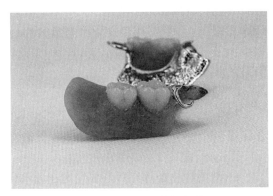

图1-6-15　树脂基托粗磨

擦后产生的热量也越大，过高的产热会改变树脂的性质，所以机器的转速要适中。

（1）磨光面的粗磨：用较大磨具磨除飞边，将义齿磨光面磨平，进一步调整义齿基托的厚薄及外形。打磨的重点在充填后义齿出现飞边的部位。牙颈部邻间隙、根部隆突和基托的凹面处应尽量少磨或不磨，以保持蜡型所达到的光洁度；保留舌侧基托应有的高度；腭侧基托远中边缘应为斜坡状，但唇、颊及下颌舌侧口低处基托的边缘不能磨成刀刃状，可将磨石与之呈锐角或垂直磨改，使边缘具有一定的厚度而圆钝。用刃状砂石形成唇、颊、舌系带切迹。粗磨时施加的压力应先重后轻，使义齿磨光面逐渐平整。

（2）靠近固位体部位塑料的粗磨：用纸砂片、裂钻将包绕在𬌗支托、卡环臂上多余的塑料磨去。如卡环臂的近远中均有基托，应将卡环臂端游离出来，并将卡环臂下的基托修成鞍基状。靠近卡环部位的塑料粗磨，用力要轻，不能损伤金属卡环。纸砂片顺卡环臂切入时，不可切得过深，以免卡环体与塑料完全分离。打磨时应注意保持基托应有的高度及外形，才能正常发挥其对抗臂的功能。

（3）组织面的粗磨：针对义齿组织面存在的粗糙点、小瘤子或尖锐突起可用大号圆钻予以清除。对于影响义齿就位的部分，如：义齿进入天然牙倒凹的部分可用细长型的磨头予以磨除。此时的工作，需要技师具有一定的目测力与经验，能使义齿顺利就位，并紧密接触基牙与口内黏膜。

2. 细磨　细磨是根据各种类型义齿基托的伸展原则、形态标准及特殊情况，使义齿的伸展、形态、厚度达到合理使用各种中小型磨具外，为了使义齿表面高度光滑和外形美观，还可用纱布卷、橡皮轮、绒锥、棕毛刷、白毛刷等工具加磨光粉糊剂进行细磨（图1-6-16）。

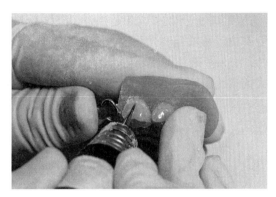

图1-6-16　树脂基托细磨

（1）牙龈区的细磨：在此区域若有小瘤子可用中号裂钻予以清除，修整人工牙的牙龈缘和牙间隙使用最小号裂钻。此时打磨压力要轻，尽量不要破坏牙龈缘原有的形状与走行。打磨好的牙龈缘的连线要连贯，没有倒凹，宽度不超过0.5mm，这样不仅美观更利于清洁。在细磨中要保持牙冠的外形突点和磨光凹面保护，不损伤义齿的金属部分。还可使用棕毛刷，其磨光特点是短促、有力（每次磨的时间不宜过长，但要用力），且要不断地添加磨光糊剂以保持塑料表面的湿润。若使用半新的布轮磨光，必须用纱布卷的边角对准牙间隙磨，尽量少磨牙冠。

（2）基托磨光面的细磨：为了保持基托磨光面的形态，打磨中应有目的地变换方向，从不同的角度打磨基托的抛光面，使基托表面受力均匀。当义齿腭弓过高、舌侧区过窄、纱布卷不易打磨时，改用绒锥或橡皮轮打磨。在打磨靠近卡环的基托时，要用手指掩护卡环并尽可能让纱布卷转动的方向与卡环臂的行走方向一致，防止卡环被纱布卷等挂住，使卡环折断或基托折断。最终效果要求基托表面无打磨纹路，义齿的边缘圆滑。

（3）组织面的细磨：针对组织面已经粗磨的区域使用各种中小磨头及橡皮轮进行细磨。方法参考基托磨光面的细磨。

【技能要求】

一、选择正确的工具打磨抛光基托

1. 磨光面的粗磨　大砂轮、金刚石磨头、钨钢钻。
2. 靠近固位体部位塑料的粗磨　纸砂片、裂钻。
3. 基托组织面的粗磨　大号圆钻。
4. 牙龈区域的细磨　中号裂钻、最小号裂钻棕毛刷、纱布卷、布轮加磨光糊剂。
5. 基托磨光面、组织面的细磨　布轮、绒锥、橡皮轮加磨光糊剂。

二、调磨基托组织面和边缘

1. 调磨基托组织面的结节　针对义齿组织面存在的粗糙点、小瘤子或尖锐突起可用大号圆钻配合咬合纸清除组织面高点。对于影响义齿就位的部分，如：义齿进入天然牙倒凹的部分可用细长型的磨头予以磨除。

2. 调磨基托组织面边缘过长过厚部分

（1）根据不同的打磨位置和需要选用较大磨具（大砂轮、金刚石磨头、钨钢钻），去除较大的塑料飞边。

（2）基托厚度要均匀适当，一般为 2mm，除需缓冲部位和基托边缘可稍厚外，其他过厚的部位应从基托磨光面磨除过厚部分。

（3）基托的范围应符合下列要求：唇、颊系带处做合理缓冲，后牙游离缺失的病例，义齿的寄托应完全覆盖上颌结节、覆盖磨牙后垫的 1/3～1/2。超过以上范围的边缘应磨除。

（周永胜　佟　岱　王　兵）

第二篇　国家职业资格四级

第一章　模型和蜡型制作

第一节　制作可卸式代型

【相关知识】

一、代型打孔、装钉及分割的方法和注意事项

1. 代型打孔　代型钉应尽量设计在基牙颊舌向及近远中向的中央位置，每个基牙、余留牙和牙槽嵴分别用两组代型钉。根据种钉机的激光点指引，用铅笔在工作模型上标记出代型孔的位置。孔的深度应能够容纳代型钉的基台与本部。代型钉的下部位于石膏模型底座内，可插入或取出。检查该打孔位置是否合适，确认无误后在此位置钻孔，并去除孔内石膏粉。

2. 粘固代型钉　代型钉的粘接剂可选用 502 胶、氰基丙烯酸乙酯瞬间胶黏剂等。将粘接剂涂布于代型钉孔内，表面应无多余粘接剂。代型钉应与模型底面垂直，各个钉应相互平行，代型钉的基台部位应与模型底面齐平。为了方便代型钉暴露，可在其末端放置小蜡球。待粘接剂固化后，将配套的代型钉鞘就位于代型钉上，用蜡将钉鞘末端平齐封闭。

3. 涂布分离剂　将模型没入水中浸湿，在模型底部涂布分离剂，便于后续代型与底座分离。

4. 灌注底座　调拌石膏材料，一部分石膏涂抹在代型钉鞘周围，一部分灌入型盒内，在石膏流动性较好时将模型翻转向上，底部放入型盒内。模型中线与底座中线对齐，𬌗平面与底座平行。去除多余石膏，充分暴露模型，模型与底座的分界线应清晰可见。

5. 脱模　待石膏硬固后，将模型从底座盒中脱出，修整边缘。

6. 分割代型　分割前用铅笔标记出分割线。沿着从𬌗面向底座、从颊舌侧向基牙中心的方向切割代型，然后在代型鞘开口处推动代型钉，使上部模型与下部底座分离，这时代型钉存留在代型中，钉鞘留在底座内，代型分割便完成了。应注意：切割时应沿着从代型两侧向基牙中心的方向进行，将上部牙列模型锯穿而不切割底座。若邻牙无须拆卸，切割线靠近底座端可以稍微内聚以方便取下；若邻牙也需拆卸，分割线则应互相平行。每个分割线距基牙预备体的边缘应在 2～3mm 内。切割缝隙应尽可能窄，且切割时应严格避免伤及邻牙和基牙。切割深度应为模型与底座交界下 1mm 左右。

二、代型系统

目前常用的工作模型代型系统根据其制作技术的不同可分为个别代型技术、代型钉技术、Di-Lok 代型钉托盘技术等。代型钉技术又包括单钉固位和双钉固位技术,后者是目前使用最广泛的代型技术。不同代型技术有时还需要特殊设备进行制备,如专用打孔机、托盘、底板等。下面对两种经典且常用的代型系统作一介绍。

1. 双钉固位技术 双钉固位技术中代型可作为工作模型的一部分,从模型上方便地取下或复位。该技术的优点在于代型复位的准确性,即通过代型钉与鞘的准确嵌合而实现。Pindex 系统是最具代表性的双钉代型系统,目前应用广泛。该系统通过多个互相制锁的钉洞而实现代型的稳定和准确复位。Pindex 系统可使用特制的代型打孔机,以保证代型钉和钉洞之间具有共同就位道。但该技术使用不当也可能发生代型就位不良、代型钉损伤邻面边缘或邻牙等情况。

2. Di-Lok 代型托盘技术 该技术利用代型锁盒进行代型的分离和复位。在第一次灌制模型后将模型修整成代型盒钉形状,然后灌制模型底座,待石膏固化后进行切割修整,代型可通过代型锁盒进行取出和复位。该技术的优点是价格较低,缺点是体积较大、复位困难。

上述两种不同代型系统的主要区别在于其采用的固位方式不同:双钉固位技术借助安插固位钉与钉鞘,而 Di-Lok 则依靠成品托盘的形状限制而固位,无论哪一种方式,只要可以形成稳定、准确的可拆卸模型即可。

【技能要求】

一、模型打孔、装钉

1. 将马蹄形模型放置于种钉机上,调整指示光源的焦距至形成一个明亮的光点,种钉机上方的光束与钻头尖端成一条直线,可借此判断打孔点。

2. 用铅笔在工作模型龈面确认打孔的位置并做标记点,再次检查该位置是否合适,确认无误后在此位置钻孔。

3. 选择与每个孔相对应的代型钉和钉鞘型号。

4. 将代型钉头插入钉孔中并用粘接剂粘固。

5. 待粘接剂固化后,将配套的代型钉鞘就位于代型钉上,用蜡封闭钉鞘末端。

6. 在模型底部涂布分离剂。

7. 调拌底座用石膏,一部分石膏涂抹在代型钉鞘周围,一部分灌入型盒内,在石膏流动性较好时将模型翻转向上,底部放入型盒内。

8. 石膏硬固后,将模型从底座盒中脱出,修整边缘。

二、代型分割

1. 模型装钉后,用代型锯或片锯沿着从龈面向底座、从颊舌侧向基牙中心的方向切割代型。

2. 在代型鞘开口处推动代型钉,使上部模型与下部底座分离。

3. 切割完成后将代型在底座盒内复位。

第二节　模 型 设 计

【相关知识】

一、固定修复体的设计原则和要求

口腔固定修复包括牙体缺损和牙列缺损的修复两部分。牙体缺损的修复包括嵌体、贴面、全冠、桩核冠等，牙列缺损的修复以各种类型的固定桥为主。牙体缺损修复时，应遵循以下基本原则：保存牙体组织、建立良好的固位形和抗力形、正确恢复牙体形态与功能并保护组织健康等。牙列缺损固定修复的设计原则包括恢复基牙及缺失牙的形态和功能、保护基牙及口腔组织健康、维护全身健康等（详见《口腔修复体制作 基础知识》相关内容）。

（一）预备体的要求

1. 嵌体　制作修复体前技师应对嵌体模型进行检查，模型应做到洞底平、壁直、点线角清晰圆钝，此外还应符合以下要求：

（1）洞型各壁无倒凹：所有轴壁应无倒凹，为了便于修复体戴入，各轴壁可外展2°～5°，一般外展度不超过6°，洞的深度应大于2mm，龈壁的宽度约为1mm。

（2）洞缘斜面：对于金属嵌体和树脂嵌体而言，洞缘需制备斜面，该做法一方面有利于去除洞缘无基釉，一方面可增加洞缘处的密合性与封闭作用，防止粘固剂溶解而形成微渗漏或继发龋。斜面深度一般为牙釉质壁的1/2，斜面与洞壁成45°角。邻面洞缘也应有洞斜面，龈壁处的斜面夹角一般约为10°，在去除无基釉的同时应酌情使边缘位于自洁区。此外，邻面洞缘应与邻牙保持0.6mm以上间隙，以利于取模时印模材料进入。

（3）邻面与辅助固位型：对于邻面凸度较大的患牙，可制备箱状洞型；当邻面凸度较小且缺损表浅时，可行邻面片切。为了增强修复体的固位，除箱状洞型外，还可采用鸠尾、钉、沟等辅助固位形。

（4）边缘位置：在满足上述要求的前提下，嵌体的边缘可位于患牙健康牙体组织的任意位置，但需注意应避开咬合接触区域，位于𬌗面的边缘应与正中𬌗时的咬合接触点相距约1mm，邻面边缘线应位于自洁区。

随着粘接技术的发展，瓷类修复材料的嵌体越来越多，此类修复体的预备要求原则上与金属嵌体相同。对于粘接固位的修复体，其固位形的要求可适当放宽，洞型轴壁可外展至15°～20°；修复体边缘采用对接式，不制作洞缘斜面。

2. 贴面　贴面修复是应用粘接材料，将牙色修复体固定于患牙唇面或唇、切、邻面，以恢复患牙缺损、变色等缺陷的修复方法。通常用于前牙，修复体材料通常为瓷材料，根据制作方法和材料不同，可分为传统烤瓷贴面、热压铸瓷贴面和CAD/CAM瓷贴面等。贴面预备体表面应连续、平滑，边缘线应满足如下要求：

（1）唇侧：位于龈沟内0.5mm或平龈。

（2）邻面：视患牙具体情况而定，当患牙有正常邻接关系时，其边缘应位于接触点唇侧不影响美观的区域内；若患牙邻接不良，邻面边缘可在去除倒凹后包绕整个邻面。

（3）切缘：根据牙体预备时切缘不同的预备方式，贴面可分为开窗型、对接型和包绕型。

①开窗型是保持切端完整，沿切缘上缘制备出边缘；②对接型是将患牙切端均匀磨除 0.5～1.0mm；③包绕型是在对接型的基础上将腭侧制备出 0.5～1.0mm 的无角肩台。

（4）在前磨牙区，𬌗面边缘的预备需将颊𬌗面角先制备成约 1.0mm 宽、与𬌗平面成 45°角的斜面，再制备出 0.5～1.0mm 宽的无角基台。对接型和包绕型贴面均匀注意，其边缘也应离开咬合接触点 1mm。

3．全冠　全冠是牙体缺损最常用的修复方法，根据材料不同可分为铸造金属全冠、金属烤瓷全冠、全瓷冠等。全冠的制备应符合以下要求：

（1）预备体：颊舌侧及邻面预备的目的是消除倒凹、使最大周径降至牙颈部，并保持颊、舌沟的形态，同时为修复体材料留出空间。预备体各轴壁𬌗向聚合度应为 2°～5°，剩余牙体组织厚度应大于 2mm，预备体𬌗龈距离大于 3～4mm 时可获得较好的固位效果。若牙冠过短，可通过增加固位形，如固位沟、钉等增加固位力。此外，对于无法获得足够𬌗龈距离者，还可通过适当减小聚合度增加固位力。

（2）冠的边缘：全冠的边缘可位于龈上、龈下或平齐龈缘。边缘置于龈上有利于保存牙体组织、保护牙龈组织。对于牙冠较短的患牙，边缘位于龈下有利于获得更大固位。边缘宽度根据修复体材料不同，为 0.3～1mm，可为刃状、浅凹形、直角形、带斜面的直角形等。无论哪种边缘形态，均应连续、清晰。

4．桩核冠　当剩余牙体组织不足、无法形成足够的全冠固位形时，需行桩核冠修复。所制作桩核与剩余牙体组织一同形成全冠预备体形态。原则上所剩余的可利用牙体组织轴壁厚度不小于 1mm、𬌗龈高度不小于 1.5mm。

5．部分冠　按牙面覆盖范围可分为前牙 3/4 冠、后牙 3/4 冠、7/8 冠等，数值代表人造冠颈缘与基牙颈缘周长的比值。覆盖邻面的瓷贴面可看作反向的前牙 3/4 冠。预备体表面及边缘线的要求与贴面、嵌体等类似。

（二）固定修复体的设计要求

固定桥是最常见的牙列缺损固定修复体，由固位体、桥体和连接体三部分组成。

1．固位体的设计要求　固位体的类型包括冠内固位体、冠外固位体和根内固位体。无论选择哪种固位体，目的均是为固定桥提供足够的固位力，使其不仅能够抵抗桥基牙自身的脱位力，还应能抵抗桥体的脱位，故要求固定桥基牙的固位力应高于个别牙的修复。对于双端固定桥两端的桥基牙，其提供的固位力应相等。若相差过大，固位力弱的固位体很容易松动，进而引起基牙损害甚至导致修复失败。各个固位体之间应有共同就位道，这是修复体顺利就位的前提。固位体还应正确恢复基牙形态。

2．桥体的设计要求

（1）减轻桥体𬌗力：正确恢复桥体形态之余，应适度减轻桥体𬌗力。减轻桥体𬌗力的措施，包括适当减小桥体𬌗面的颊舌径、适当减小桥体𬌗面的牙尖斜度、增加食物排溢道、均匀分布𬌗力。

（2）桥体与龈面的接触方式：桥体与缺牙区牙槽嵴可为接触关系或非接触关系。接触式桥体的桥体龈面与缺牙区牙槽嵴黏膜相接触，此种设计有利于美观、发音和牙龈健康。悬空式桥体的桥体龈面与牙槽嵴不接触，距牙槽嵴顶应有约 5mm 以上间隙，且桥体龈面呈凸圆形，有利于食物流通，自洁作用好，但其美观不足，且舒适度较差，临床较少采用。

（3）正确恢复轴面形态：正确恢复轴面凸度、并形成合理的临间隙，这对保护牙龈组织健康十分重要。桥体的唇颊侧应与同名牙和邻牙相协调。

（4）桥体的强度：设计桥体时，应尽量增加桥体的抗弯能力。具体措施包括选用机械强度较高的材料、合理选择桥体金属梁的截面外形、适当增加桥体金属部分的厚度、适当减轻殆力等。

3. 连接体的设计要求　连接体是连接桥体与固位体的部分。根据连接方式的不同，可分为固定连接体和活动连接体。从机械强度的角度来说，为了具有足够的强度，连接体应尽可能大，但从生物学角度来说，连接体不可影响牙龈组织的健康，应距离相邻软组织至少1mm的距离。连接体下的外展隙形态应有利于菌斑控制，连接体颈部应呈平滑的弓形结构。在美观要求较高的修复区域，连接体应隐藏于瓷面背后而稍偏向舌侧。

二、固定修复体咬合空间的要求

固定修复体的预备体咬合面，应根据修复体材料的不同，均匀磨除0.8～2.0mm不等，其中金属全冠0.8～1.5mm，烤瓷冠或全瓷冠1.5～2.0mm，并尽量保持牙冠的解剖形态。无论有无牙体缺损，预备体各个牙尖应在原位置上，颊舌向、近远中向均应如此。除了考虑正中殆时的空间，还应考虑侧方咬合及前伸咬合的空间。常见的错误是上（下）颌后牙功能尖向腭（颊）侧移位。功能尖移位在正中殆时不易发现，但在做侧方运动时，移位的功能尖常导致侧方咬合空间不足，从而使修复体形成侧方殆干扰，因此应注意功能尖斜面的制备及侧方咬合空间的检查。

对于前牙，切端应均匀磨除1.5～2.0mm。在进行舌侧预备时，应分成两个面进行制备：舌窝与舌隆突下轴壁，磨除量0.8～1.5mm，并要注意留出足够的前伸运动空间。

三、三单位桥共同就位道的确定方法

就位道即修复体戴入的角度和方向。三单位固定桥就位道的确定可采用目测法或借助模型观测仪。一般情况下，在某一位置上应能够看到两个基牙的完整边缘线，而又不被基牙牙体或临牙的任何部分遮挡，这一位置即为共同就位道。当目测法无法确定或基牙存在较大倒凹时，需借助模型观测仪。将观测杆置于两基牙各个轴壁，检查基牙在所选方向上是否存在倒凹，使两基牙均无倒凹的观测方向即为共同就位道。

【技能要求】

一、确定三单位固定桥的共同就位道

将模型固定于模型观测仪的观测台上，调整模型方向和角度，将观测杆置于两基牙颊舌侧及近远中，检查基牙在所选方向上是否存在倒凹，使两基牙均无倒凹的观测方向即为共同就位道。

二、确定边缘位置

在2倍以上倍率的放大镜或显微镜下观察模型基牙，预备体上的一条连续、光滑的闭合曲线，即为修复体边缘。

三、确定咬合空间

模型修整后,通过咬合记录将上下颌模型咬合在一起,确定上下颌位置关系,包括正中咬合、侧方或前伸运动时的位置关系,并观测基牙与对颌牙𬌗面间的距离。

（江青松　陈　曦）

第三节　制作嵌体蜡型、三单位金属烤瓷桥基底和金属固定桥蜡型

【相关知识】

一、金属嵌体蜡型

（一）嵌体、嵌体的种类、金属嵌体

1. 嵌体　是一种嵌入牙体内部,恢复牙体缺损的解剖学形态与生理功能的修复体。部分嵌入牙冠内,部分高于牙面,且恢复患牙咬合关系的修复体称为高嵌体。

2. 嵌体的种类

（1）根据嵌体覆盖牙面数目和位置分类。单面嵌体:如𬌗面嵌体、舌面嵌体、颊面嵌体等。双面嵌体:如近中𬌗嵌体（MO 嵌体）、远中𬌗嵌体（OD 嵌体）等。多面嵌体:如邻𬌗邻嵌体（MOD 嵌体）、颊𬌗舌嵌体（BOL 嵌体）等。

（2）根据嵌体材料分类:金属嵌体、复合树脂嵌体、瓷嵌体等。

3. 金属嵌体　是用金属或合金材料制作成的嵌入牙体内部,恢复牙体缺损的解剖学形态与生理功能的修复体。

（二）金属嵌体蜡型的基本要求

1. 恢复预备牙的解剖学外形,建立良好的邻接关系和咬合关系。

2. 边缘伸展适当,与洞形密合。

3. 表面光滑、无缺陷;组织面光滑、无缺陷,点、线角清楚。

4. 脱模、包埋等过程中不形变、不破裂。

（三）金属嵌体蜡型的制作方法

1. 直接法　在患者口内预备牙上直接制作完成嵌体蜡型,适用于单面或双面嵌体。优点是蜡型精确度高。现已很少采用此方法。

2. 间接法　在代型上制作蜡型,适用于单面、双面和多面嵌体。其优点是蜡型易形成正确的邻面、咬合面接触关系,边缘适合性好,临床上多采用此方法。

3. 间接直接法　在代型上制作蜡型,然后再放回患者口内预备牙上调整、修改。现已很少采用此方法。

（四）金属嵌体蜡型铸道安置的方法及注意事项

1. 铸道安置的方法

（1）铸道的直径、长度:直径 2.0～2.5mm 蜡线,长度 10～20mm。

（2）单面嵌体蜡型:铸道安插在蜡型最厚处或蜡型中央。

（3）双面嵌体蜡型:铸道安插在两面相交的𬌗缘上。

（4）多面嵌体蜡型：双铸道，分别安插在对称的𬌗缘上。

（5）储金球安置：距离蜡型1.5～2.0mm处，直径不小于4.0mm。

（6）安插主铸道：直径一般为3.5～5.0mm，长度应使蜡型位于铸圈顶1/3或铸圈2/5的中心位置。

2．铸道安置的注意事项　参照金属烤瓷冠基底蜡型铸道安置的注意事项，但铸道不安插在嵌体蜡型边缘部位。

二、三单位金属烤瓷固定桥基底蜡型

（一）三单位金属烤瓷固定桥

三单位金属烤瓷固定桥是由两个固位体和一个桥体构成的金属烤瓷固定修复体，也称简单金属烤瓷固定桥。

（二）三单位金属烤瓷固定桥基底蜡型的基本要求

1．固位体金属烤瓷冠基底蜡型　参照金属烤瓷冠基底蜡型的基本要求。

2．桥体基底蜡型

（1）切端、𬌗面、轴面光滑、圆钝，预留均匀的瓷层空间。

（2）龈面选择恰当的桥体类型，接触式桥体预留均匀的瓷层空间。

（3）上颌前牙的舌面和后牙的𬌗面金-瓷交界面应避开咬合功能区。

（4）上颌后牙全瓷层覆盖型桥体，舌面制作加强带。

（5）截面大小和形态应符合修复体强度的要求。

（6）𬌗面符合修复体减轻基牙𬌗力负担要求的形态。

3．连接体基底蜡型

（1）连接体位置，截面形态、面积的大小等应符合修复体强度要求。

（2）饰瓷覆盖位置呈"U"形圆缓凹形曲面、光滑圆钝，预留瓷层空间。

4．金属烤瓷固定桥基底蜡型　符合金属烤瓷固定桥的强度、美观和健康的设计要求，表面光滑、无缺陷，在安插铸道、脱模、包埋等过程中不形变、不破裂。

（三）三单位金属烤瓷固定桥基底蜡型的设计

1．固位体金属烤瓷冠基底蜡型的设计　参照金属烤瓷冠基底蜡型的设计。

2．桥体基底蜡型的设计　根据桥体基底蜡型的基本要求设计。

（1）饰瓷层覆盖范围设计

1）全瓷层覆盖型：金属桥体基底表面，除了舌面金属带和邻面接触区，或仅邻面接触区外均用饰瓷覆盖。

2）部分瓷层覆盖型：金属桥体基底表面，除了前舌面金属带、金属舌面，后牙舌面金属带、𬌗面或部分𬌗面、舌面外均用饰瓷覆盖。前牙唇舌径或切龈径较小，后牙颊舌径或𬌗龈径小，或咬合间隙较小的多用此型。

（2）桥体基底蜡型的设计

1）前牙桥体基底蜡型：修复体桥体的大小与同名天然牙的大小相同，桥体基底蜡型预留饰瓷层空间：切端1.5～2.0mm，唇面、邻面1.0～1.5mm，舌面0.5～1.0mm。

2）后牙桥体基底蜡型：修复体桥体的大小可根据缺牙承担𬌗力的大小，适当缩小修复体桥体的𬌗面面积，桥体基底蜡型预留饰瓷空间（同前牙桥体基底蜡型）。

（3）桥体基底蜡型龈面：根据缺牙区牙槽嵴的具体情况，设计桥体类型，接触式地至少预留 1.0mm 均匀的饰瓷空间，不设计金 - 瓷交界面。

（4）上颌后牙全瓷层覆盖型桥体：舌面设计饰瓷支持结构如加强带等。

（5）部分瓷层覆盖型桥体：前牙舌面、后牙殆面金 - 瓷交界面应避开咬合功能区。

3．连接体基底蜡型的设计

（1）饰瓷覆盖范围的设计：根据缺失牙殆力的大小、唇（颊）舌径、切龈（殆龈）径、咬合间隙大小等具体情况，设计饰瓷覆盖型。

1）全瓷层覆盖型：金属连接体基底表面均用饰瓷覆盖。前牙唇舌径、切龈径及咬合间隙，后牙颊舌径、殆龈径、咬合间隙正常的可设计成此型。

2）部分瓷层覆盖型：金属连接体基底表面一部分用饰瓷覆盖。前牙唇舌径小，或切龈间隙小，或咬合间隙较小的可以将舌侧设计为金属连接体；后牙颊舌径小，或殆龈径小，或咬合间隙较小，根据具体情况，将连接体舌面、殆面或舌面和殆面设计成金属连接。

3）无瓷层覆盖型：后牙殆龈径小，或颊舌径小，或咬合间隙较小的可以根据具体情况设计成金属连接体。

（2）连接体基底蜡型的设计：连接体位于基牙邻近缺牙区的邻面，相当于天然牙邻面接触区位置，截面积 4～10mm²。前牙、后牙连接体的位置、截面面积和形态不同。

1）前牙连接体基底蜡型：位于邻面中 1/3 偏舌侧位置。截面面积较小，形态似长椭圆形，切龈向长度不小于 2.5mm，唇舌向宽度不小于 2.0mm。

2）后牙连接体基底蜡型：位于邻面中 1/3 偏殆方位置。磨牙截面面积较大，前磨牙截面面积介于前牙和磨牙之间，形态似心形，殆龈向长度：磨牙不小于 3.0mm，前磨牙不小于 2.5mm，颊舌向宽度：磨牙不小于 3.5mm，前磨牙不小于 2.5mm。

3）饰瓷覆盖面呈"U"形圆缓凹形曲面，圆钝、光滑。无饰瓷覆盖的金属连接体的口腔面，恢复天然牙外展隙的形态，表面圆钝、光滑。

（四）三单位金属烤瓷固定桥基底蜡型铸道安置的方法和注意事项

1．铸道安置的方法 采用栅栏式铸道，由支铸道、分铸道和总铸道等构成。

（1）支铸道：直径 2.5～3.0mm，长度 1.5～2.0mm，各支铸道的长度、直径相同。安插方法：参照金属烤瓷冠基底蜡型铸道的安置方法。

（2）分铸道：直径 2.5～3.0mm（不超过 4.0mm）。安插方法：先两端后中间与支铸道连接。

（3）安插总铸道：直径一般为 3.5～5.0mm，长度应使蜡型位于铸圈顶 1/3 或 2/5 中心的位置。

2．铸道安置的注意事项

（1）铸道的直径、长度适宜。

（2）支铸道安插：参照金属烤瓷冠基底蜡型铸道安置的注意事项。

（3）分铸道用成品塑料铸道，安插过程中不造成蜡型变形。

（4）蜡型位于热中心区远心端最佳夹角内。

（5）铸道连接处不形成瓶颈，表面光滑、圆钝。

三、三单位金属固定桥蜡型

（一）三单位金属固定桥

三单位金属固定桥是由两个固位体和一个桥体构成的金属固定修复体，也称简单金属固定桥。

（二）三单位金属固定桥蜡型的基本要求

1．固位体蜡型　参照金属全冠蜡型的基本要求。

2．桥体蜡型

（1）𬌗面：

①形态：恢复缺失牙咬合面的解剖学形态，并与余留牙的𬌗面形态一致。②大小：适当减径，符合减轻基牙𬌗力负担的要求。

（2）轴面：与余留牙的轴面形态协调一致。

（3）龈面：与缺牙区牙槽嵴形态相符的桥体类型。

3．连接体蜡型

（1）位于天然牙接触区的位置，恢复天然牙的外展隙形态，四周圆钝、光滑。

（2）截面形态和大小符合金属固定桥强度要求。

4．三单位金属固定桥蜡型　形态符合金属固定桥的强度、美观、健康和功能的设计要求，表面光滑、无缺陷，安插铸道、脱模、包埋等过程中不形变。

（三）三单位金属固定桥蜡型的设计

1．固位体蜡型的设计　恢复基牙的解剖学形态。参照金属全冠蜡型的设计。

2．桥体蜡型的设计

（1）𬌗面：根据咬合关系、邻牙或同名牙的磨损程度恢复缺失牙𬌗面形态，并与余留牙𬌗面形态协调。咬合接触点均匀分布，功能尖、窝尽量靠近基牙𬌗面中心连线，适当降低非功能尖高度，尽量不设计𬌗导。根据基牙、咬合关系等情况，减小桥体的颊舌径、近远中径，缩小原缺失牙的𬌗面面积，减轻基牙负担。

（2）轴面：根据余留牙轴面形态和缺牙区的具体情况，恢复缺失牙轴面形态，与余留牙协调。

（3）龈面：根据缺失牙牙槽嵴的具体情况，选择桥体类型。

3．连接体蜡型的设计　参照三单位金属烤瓷固定桥基底蜡型的设计。连接体表面形态似天然牙的外展隙形态，圆钝、光滑。连接体的𬌗龈向高度：磨牙不小于3.0mm，前磨牙不小于2.5mm；颊舌向宽度：磨牙不小于3.5mm，前磨牙不小于3.0mm。

（四）三单位金属固定桥蜡型铸道安置的方法和注意事项

1．铸道安置的方法　参照三单位金属烤瓷固定桥基底蜡型铸道安置的方法。

2．铸道安置的注意事项　参照三单位金属烤瓷固定桥基底蜡型铸道安置的注意事项。

【技能要求】

一、金属嵌体蜡型的制作步骤

（一）检查𬌗架、模型、代型

参照金属烤瓷冠基底蜡型的制作步骤。

（二）标记洞形边缘线、涂石膏硬化剂和分离剂

1．标记洞形边缘线　放大镜下用标记笔的侧缘描记洞形边缘。描记笔与代型成一定角度，使标记线位于洞形边缘的外侧缘，标记笔颜色与蜡型用蜡颜色有明显色差。

2．涂石膏硬化剂　洞底、洞壁均匀涂石膏硬化剂，超过洞形边缘线1.0～2.0mm。

3．涂分离剂　用小毛刷蘸取适量的分离剂均匀地涂布在洞形表面，超过标记线 1.0～2.0mm，多余的分离剂用吸水纸吸除或用气枪吹除。邻牙邻接面、对颌牙咬合面也均匀涂分离剂。

（三）制作金属嵌体蜡型（图 2-1-1）

1．确定咬合面、邻面接触区位置、范围　参照金属全冠蜡型的制作步骤。

2．滴蜡压接　适量的模型蜡熔化滴入洞形内，压接充满洞形的点、线角和洞面。

3．恢复咬合关系　滴蜡形成功能窝、功能尖（标记的）。

4．恢复邻接关系　滴蜡形成邻面接触区（标记的）。

5．恢复邻面、颊面、舌面形态　参照同名牙的颊面、舌面及邻面外形，形成颊面、舌面及邻面形态。

6．恢复𬌗面形态　参照同名牙的𬌗面解剖学形态，形成牙尖三角嵴、窝、沟、点隙、副沟等结构，形成𬌗面。

7．修整边缘　修整边缘与𬌗面形态协调一致。

8．脱模检查　检查组织面完整性，点、线角是否清晰。

9．重塑边缘

（1）涂分离剂，蜡型就位，用热加蜡器，将洞形边缘 1.0～2.0mm 处的蜡熔化（或切除再加蜡）、压接，按照设计形成洞形边缘。

（2）放大镜下，用温蜡刀沿洞形边缘线按照同一方向修整过长的边缘。

10．精修检查

（1）精修蜡型并光滑表面。

（2）放大镜下检查蜡型边缘的长短及密合情况。

（3）检查蜡型邻面接触区位置、形态等是否正确。

（4）检查静态咬合接触、动态咬合接触关系等是否正确。

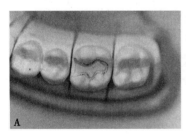 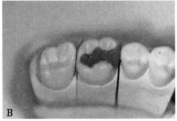 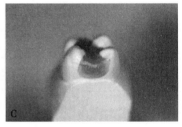

图 2-1-1　金属嵌体蜡型

A．洞形边缘线；B．𬌗面结构、形态；C．邻面接触区位置和形态。

（四）安插铸道

按照铸道安置方法，参照金属烤瓷冠基底蜡型的制作步骤安插铸道。

二、三单位金属烤瓷固定桥基底蜡型的制作步骤

（一）检查𬌗架、模型、代型

参照金属烤瓷冠基底蜡型的制作步骤。

（二）标记颈缘线、涂石膏硬化剂、间隙剂、分离剂

参照金属烤瓷冠基底蜡型的制作步骤。

（三）制作三单位金属烤瓷固定桥蜡型（图 2-1-2）

1. 制作固位体金属烤瓷冠基底蜡型　参照金属烤瓷冠基底蜡型的制作步骤。

2. 制作桥体基底蜡型　根据缺失牙的同名牙、对颌牙𬌗面的解剖学形态及桥体基底蜡型的设计，制作桥体基底蜡型。

3. 制作连接体基底蜡型

（1）固位体蜡型脱模检查、涂分离剂、就位，重建颈缘，然后将基牙代型正确就位并用蜡固定。

（2）桥体蜡型脱位检查，用蜡固定桥体代型，然后将桥体蜡型正确就位。

（3）正确控制蜡温，少量多次滴蜡固定熔接；若变形，切断重新熔接。

（4）按照连接体基底蜡型的设计，制作连接体基底蜡型。

4. 精修检查

（1）精修蜡型并消除锐利的线角，光滑表面。

（2）检查固位体蜡型颈缘的长短及密合情况。

（3）检查连接体蜡型位置和形态是否正确。

（4）检查蜡型金 - 瓷交界面的位置和形态是否正确。

（5）检查蜡型饰瓷间隙是否正确。

（6）检查蜡型是否翘动。

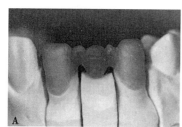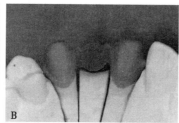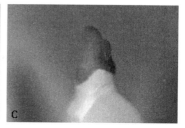

图 2-1-2　前牙三单位金属烤瓷固定桥蜡型

A. 唇面结构、形态；B. 舌面结构、形态；C. 连接体位置和形态。

（四）安插挟持柄、铸道、脱模

1. 安插挟持柄　参照金属烤瓷冠基底蜡型的制作步骤。

2. 安插铸道　按照铸道安置方法，参照金属烤瓷冠基底蜡型的制作步骤安插铸道。

3. 脱模　铸道安插后，蜡型、基牙代型整体与底座脱位，再将基牙代型分别脱模。

三、三单位金属固定桥蜡型的制作步骤

（一）检查𬌗架、模型、代型

参照金属烤瓷冠基底蜡型的制作步骤。

（二）标记颈缘线、涂石膏硬化剂、间隙剂、分离剂

参照金属烤瓷冠基底蜡型的制作步骤。

（三）制作三单位金属固定桥蜡型（图 2-1-3）

1. 制作固位体蜡型　参照金属全冠蜡型的制作步骤。

2. 制作桥体蜡型　参照金属全冠蜡型的制作步骤。按照桥体型的设计，制作桥体蜡型。

3. 制作连接体蜡型　参照三单位金属烤瓷固定桥基底蜡型的制作步骤，按照连接体蜡型的设计，制作连接体蜡型。

4. 精修检查

（1）精修蜡型并光滑表面。

（2）检查固位体蜡型颈缘的长短及密合情况。

（3）检查蜡型邻面接触区位置及形态是否正确。

（4）检查连接体蜡型位置、形态及体、桥体蜡型形态否正确。

（5）检查蜡型静态咬合接触、动态咬合接触关系是否正确。

（6）检查蜡型是否翘动。

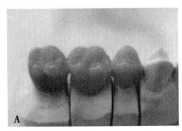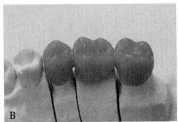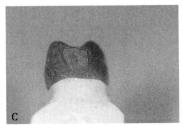

图 2-1-3　后牙三单位金属固定桥蜡型

A. 颊面 - 𬌗面结构、形态；B. 舌面 - 𬌗面结构、形态；C. 连接体位置和形态。

（四）安置脱位球、安插铸道、脱模

1. 安置脱位球　参照金属全冠蜡型的制作步骤。

2. 安插铸道　参照三单位金属烤瓷固定桥基底蜡型的制作步骤。

3. 脱模　参照三单位金属烤瓷固定桥基底蜡型的制作步骤。

（周延民　李保泉　郭晓东）

第二章　铸件铸造和打磨

≡ 第一节　包埋和铸造 ≡

【相关知识】

一、包埋的原则和方法

包埋是指利用与铸件合金或铸造陶瓷材料相匹配的耐高温包埋材料,将熔模完全包裹起来的过程。熔模经过包埋后形成铸型,铸型经过烘烤、焙烧后熔模材料熔化、挥发形成铸型腔。

(一)包埋原则

包埋应能为铸型腔提供光滑的表面,也应提供足够的强度以抵抗熔化的液体合金流入时产生的压力,且包埋材料体积膨胀能补偿铸件合金从熔化到凝固过程中产生的体积收缩。

(二)包埋方法

包埋方法通常分为一次包埋法与两次包埋法。以单冠、多单位桥熔模为例介绍一次包埋法和二次包埋法。

1. 一次包埋法　又称插入包埋法,分为正插法与倒插法。正插法先用毛笔蘸取少许包埋料均匀涂布在熔模上,将熔模连同底座放入铸圈内,然后将剩余包埋材料倒入铸圈直至注满。倒插法先将铸圈用包埋材料注满,然后手持熔模底座垂直向下插入铸圈内,直到底座与铸圈上沿接触。

2. 二次包埋法　内、外层分别调拌包埋材料,两次包埋。内包埋按要求的比例取适量的内层包埋材料,调拌均匀,排出气泡,如一次包埋法涂抹熔模表面,厚度为 2～3mm;随即在其表层撒布一层干的内包埋粉,以吸收水分,加速凝固,增加其表面强度。外包埋:内包埋材料初步凝固或完成内包埋 15～30min 后,以水湿润内包埋层,浸湿铸圈,将铸圈套入熔模;根据比例调拌适量的外包埋材料(有时也用内包埋材料),按一次包埋法完成外包埋。

一次包埋法常在熔模结构简单、数目不多的情况下使用。二次包埋法适用于结构较为复杂,数目较多的熔模包埋。注意包埋时用蜡将铸圈及铸型底座相接触的区域封闭,以防止包埋材料外流,注意应选择与该熔模铸造合金专用的包埋材料,以便与合金熔点及收缩率匹配。

二、各类包埋材料的选择和注意事项

1. 包埋材料的种类　按结合剂分类可分为石膏系包埋材料、磷酸盐系包埋材料、硅酸

乙酯系包埋材料和其他（如锆、镁、铝等）体系包埋材料。按包埋焙烧温度分类可分为中低熔合金铸造用包埋材料和高熔合金铸造用包埋材料。按用途分类可分为非贵金属包埋材料、贵金属包埋材料、钛金属铸造包埋材料、铸造陶瓷专用包埋材料。

2. 包埋材料的选择和注意事项 各种金属在熔铸过程中都会有不同程度的收缩，利用包埋材料的固化膨胀、吸水膨胀和温度膨胀，可以有效地补偿这种熔铸收缩。采用的铸造金属不同，其熔铸温度和收缩率也不同，所以必须选择与所使用的金属材料相匹配的包埋材料。金合金、金银钯合金等中低熔合金多采用石膏系包埋材料，钴铬合金、镍铬合金等高熔合金采用磷酸盐系或硅胶系包埋材料，钛金属则采用二氧化锆耐高温包埋材料。注意所有包埋材料操作时都应注意遵循厂家提供的粉液比例和操作时间。

三、熔化合金的热源及用途

口腔科常用熔化合金热源有以下几种：

1. 可燃性气体吹管火焰 将压缩空气或氧气与可燃性气体充分混合，利用其燃烧产生的巨大能量来熔化合金。常用的可燃性气体包括雾化的汽油、煤油和乙炔、氢气、丙烷等。火焰的大小可通过吹管调节。其中汽油吹管火焰，从内到外可分为混合焰、燃烧焰、还原焰和氧化焰四层；还原焰呈淡蓝色，其尖端温度最高，且因供氧不足，可防止合金熔化时被氧化，最适于熔化合金。常用于中、低熔合金的熔化。

2. 高频感应磁场热能 利用高频交流电（$1.2 \sim 1.9 MHz$）产生的磁场，使被加热的合金内部产生感应电流，因电阻效应而产生高热能，温度可达 $1\,400\,℃$ 以上，最高可达 $2\,500\,℃$。可用于熔化中、高熔合金。由于熔解过程是在合金内部进行，故对工作环境污染少，熔解速度快，元素烧损少，氧化残渣少，被熔合金流动性好，铸造成功率高，由于操作简便，广泛应用于临床。

3. 中频感应热能 与高频感应熔化合金不同之处在于工作频率低，耗能低、熔化合金快、无电磁场干扰等优点。

4. 电弧高能 采用低电压、强电流、可变电源调节，通过电极发生的电流产生弧放电，电弧的高能使合金熔化。可用于熔化高熔合金，该法多用于真空条件下铸造。

四、修复体铸造的种类

铸造必须借助于外力才能将熔化的液态合金注入铸型腔内，这种外力通常是离心力和各种表现形式的压力。

1. 离心铸造 利用电动机或发条的强力带动，使旋转机臂高速转动而产生离心力，将熔化的合金注入铸型腔内。离心铸造机的旋转机臂以旋转轴为中心，一端安放铸圈及坩埚，另一端为平衡侧，可根据铸圈的大小进行调整，使两端平衡。当坩埚内的合金完全熔化，启动旋转机臂，通过机臂的高速转动获得离心力，将液态合金注入铸型腔内，完成铸造。离心铸造机分为立式和卧式两种，可用于高熔和中、低熔合金的铸造。

2. 真空铸造 又称吸引铸造，在熔化合金的同时，铸型的周围抽吸排气形成的真空状态，并在此状态下熔化合金，待合金完全熔化后，解除真空，使合金液入铸型腔内。

3. 真空加压铸造 在熔化合金的同时，铸型的周围抽吸排气形成真空状态，并在此状态下使合金熔化。当熔化的合金液流至铸造口时，从合金液上部加入较大压力，此时铸型的周围仍处于抽吸状态,利用这种压力差使熔化的合金液注满整个铸型腔。

4.离心压力铸造 将熔化的合金液利用离心力注入铸型腔时,再以较大压力的惰性气体在合金液表面加压,促使合金液注满铸型腔。

5.离心抽吸加压铸造 在熔解合金时,从铸型的底部及四周进行抽吸排气,从而造成熔金室与铸造室间产生较大的压力差。当合金熔化后,利用离心力促使合金液注入铸型腔内的同时,铸型的底部及四周仍抽吸排气,并同时从合金液的表面加入较大的惰性气体压力。合金液在离心力、负压抽吸、加压的三种作用力下快速注满铸型腔。

6.机械加压铸造 是利用特制的推压杆将熔融态物体推压入铸型腔内形成铸件的方法,常用于铸瓷技术。

五、高频离心铸造机的使用方法

以国产高频离心铸造机为例,介绍使用方法:

1.打开电子锁开关,机器开始工作,观察电压表显示是否正常,并对机器预热5~10min。

2.将预热好的坩埚放置在坩埚托架上,按要求放入适量合金。

3.将焙烧好的铸型放在托架上,使铸型浇铸口对准坩埚口,调整离心机平衡配重,对准工作点。

4.关闭铸造室门,按下高熔合金熔解键。

5.通过观察窗观察合金熔解情况,达到可铸造状态时,按下铸造键,离心臂旋转5~10s后,按停止键,待离心臂停止转动后,打开铸造室门,取出铸型,室温冷却。

6.如需连续铸造多个铸型,每次应间歇3~5min,连续熔解5次后应风冷间隙10min。

【技能要求】

一、包埋单冠、多单位冠桥熔模

1.包埋单冠及多单位冠桥熔模步骤 按要求调拌好包埋材料,以毛笔尖蘸取少量包埋材料,轻轻涂抹于熔模的表面,涂布时由点到面,不能形成气泡,尤其是点、线角处及熔模的组织面。逐层均匀涂布,直至熔模被包埋材料完全覆盖并形成1~2mm厚度;铸道及储金球也需有包埋材料包裹。将选好的铸圈就位于配套底座上,顺着铸圈侧壁将剩余的包埋材料由顶端缓慢注入,边注入边震荡或轻敲铸圈外壁,以排出气泡,直至注满。待包埋材料凝固后取出成型座。此方法属于一次包埋,二次包埋法现已不常使用。

二、包埋可摘义齿支架

1.磷酸盐耐火材料一次包埋法 磷酸盐包埋材料既可以用于包埋熔模,也可用于翻制耐火材料模型,目前磷酸盐包埋材料采用的粉液比多为100g包埋材料加入13ml水或专用液。以正竖(插)法铸道的熔模为例,其包埋方法为制作完支架蜡型的模型固定于铸圈底座上,使铸道口位于铸型中心部位,然后铸圈就位,调拌磷酸盐包埋材料,经过真空搅拌后,在振荡器的震动下,将包埋材料缓慢注入铸圈。包埋材料结固并开始产热后,取下铸圈及其底座即成无圈铸型。

2．正硅酸乙酯包埋材料二次包埋法　按比例（粉液比2∶1或3∶1）调拌正硅酸乙酯内包埋材料，呈糊状，采取涂挂、浇淋、浸入等方法进行内包埋；表面均匀撒布干的粗石英粉，以吸出多余的正硅酸乙酯液体，提高表面强度和膨胀性能，增加透气性。内包埋材料凝固后，熔模置于浓氨气容器中干燥固化15min；取出后重复上述操作直至包埋材料厚度达到3mm左右。散净氨气，再完成外包埋。

三、铸造

（一）选择铸造方式

非贵金属合金及贵金属合金可使用高频离心铸造机、真空压力铸造机等铸造设备，应根据厂家说明为不同合金设定不同的铸造模式。钛因其熔点高，密度小、流铸性差的特性，应与合金有所区分，使用钛铸造机铸造。铸瓷材料应使用铸瓷炉，利用机械加压方式铸造。

（二）铸造

以使用高频离心铸造机铸造非贵金属合金铸件为例：

1．铸造前准备

（1）确认铸造机正常运行：确认铸型烘烤焙烧的温度和时间符合要求。

（2）合金用量的估算：确定合金投入量是为了避免投入不足造成铸造不全或投入过多造成浪费。计算方法有比重计算法、估算法等。非贵金属常采用估算法来确定合金的投放量，首先对铸件本身的重量进行估算；然后再根据竖立铸道柱的数量、粗度和长短对铸道柱的重量进行估算。将铸件重量和铸道柱重量相加，即为铸造合金的投放量。通常合金的投放量比二者相加量还要稍大，以保持一定的铸造压力。

（3）坩埚的选择和使用：不同材质的坩埚其用途不同，非贵金属材料常使用氧化铝坩埚，注意熔解不同种类合金时，坩埚不能混用，防止不同合金的相互污染而造成合金性能的改变。熔金前，坩埚应进行预热，以缩短熔金时间，减少合金的氧化，又能防止坩埚因瞬间加热过快造成爆裂。

2．铸造　参照高频离心铸造机使用方法对摆放坩埚和铸型，调整离心机平衡配重。

（1）投放合金：不论采用何种铸造方法，都要求合金块之间紧密接触无间隙。使用块状合金时可采取叠放法；使用柱状合金时可采用垂直摆放，并使所有的合金都紧密接触，以求尽快获得热量，加快熔解，减少氧化。

（2）熔解温度的控制：关闭铸造室门，按下熔解键。根据设定好的非贵金属模式进行溶解。注意不同的合金熔解温度不同。铸造温度略高于合金的熔解温度，目的是使合金完全熔化，增加合金的流动性，降低黏滞性，保证铸造成功。

（3）铸造时机的控制：合金的最佳铸造温度是在合金熔点基础上增加100～150℃。通过观察窗观察合金状态，确定最佳铸造时机出现时按下铸造键，待离心臂旋转结束后取出铸型，冷却至室温。

（三）不同合金的铸造时机

实际操作时，可通过观察合金的颜色和流动性进行判定。各种合金熔解铸造的最佳时机如下：

1．金合金　熔化时分散的合金块向坩埚底聚积，随着温度的上升形成球面，呈淡黄色，光亮如镜，随火焰燃烧而转动、颤动时，为最佳铸造时机。

2. **镍铬合金**　熔化时边缘角变圆钝，合金崩塌下陷形成球状，但表层的氧化膜未破，此时为最佳铸造时机。

3. **钴铬合金**　熔化成球状，表层的氧化膜似破非破时，为最佳铸造时机。

第二节　打磨嵌体、烤瓷基底冠桥、金属冠固定桥

【相关知识】

一、打磨嵌体的要求

嵌体的打磨方法与金属全冠类似。

1. **打磨嵌体的要求**　①外形：嵌体边缘线应与基牙密合，嵌体应覆盖制备过的牙体表面，正确恢复牙体的解剖形态及邻接关系，嵌体表面应光滑无缺陷，组织面应与窝洞密合；②咬合：能建立良好的咬合关系，确保咬合运动时不出现𬌗干扰。

2. **打磨嵌体的注意事项**　嵌体的洞形是由洞壁、点角、线角及洞缘斜面所构成的，故嵌体边缘线长，组织面形态较复杂。就位时应注意防止磨损模型。

二、打磨三单位烤瓷基底冠桥的要求

三单位烤瓷基底桥包括三个部分，即固位体、桥体、连接体。

（一）固位体

固位体的尺寸、表面形态、预留瓷层空间的打磨要求，可参照单个烤瓷基底冠的打磨要求。

（二）桥体

1. **桥体的龈端外形种类**　按桥体与黏膜接触关系将桥体龈端的外形分为接触式桥体和非接触式桥体。接触式桥体，包括盖嵴式桥体、改良盖嵴式桥体、船底式桥体、鞍式桥体、改良鞍式桥体；非接触式桥体，包括卫生桥。

（1）盖嵴式桥体：龈端和唇颊黏膜的一小部分呈线性接触，舌侧呈三角形开放。

（2）改良盖嵴式桥体：将唇颊侧的接触区扩大至牙槽嵴顶，即前牙的舌隆突和后牙的舌、腭面延长与牙槽嵴顶接触。

（3）船底式桥体：桥体的龈端与牙槽嵴顶的接触面呈船底形。

（4）鞍式桥体：桥体的龈面呈马鞍状骑跨在牙槽嵴顶上。

（5）改良鞍式桥体：桥体的唇颊侧龈端与牙槽嵴顶接触，使颈缘线的位置与邻牙协调一致，桥体龈面向舌侧延伸时逐渐聚合，尽量扩大舌侧邻间隙。

（6）卫生桥：龈端与牙槽嵴黏膜之间至少有 3mm 以上的间隙。

2. **桥体的形态要求**　桥体根据咬合关系可设计为瓷部分覆盖型和瓷完全覆盖型，完全覆盖型𬌗面应与对颌牙之间留出瓷层空间，轴面及龈端也应留出瓷层空间。具体要求参照熔模制作部分章节。

（三）连接体

连接体要求形态应圆钝，其面积不应小于 4.0mm。三单位烤瓷固定桥，一般要求前牙和前磨牙连接体切龈向或𬌗向截面长度不小于 2.5mm。磨牙连接体𬌗龈向截面长度不小于

3.0mm。在唇舌向要求，前牙连接体唇舌向截面长度不小于2.0mm，前磨牙连接体颊舌向截面长度不小于2.5mm，磨牙连接体颊舌向截面长度不小于3.5mm。

三、打磨三单位金属冠固定桥的要求

三单位金属固定桥包括三个部分，即固位体、桥体、连接体。

（一）固位体

固位体表面形态的打磨要求可参照单个金属冠的打磨要求。

（二）桥体

1. 桥体的龈端外形种类　参照上文三单位烤瓷基底固定桥桥体的龈端外形种类，但烤瓷基底冠桥的桥体由瓷层与黏膜接触。金属冠固定桥的桥体由金属与黏膜接触。

2. 桥体的形态要求　三单位金属冠固定桥的桥体应适当减少面积，恢复到原天然牙的90%，以达到保护基牙的目的。打磨时应根据缺失牙的具体形态及咬合状况进行修整。龈面应根据设计制作成相应状态。桥体与固位体的邻接区应正确恢复颊舌外展隙及邻间隙。

（三）连接体

连接体要求形态应圆钝，其面积不应小于4mm。对于三单位金属固定桥来说，前磨牙和磨牙连接体𬌗龈向截面长度均不小于3.0mm。前磨牙连接体颊舌向截面长度不小于3.0mm，磨牙连接体颊舌向截面长度不小于3.5mm。

【技能要求】

一、打磨嵌体

打磨嵌体遵循与打磨金属冠相同的原则和步骤，即由粗到细，先去除铸道，再粗磨去除金属瘤、毛刺等，调磨就位，进一步细磨，调磨邻接关系至适宜程度。

1. 咬合　应调磨至咬合至无高点，咬合运动无障碍。

2. 外形　应恢复牙体解剖形态，嵌体表面应抛光。

3. 注意事项　因嵌体组织面复杂，打磨时使用直径较小，顶端较尖锐的磨具，以便打磨到一些细小的点角、线角结构，防因打磨时破坏组织面形态造成嵌体与基牙不密合。

二、打磨三单位烤瓷基底冠桥

打磨三单位烤瓷基底冠桥与打磨烤瓷基底冠步骤类似。

1. 就位　三单位烤瓷基底冠桥就位时，应先在固位体个别代型上试戴，调磨一端的固位体符合就位要求，再调磨另一端固位体就位。如果出现无法同时就位或翘动的情况，使用冠内指示剂等检测组织面高点，用直径较小的磨具磨除。调磨遵循少量多次的原则，直到固位体同时符合就位要求后，将个别代型放回牙列，检查桥体和连接体是否有需要调磨的高点。

2. 修整外形　三单位烤瓷基底冠桥应注意打磨时，用游标卡尺测量各部分厚度是否符合要求，根据同名牙和邻牙的牙体解剖形态，估算预留瓷层空间是否符合要求。尤其注意龈面预留瓷层空间是否满足要求。连接体应注意四周不能形成狭缝，任何部位均不可形成"V"字结构，连接体应考虑唇、颊、舌外展隙及邻间隙预留足够的瓷层空间，防止瓷层过薄

影响修复体美观，邻间隙还应考虑预留足够龈乳头空间。

三、打磨三单位金属冠固定桥

打磨三单位金属冠固定桥的外形和咬合与打磨金属冠步骤类似，就位方法与打磨三单位烤瓷基底冠桥类似。注意桥体减径，桥体唇颊面应恢复凸度，舌腭面虽对美观的要求低于唇颊面，也需适当的凸度，加大舌外展隙有利于清洁。

（李长义 李靖桓 刘 畅）

第三章 饰 瓷

第一节 上瓷和加瓷

【相关知识】

一、烤瓷冠瓷体构筑与修整

（一）烤瓷冠的瓷层堆塑

金属烤瓷全冠也称瓷熔附金属全冠，是先用合金制作金属基底，再在其表面覆盖低熔瓷粉，在真空高温烤瓷炉中烧结熔附而成。金属烤瓷全冠由金属基底、遮色瓷、颈部瓷、牙本质瓷、釉质瓷和透明瓷组成，为临床广泛应用的一种修复体。

1. 堆瓷步骤　堆瓷是对烤瓷修复体颜色以及层次的控制。由于瓷粉的种类以及品种不同，因而在操作前仔细阅读瓷粉说明，正确应用瓷粉配比及烤瓷程序。在金属表面预氧化后首先涂布遮色瓷，烘干烧结；然后堆塑颈部瓷、牙本质瓷、釉质瓷和透明瓷，烧结后修整形态；最后上釉，完成一个牙冠的外形制作。

（1）遮色瓷：遮色瓷是牙冠底色的主体部分和烤瓷冠的颜色基础，烧结后的厚度一般为0.2～0.3mm，若使用遮色糊剂则为0.2mm左右。涂布遮色瓷要求均匀地涂布于金属基底冠表面，以最薄的厚度达到遮色的效果。

1）调拌遮色瓷：遮色瓷有粉剂和膏剂两种，膏剂可以直接使用，粉剂需调拌成适度的冰激凌状，轻敲微振调拌用的玻璃板，去除气泡，并保持适当的流动性。

2）润湿金属表面：在金属基底冠表面涂布一层蒸馏水或专用液，使遮色瓷与金属表面产生更好的吸附。

3）堆塑遮色瓷：宜用笔积法操作，将稀稠度适宜的瓷粉按适当的厚度涂塑在金属基底表面，轻轻振动基底冠，立即吸去溢出水分，反复进行至瓷粉流动性减少。

4）遮色瓷烧结：有一次烧结法和二次烧结法两种。二次烧结法是指第一次堆塑极薄的遮色瓷，不能完全遮盖金属基底，按高于指定温度10～20℃烧结，第二次用常见方法堆塑、烧结。第一次涂布的目的是将金属基底冠润湿，以利于金瓷结合，使遮色瓷渗入到打磨基底冠产生的条纹中；第二次涂布的目的是遮盖金属，遮色瓷烧结后的厚度一般为0.2～0.3mm。注意不可让凹陷及较低部位的遮色瓷聚集，基底冠内不能有瓷粉进入。

（2）颈部瓷：在遮色瓷上从牙颈部向切端方向涂塑薄薄的一层瓷，振动浓缩瓷粉，吸除多余液体，侧面观应呈水滴状。为了增加半透明效果，可采用遮 - 体瓷混合瓷粉，有利于降低底层遮色瓷的强反射，从而表面出一种自然色调。

牙颈部瓷烧结条件按照厂家说明设置，不可与其他主体部分瓷层同时堆塑和烧结。若牙颈部瓷与其他主体瓷同时堆塑，一方面不能进行合理的配色和调和，另一方面在堆塑过程中会因填压操作等原因造成牙颈部瓷的移位、变形。

（3）牙本质瓷：又称体瓷，是构建牙体形态、形成仿真色调的最主要瓷层，堆塑成型的牙冠形态与最终的冠相似。为了形成清晰的层次结构，采用先形成完整修复体形态，再进行回切的操作方法。

1）堆塑：从颈部开始，采用足够分量的瓷粉一次堆塑并迅速成型，以锐刀或笔雕刻牙体外形，再采用震动法使瓷粉致密、防止变形。由于外层还要覆盖透明瓷，因此不必按照通常方法多堆塑20%，只需在切端厚度达2mm即可。

2）回切：是牙本质瓷层的一项重要操作，不仅为表面的釉质瓷和透明瓷提供空间位置，而且使牙冠呈现良好的包被效果和美观的移行部，并形成准确的瓷层结构。对于切牙来说，在切1/3处做三条将唇面三等分的指状沟，对应天然牙的生长叶。

瓷层的回切操作同熔模的回切操作一样，首先标记出需要切割的部分，再按标记线进行精确的切割，防止回切不准确影响效果。但瓷层的性能不同于熔模材料，不容易定位且瓷层容易崩塌，因此操作时应十分小心。回切分三步：唇侧面的切削、邻接面的切削、指状结构的形成。回切之后的外形大小并不是最终牙本质瓷的形态，要考虑瓷浆烧结后的收缩作用。当然，由于天然牙的形态不尽相同，所以回切后牙本质的外形也各有不同。

（4）釉质瓷：堆塑牙釉质瓷的部位和量基本上与牙本质层瓷的回切量相同或稍少，少量牙釉质瓷从切端向牙颈部方向堆塑，瓷层逐渐变薄，不得超过中1/3区域，与最终的冠等大或稍小。

（5）透明瓷：完成釉质瓷堆塑后，用透明瓷覆盖整个唇面，考虑烤瓷收缩和形状修整的空间，堆塑后的牙冠要比正常牙冠大15%～20%，烧结收缩后形成0.2～0.3mm的透明瓷层。如果透明瓷瓷层太厚，牙冠整体颜色会变暗而稍成蓝色调，因此不能过度堆塑。

（6）烧结完成：瓷层堆塑完成后需经过烧结使之与金属基底相结合。将堆塑完成的牙冠瓷坯震荡吸水后，用干毛刷清洁冠内部，防止瓷粉遗留在组织面而影响就位，再用刷子将瓷层表面刷平，放在耐火盘的支架上按要求干燥预热，水分充分蒸发后送入烤瓷炉，在5～7min内达960℃，抽真空烧结。最后缓慢冷却至室温，形成烤瓷修复体雏形。

不同的瓷粉具有不同的烧结要求和方法，在确定烧结工艺程序时主要根据生产厂家的使用说明，并参照使用过程中烧结质量做相应的调整。烧结效果与干燥时间、烧结起始温度、升温速度等有较大关系。

2. 金瓷结合力的影响因素

（1）金瓷界面润湿性的影响因素有：①金属表面的污染，包括未除净的包埋材料；②金属表面因不当使用碳化硅磨头打磨而残留在金属表面的碳化硅颗粒；③待涂布瓷的金瓷结合面受到污染，如手指、灰尘等；④合金质量差，基底内含有气泡；⑤铸造时熔融温度过高使铸件内混入气泡；⑥金瓷结合面预氧化、除气不正确等。

（2）金瓷热膨胀系数的影响因素有：①合金和瓷材料本身的热膨胀系数差较大；②材料自身质量不稳定；③瓷粉调和或筑瓷时污染；④烧结温度、升温速率、烧结次数变化，如增加烘烤次数，会提高瓷粉热膨胀系数；⑤环境温度的影响，如修复体移出炉腔的时间、冷却速度、炉温与室温温差大小等，如果适当增加冷却时间，可提高热膨胀系数。

（二）构筑瓷体外形

1. 瓷堆塑的基本方法 常用的瓷堆塑方法按照使用工具不同可分为笔积法和调刀法两种,结合使用可以提高瓷堆塑效率。

（1）笔积法:一般是用毛笔将烤瓷材料一点一点地涂布于金属基底上,堆塑成所需形态。操作比较容易掌握,适合于显示瓷层结构上有微妙变化的混合色,多用于不透明瓷的堆塑,牙本质瓷回切后的釉质瓷,以及特殊颜色瓷的堆塑。

（2）调刀法:是一次大用量的瓷层堆塑方法,可以快速完成操作,适用于牙本质瓷的堆塑。堆塑瓷量大,操作很快,效率高,埋入气泡的概率较小,可运用调刀背进行切、压操作,对牙冠形态的塑形较为简单、快捷。

2. 前牙瓷体构筑 前牙修复体更侧重美学效果的再现,制作的前牙烤瓷修复体在形态和颜色上要尽可能与同名牙一致、与邻牙协调。对于多个前牙烤瓷修复体,牙齿外形可参考天然牙的黄金比例值,以获得协调的美学效果。

（1）根据选色进行瓷粉的调配,瓷粉的稀稠度必须合适,便于堆塑,又不会流淌。

（2）堆塑牙本质瓷前,须先将不透明瓷表面润湿以避免两层瓷间产生气泡。

（3）从牙颈部向切端堆塑牙本质瓷,通过振动、吸水使瓷层致密化,完成的牙冠与实际的牙冠大小相等。

（4）唇面的切削分切端1/3、中1/3两步,邻接面的切削应注意形成圆滑的弧面。

（5）在唇侧相当于发育沟的部位形成2～3个纵行凹槽,使切端形成指状突,在牙本质瓷表面形成"V"形沟,用湿润笔抹平表面,制作出细微的形态。

（6）对于缺牙区间隙过大的病例,可采取加大唇外展隙的方法,或对近远中唇侧边缘嵴偏舌侧区域进行外染色,降低明度使修复体在视觉上变窄并与同名牙协调一致。

（7）对于缺牙区间隙过小的病例,可采取将烤瓷冠一侧覆盖在邻牙上的方法,适当将远中向颊侧扭转,尽可能使修复体与同名牙同样大小。

3. 后牙瓷体构筑 后牙颊侧烤瓷的形式分为两种,瓷覆盖颊尖和金属覆盖颊尖舌斜面两种。前者瓷与金属的对接面不要越过对颌牙功能尖运动区域,且瓷层厚度不超过2.0mm,后者覆盖金属的厚度不小于1mm。在制作上,后牙修复体更注重牙齿功能的恢复。在设计基底冠形态时,按照医嘱及参考牙体预备的情况,后牙修复体颈缘可设计成金属颈环。当临床冠短、或预备拾面空间受限时,可考虑部分瓷覆盖的金属烤瓷修复体。

（三）瓷修复体的形态修整

由于烤瓷冠烧结后会受到体积收缩和形态改变等许多因素影响,必须修整外形,与对侧同名牙、邻牙以及牙弓形态相协调。将戴入修复体的代型复位于模型上,如果不能完全就位,不可强力使其就位,可以利用红色咬合纸确认接触点过紧的地方,用打磨工具磨除。修复体在工作模型上复位之后,根据正常的牙体解剖外形,并结合邻牙及咬合关系,调整烤瓷牙外形。确定牙冠的长度和宽度,根据外形轮廓线修整唇颊面外形、近远中轴线角和边缘,恢复正常的外展隙及切端厚度,无咬合干扰及早接触。根据相邻天然牙的形态和表面之地,形成修复体表面的结构纹理及特殊形态,最后进行抛光。

（四）产生缺陷的原因和解决方案

制作烤瓷冠过程中,操作者对修复体设计理解错误、对材料性能了解不足、操作不合乎规范要求等原因均会造成修复体质量下降。出现在陶瓷材料中的制作缺陷常会直接影响修复体外观,有时也会因难于发现而对修复体的远期效果造成潜在威胁。

1. 饰瓷表面裂纹 饰瓷表面产生裂纹的原因与制作相关的主要原因有:金属基底冠设计、制作不当,瓷层堆塑时不合适的压缩或水分控制,瓷层烧结处理不当,受热不均、烧结完成后骤冷,瓷层过厚,瓷粉与合金不匹配等。

处理方法:在裂痕处加少量的瓷,震荡缩聚,然后进炉烧结。如果裂痕的原因为金瓷热膨胀系数不匹配,此种方法修补是不可行的,只能更换材料。

2. 瓷内部气泡

(1)遮色层气泡:不透明层出现气泡的可能原因有金瓷的匹配问题,金属基底表面的处理不当、过分粗糙、清洁不彻底,金属有杂质,瓷层堆塑时涂塑的方法不正确等。

处理方法:采用品质好的合金,选择合适的瓷粉和合金,去除瓷体,金属基底重新喷砂、清洁处理后,用正确方法上瓷。

(2)体瓷气泡:体瓷中出现较大的气泡的原因有不透明瓷中存在气泡,瓷层堆塑过程中致密不充分混入气泡,瓷粉或液体中混有杂质,不合适的水分控制,烧结次数过多、温度过高,不正确的金属基底冠预备,烤瓷炉预热过快、真空度不足等。

处理方法:把较大的气泡及周围的瓷磨去形成凹洞并扩大、磨除干净;在凹洞底部用较小气压的氧化铝喷砂处理金属基底;用与周围厚度相同的不透明瓷遮盖金属,把黏附在凹洞侧壁及凹洞边缘的多余不透明瓷清理干净;在不透明瓷粉干涸前,用与瓷基层相同色调的牙本质瓷、切端瓷堆塑,恢复修复体外形,需多加瓷量以补偿烧结后的收缩;进炉烧结,缓慢冷却;磨除多余瓷体,表面磨光。

(五)多次烧结的影响

烤瓷修复体瓷层堆塑后需经高温烧结而成。体瓷初次烧成后,可根据需要进行调磨或加瓷再烧结。

烤瓷粉经过反复烧结,致使瓷物理性质改变,热膨胀系数增大。由于反复烧结会引起瓷层内晶体结构发生改变,其明度下降,颜色变暗,同时会出现表面过度光亮,并导致修复体形成圆球状的变形,色泽缺乏层次感。

遮色瓷的烧结温度低于规定的标准温度烧结时,颜色改变较大;体瓷随着升温速度加快,色差和明度差加大;半透性瓷、釉质瓷的色差和明度差,对升温速度的改变不敏感;色素在高温下化学性能相对不稳定,烧结温度对色素的颜色改变影响较大;釉化温度对烤瓷修复体颜色改变有明显的影响,随着温度升高,颜色变深,逐渐呈现蓝绿色。

(六)注意事项

1. 堆瓷的工作间应干净整洁,尘粒、杂物或金属碎屑混入瓷层都会造成污点,其至产生气泡。

2. 瓷粉堆塑操作时间不宜过长,否则会使瓷过分干燥,如果不断加水保持湿润,会使瓷粒子及颜色粒子移动,造成瓷层孔隙率改变,从而影响各瓷层的颜色及半透明效果。

3. 瓷层堆塑时振动、吸水应适度,否则易使瓷层变形、坍塌。

4. 堆塑时必须正确进行填压操作,以保证堆塑出清晰的各瓷层结构,以充分表现出各色瓷层的颜色和透明效果

5. 堆塑时,毛笔应保持干净与湿润,并保证有稳定的笔锋,以便于涂塑工作。

6. 每次添瓷时,应保证已涂布的瓷面的湿润,以免瓷层间产生气泡。

7. 烧结质量直接影响到烤瓷冠的成败,每次烧结前,应确认烤瓷炉的工作状态,确保真空度与烧结程序无误。

8. 烧结次数不能过多,以免引起瓷层颜色改变。

二、全瓷修复技术

全瓷技术是无金属瓷修复体技术的统称,制作的修复体色泽和透光性与天然牙极其相似,导热低、不导电、生物相容性好,是当代口腔美学修复技术的主要发展趋势之一。

(一)全瓷修复工艺分类

根据制作方法不同,全瓷修复工艺技术可分为:失蜡铸造法全瓷技术、粉浆堆塑法全瓷技术、瓷沉积技术、CAD/CAM 切削加工全瓷技术。

1. 失蜡铸造法全瓷技术 主要有铸造玻璃陶瓷和热压铸瓷两大类。这两种方法的制作步骤都与铸造金属修复体类似,也需要制作熔模,然后包埋、焙烧、铸造。前者是将陶瓷块高温熔融铸造,后者是将陶瓷块低温加热挤压成形。

2. 粉浆堆塑法全瓷技术 根据制作方法不同,分为常规粉浆涂塑技术和粉浆涂塑玻璃渗透全瓷技术。前者是将一定量的瓷粉用蒸馏水调拌成粉浆,直接涂塑在铂金箔基底或耐火代型上,然后烧结成型的技术,但是强度不高、边缘适合性略差。后者是先制作多孔陶瓷内冠,再涂玻璃粉浆渗透到微孔中,最后常规堆塑饰瓷材料完成修复体。

3. 瓷沉积技术 是在代型表面形成导电层,使代型成为一个电极,将其浸入陶瓷颗粒悬浮液(作为另一个电极)并通电,带有效电荷的陶瓷颗粒即在电场的作用下开始向电极(代型)方向移动,并逐渐沉积于表面,形成致密均匀的瓷层。

4. CAD/CAM 切削加工全瓷技术 是将光电子、计算机信息处理及自动控制机械加工技术用于制作全瓷修复体的一种技术,明显提高了生产效率,降低了生产成本,缩短了生产周期。

(二)全瓷单冠饰瓷构筑

双层瓷结构的全瓷修复体因有饰瓷层,半透明性较好,适宜于美学要求高的牙位的修复。在高强度瓷基底表面堆塑饰瓷以恢复修复体的整体外形,并达到颜色和表面光洁度与邻牙协调一致。需考虑以下三点:①饰瓷的热膨胀系数应该与基底材料相匹配;②由于基底陶瓷与牙齿颜色相似,因而省略了遮色操作;③基底瓷表面的粘接瓷材料性质。

1. 瓷 - 瓷结合力的影响因素

(1)基底瓷和饰瓷种类:不同种类基底瓷及加工程序,以及选择的饰瓷材料都可能对瓷 - 瓷界面的结合强度产生影响。基底瓷不同,结合强度不同,但是饰瓷的不同对结合强度影响更大。

(2)烧结温度和次数:烧结温度过高或过低都会降低瓷 - 瓷结合强度。例如氧化锆是一种导热性较差的材料,在烧结后的降温冷却过程中温度下降的速率较饰瓷慢,从而导致饰瓷内外的温差较大,在基底与饰瓷间的界面有残余热应力,可能导致瓷层的折裂。烧结次数对晶体结构影响较大,并且反复烧结后界面发现裂纹和气孔增多,应尽量减少烧结次数,避免崩瓷可能。

(3)饰瓷厚度:基底瓷厚度一定的情况下,饰瓷厚度在 1.0mm 时,结合强度最佳,过厚或过薄都会降低其结合强度。

（4）基底瓷的表面处理方法：通过改变界面从而改变界面应力的作用，对于改变结合强度有着十分重要的意义。喷砂处理能够清理表面、改变粗糙度并提高表面润湿性，可提高基底瓷与饰瓷的结合强度。涂层法处理是将涂层覆盖材料表面从而改变材料表面特性的方法，可以增加饰瓷与基底瓷表面的元素渗透，或者增加表面粗糙度，形成多孔结构，利于饰瓷附着，从而增强结合力。

2. 氧化锆陶瓷表面饰瓷　氧化锆与饰瓷的结合中锆瓷表面呈惰性，相比较于金瓷结合，饰瓷和氧化锆瓷间的结合强度要低。范德华力普遍存在分子间，是带电分子间相互吸引的力量，但对结合产生的作用较小。由于多晶氧化锆基底瓷中玻璃相成分较少，在饰瓷时表面需要涂布粘接瓷，以提高饰瓷的结合力。同时，研究表明，当两种瓷体间热膨胀系数相差大于 $1.0 \times 10^{-6}/℃$，有出现饰瓷裂纹的可能。机械固位跟基底瓷的表面粗糙度相关，如适度喷砂可以增加氧化锆与饰瓷的结合。

3. 玻璃陶瓷表面饰瓷　双层瓷结构的玻璃陶瓷全瓷冠需要先制作玻璃陶瓷基底冠，预留出饰瓷空间，要求饰瓷瓷层厚度要均匀一致，以确保饰瓷瓷层在烧结过程中的收缩与膨胀一致，同时要求内冠厚度应不低于瓷层厚度以确保修复体的强度。玻璃陶瓷和饰瓷中的材料都还含有二氧化硅，在烧结后会形成玻璃相，因此，玻璃陶瓷和饰瓷之间在高温烧结后是相互融合，是以化学结合为主，两者之间没有明显分界。玻璃陶瓷和饰瓷材料的热膨胀系数要相互匹配，使两者之间在烧结后产生的残余热应力最小。

三、数字化可切削加工的陶瓷材料

数字化可切削加工的修复材料从成分方面可分为陶瓷类、树脂类、金属类三大类别。可切削口腔陶瓷材料主要有白榴石增强的长石瓷、玻璃陶瓷、氧化铝陶瓷、氧化锆陶瓷、玻璃渗透陶瓷等。

（一）可切削氧化锆

以氧化锆为代表的高强度陶瓷迅速发展，具有鲜明的技术特点。CAD/CAM 系统加工氧化锆修复体有两种方法：一是切削完全烧结氧化锆；二是切削部分烧结氧化锆，完成后进行二次终烧结。两种工艺路径各有利弊：完全烧结氧化锆质硬，直接切削加工成本很高，切削部分烧结氧化锆，成本低，效率高，但会有 20% 左右的收缩。

1. 氧化锆的机械强度　软质氧化锆材料采用 CAM 数控切削工艺制作基底冠、桥和全解剖形态氧化锆修复体。切削时为密度疏松的石膏状材料，使用初步烧结氧化锆坯体切削出来的氧化锆加工件要略大一些，以补偿烧结时产生的收缩。切削成形后需按不同厂家的材料要求进行二次烧结。在二次烧结过程中，高温下（1 350～1 450℃）烧结数小时，晶体重新排列，转变成高密度的氧化锆多晶陶瓷材料（TZP），具有较强的抗折裂强度，可进行机械的打磨、抛光处理。

2. 氧化锆陶瓷的颜色　牙齿的颜色层次较丰富，需通过特殊染色技术来完成，有内染色和外染色两种。内染色技术是直接在不透明瓷表面涂上各种特殊的颜色或者在牙本质瓷层内加入其他颜色的瓷粉进行配色，技术要求高，制作出来的烤瓷冠逼真，有很好的光学效果。外染色技术相对较简单，是在全瓷冠完成后表面上色以纠正颜色偏差。外染色是高色素的釉彩，可有用甘油或水调配出来。无论内染色和外染色技术都需要口腔修复技师对牙齿结构和染色瓷粉烧结后颜色变化有所了解。

氧化锆表面染色是将机械加工后预烧结氧化锆坯体,通过浸泡或涂刷等方法渗透含有着色物的液体,使氧化锆着色后再烧结成相应的颜色。目前,临床上也在使用多彩的氧化锆坯体直接加工成型,这种方法是氧化锆坯体成型中直接加入了着色剂,切削后的氧化锆直接进行二次烧结,在表面上釉即可完成氧化锆一体冠。

氧化锆陶瓷由于品种繁多,各个生产厂家的规格和质量均有差异,有单色氧化锆和多色彩的氧化锆,有坯体浸染色的氧化锆,还有坯体中已经加入遮色剂的氧化锆,在烧结后的颜色和半透性均有明显差异。因此,在最后上釉表面染色时应根据厂家的说明仔细制作,同时釉液的厚度不能过厚,以免釉面产生裂纹。

(二) 可切削玻璃陶瓷

CAD/CAM 技术常用的另一种材料是二硅酸锂玻璃陶瓷(以 IPS e.max CAD 瓷块为代表)。可切削二硅酸锂瓷块是没有完全烧结,结晶化只达到中等程度的玻璃陶瓷,这样是为了研磨时更有效率和减少对切削工具的磨损。

1. 玻璃陶瓷的强度　瓷块未结晶前呈蓝色,切削时强度低、便于研磨。切削完成后,需在烤瓷炉中二次烧结,将半烧结的蓝色块状的硅酸锂晶体变成最终的结晶形态,获得更高的强度和半透性。在完全结晶化后,在玻璃基质中的二硅酸锂晶体含量可以超过 70%,修复体的强度可达到 400MPa 以上。此后使用配套的染色剂进行染色、上釉或表面饰瓷技术等处理。

2. 玻璃陶瓷的颜色　可切削玻璃陶瓷完全晶化后为了达到自然牙美观、逼真的效果,可通过表面染色技术和饰瓷技术来改善玻璃陶瓷的美学性能。①较深窝沟的颜色可通过表面染色来取得;②为了模仿切端区域的半透性,在切端 1/3 使用切端效果瓷;③染色后的瓷修复体应正确放置,不可使釉液流入冠内壁;④使用正确的烧结程序进行染色和仿真烧结。

【技能要求】

一、构筑单颗烤瓷冠的瓷层

1. 检查模型　将涂好遮色瓷的内冠戴至基牙上,检查冠边缘密合性和遮色瓷遮色效果。

2. 堆塑肩台瓷　肩台瓷是一种高强度且收缩小的瓷粉,使用前需正确使用分离剂。在代型颈缘以下涂布瓷粉分离剂,在内冠颈部堆塑肩台瓷。

3. 堆塑不透明牙本质瓷　基本特性与牙本质瓷相同,只是半透明性有所区别。在内冠表面薄薄地堆塑一层不透明牙本质瓷。要求:主要应用在烤瓷冠桥瓷层空间过少,牙本质瓷难以遮盖遮色瓷的地方。如颈缘、桥体底部、外展隙以及基牙过突的唇颊面。

4. 堆塑牙本质瓷　使用牙本质瓷堆塑烤瓷冠桥外形。要求:先用牙本质瓷恢复修复体外形,再使用回切法,保证回切后的前牙修复体应有指状沟。

5. 堆塑切端瓷　在切 1/3 处堆塑切端瓷,恢复修复体外形。要求:恢复修复体回切前的外形,要有沟、窝、点隙、嵴等解剖形态。

6. 堆塑透明瓷　颈 1/3 以上堆塑透明瓷,要求精确恢复修复体解剖形态,并适当放大,以补偿瓷粉的收缩。

7. 添加邻接关系和延长边缘　从模型上小心取下堆塑好的烤瓷冠,在邻接处和颈部加瓷,放置在烤瓷烧架上进入烤瓷炉烧结。要求:邻接处加瓷应充足,以免造成烧结后邻接关系过松。颈部略微延长以补偿瓷粉的收缩,不宜过长过厚。

二、构筑单颗全瓷冠的饰瓷

首先将打磨好的全瓷基底冠用氧化铝 0.1MPa 压力下喷砂、高压蒸汽清洗表面,用镊子夹持全瓷基底冠,使用瓷基底冠对应的粘接瓷粉,在表面薄且均匀地涂一层,进行烧结,形成结合层。然后选择合适的牙本质层瓷粉、切端瓷粉和透明瓷粉,分步骤、分区域、分层次堆塑成型,恢复牙体形态并烧结,操作流程同上。若修复体仅有釉质层需要堆塑时,仅需使用与铸瓷瓷块相对应的切端瓷粉及半透性效果瓷粉恢复牙釉质形态,放入烧结炉即可。烧结完成后的修复体在模型上就位,打磨形态,上釉至完成。

三、修补瓷层缺陷

1. 饰瓷表面裂纹修补　在裂痕处加少量的瓷,震荡缩聚,然后进炉烧结。如果裂痕的原因为金瓷热膨胀系数不匹配,此种方法修补是不可行的,只能更换材料。

2. 瓷内部气泡修补

(1)遮色层气泡:采用品质好的合金,选择合适的瓷粉和合金,去除瓷体,金属基底重新喷砂、清洁处理后,用正确方法上瓷。

(2)体瓷层气泡:把较大的气泡及周围的瓷磨去形成凹洞并扩大、磨除干净;在凹洞底部用较小气压的氧化铝喷砂处理金属基底;用与周围厚度相同的不透明瓷遮盖金属,把黏附在凹洞侧壁及凹洞边缘的多余不透明瓷清理干净;在不透明瓷粉干涸前,用与瓷基层相同色调的牙本质瓷、切端瓷堆塑,恢复修复体外形,需多加瓷量以补偿烧结后的收缩;进炉烧结,缓慢冷却;磨除多余瓷体,表面磨光。

四、恢复瓷修复体的外形及邻接关系

一般采用分层堆塑的方法,为了更好地达到仿真视觉效果,同时避免过厚地堆积瓷粉造成浪费。具体步骤如下:

1. 准备工作　根据临床比色结果选择和准备相应颜色的不透明瓷、颈部瓷、牙本质瓷、釉质瓷和透明瓷等,准备相应的烤瓷器械及工具。

2. 涂布不透明瓷　一般涂两遍。第一遍涂布瓷粉时稍用力加压并在基底冠表面薄薄地均匀涂布一层,送入烤瓷炉烧结熔附。烧结程序开始前务必确认选取的程序是否正确。涂布第二遍不透明瓷是为了完全遮盖基底冠金属色泽。整个不透明瓷通常较薄(0.2mm 左右),有时需用不同颜色的不透明瓷层由颈部向切端逐渐过渡。涂布完成后,送入烤瓷炉烧结熔附。

3. 肩台瓷塑形　使用专用液调拌肩台瓷粉。在石膏代型堆塑肩台瓷的位置先涂石膏、瓷分离剂,然后是基底冠在代型上完全就位,再用毛笔挑取肩台瓷进行堆塑,避免瓷粉进入冠内部,塑形应较预计形状稍凸,以补偿 15% 的收缩,侧面观呈水滴状,向切端方向移行。塑形后用振水刀反复振动代型,并用纸巾吸去多余水分,等待瓷粉完全干燥后将其从代型上小心取下,送入烤瓷炉烧结熔附。一般肩台瓷的塑形要经过 2～3 遍烧结才能达到与代型边缘完全适合的要求。

4. 牙本质瓷塑形　根据临床比色结果,使用专用液调拌瓷粉,应调拌得较为黏稠。首先用毛笔挑取牙本质瓷粉均匀覆盖到基底冠上,厚度为 0.2～0.3mm,振动、吸水,再挑取较大量牙本质瓷粉,用笔尖推动成形,堆塑成为完整的牙冠形态。修复体颈部可堆塑牙颈部瓷或深一号牙本质瓷,完成颈部形状及颜色再现。辅以振动、吸水和填压,使瓷粉尽量致密,无气泡埋入,形成与同名牙大小一致的完整牙冠形状(切端适当加厚至约 2mm),再回切去除釉质瓷和透明瓷应占据的空间。回切通常分为唇面切 1/3 的回切,唇面中 1/3 的回切,回切后唇面的修整,邻面的回切,形成发育沟等。

5. 釉质瓷塑形　根据临床比色要求,使用不同色泽和透明度的釉质瓷,从切端部分开始堆塑,向牙体中部推进。填满牙本质瓷表面的“V”形沟,在邻面形成自然的外展隙形态,在颈 1/3 部与牙颈部瓷或牙本质瓷相衔接,恢复回切的牙齿形态。

6. 透明瓷塑形　用毛笔挑取透明瓷覆盖在牙釉质瓷表面,厚度 0.2～0.3mm。覆盖透明瓷后的牙冠应比最终尺寸大 15%～20%,以补偿烧结收缩和打磨抛光的加工余量。辅以振动、吸水和填压,使瓷粉尽量致密、无气泡埋入。

7. 舌侧面的修整塑形　唇侧瓷粉堆塑完成后,回切舌侧从切缘到中 1/3 的瓷粉,观察各层瓷粉界面是否清晰、有无交错移位。在舌侧依次堆积釉质瓷和透明瓷,在切缘形成良好的透明度。

8. 邻面的恢复　舌侧面修整完成后用回切刀切割近远中与邻牙接触的瓷粉,使之与邻牙脱离接触,从模型上取下戴着烤瓷冠的代型,进行邻面瓷粉的追加,颈部 1/3 使用颈部瓷或牙本质瓷,中 1/3～切 1/3 使用透明瓷粉,完成最终形态。夹持器从代型上取下修复体,振动吸水。将完成后的烤瓷冠送入烤瓷炉内烧结熔附。烧结前注意选择正确的烧结程序。

第二节　瓷体外形修整

【相关知识】

一、瓷体形态修整

(一)打磨工具

1. 材料　咬合纸。

2. 设备　技工手机。

3. 工具　各类烤瓷磨头(金刚砂磨头、绿砂石、超薄树脂修瓷砂片)、卡尺。

(二)单冠瓷体外形修整

由于瓷层烧结后会受体积收缩和形态改变等许多因素影响,刚烧结完成的修复体较难直接就位,形态也需要修改。外形修整时必须与对侧同名牙、邻牙以及牙弓形态相协调,选择适当的车针规范操作。

1. 前牙单冠瓷体

(1)唇侧打磨:前牙的唇面形态对美观至关重要,它包括牙冠的唇面外形、唇面突度、轴面角突度、纵横向发育沟等方面,应根据相邻天然牙的形态和表面质地,并结合临床设计选择需要的工具和方法,形成修复体表面的结构纹理,以及其他的个性染色或特殊形态。修磨唇侧丰满度时应在调整好的切端面上作出丰满度记号,以此为基准,从切端向颈部观测,多余部分磨除,注意扭转牙的对称,修磨修复体至合适的唇侧丰满度。可用铅笔或标记笔直接在唇侧标出理想的个性化特征,用合适的形状和粗度的打磨石形成理想的效果,要避免形成很突兀或不自然的外观。

(2)舌、腭侧打磨:沟、窝、点隙及隆突:各个牙的细微特征可参照解剖生理教材。先用咬合纸检查正中𬌗位咬合关系,磨除正中𬌗位咬合早接触,然后去除前伸、侧向𬌗早接触,形成舌侧正常外形。

(3)邻面接触点调磨:组织面完全适合之后,再调改邻面的接触点。先将戴入修复体后的代型轻轻地复位于模型上,如果不能完全就位,不要用强力使其就位,可以利用红色的咬合纸确认接触点过紧的地方,从工作模型上取下修复体,注意根据显示印迹(红色区)来确定接触位置和紧密度,然后用打磨工具进行磨除。如果需要去除的量较大,就选用粗糙度较大的砂轮,否则,用抛光轮来做少量的调改。然后使用同样的步骤调改另一邻面的触点。需要注意的是,如果调改的范围过大,必要时还需要重新加瓷。接触点合适的检查标准是:用一张咬合纸能够有阻力地拉出,但不能破损。

2.后牙单冠瓷体

(1)𬌗面形态修整:用蓝色咬合纸引出咬合接触,并按照患者的咬合关系进行调改咬合和形态。包括正中、前伸及侧方咬合的检查及调整。为了获得精确的解剖形态,必须用一组很精细的金刚砂车针进行调改。

(2)邻面接触面修整:邻面接触面形态的修整方法同前牙,应注意邻接面边缘嵴的高度一致,接触区应呈点状接触,尽量避免线状或面状接触区域,外展隙要充分,打开有利于食物的排溢。

(3)外展隙修整:牙列是各个牙冠连接在一起的,邻接部的形态修整如不加以注意,各牙冠的立体感就很难表现出来,而且,在天然牙列中除邻面接触点外,以接触点为中心分别在各个方向形成颊外展隙、舌外展隙、切外展隙(𬌗外展隙),因此,在桥修复中也必须恢复邻接点及外展隙的形态。首先从唇向看,以邻面接触点为顶点形成上下两个等边三角形,所以,在邻面修整时,应从切缘或牙槽嵴向邻接点方向,用薄的砂片切入形成间隙;从切端方向来看,也应有同样的形态。如切端部牙齿磨损过度,邻接点的位置上移,切外展隙将变小。

3.金瓷界面的磨光与抛光 金瓷交界处是比较粗糙的区域。如果金瓷衔接处没有仔细打磨抛光,就容易在金瓷之间产生台阶,不仅刺激患者的口腔软组织,而且容易聚集食物残渣以及黏附菌斑。但是,金瓷交界处也不能抛光过度,此处的瓷层较薄,很有可能使遮色瓷暴露。此处调整的目的就是形成金瓷衔接的流畅性,消除金瓷之间的台阶,可以使用抛光石轮从交界线向金属边缘的方向打磨,不要相反,否则金属颗粒会污染瓷层。如果金瓷交界处在上釉前没有抛光,很可能在最后抛光的过程中要调改该区的瓷。釉瓷烧结之后的打磨会暴露该区未上釉的瓷,即使仔细的进行抛光,这个区域也不会像釉瓷一样光滑。

4.玻璃陶瓷一体冠 咬合调整用红色咬合纸印出咬合接触,并按照患者的咬合关系进行咬合和形态的改调,包括正中、前伸及侧方咬合的检查及调整,为了获得精确的解剖形态,必须用一组很精细的金刚砂车针进行调改。

使用正确的打磨工具对玻璃陶瓷切削(压铸)一体冠进行精修和调整是非常重要的。如果使用了不合适的打磨工具,可能会出现铸件边缘碎裂和局部过热,打磨的过程中不可以用水急冷,只能在瓷表面有水的湿润下打磨。

二、瓷体调𬌗

(一)良好的咬合

理想牙列的咬合关系,应能够在行使咀嚼功能时𬌗力尽量均匀地传递到尽可能多的牙体组织上,上下颌相对应的牙齿在正中𬌗及下颌前伸和侧方接触滑动过程中能始终保持均匀接触的咬合关系,这样才能维护口颌系统健康,尽量避免咬𬌗创伤。

1. 静态咬𬌗(牙尖交错𬌗)

(1)第一磨牙的中性𬌗关系:上颌第一磨牙的近中颊尖正对下颌第一磨牙的颊沟,下颌第一磨牙的近中颊尖正对上颌第一磨牙与第二前磨牙之间的𬌗外展隙,使𬌗面达到最广泛的咬合接触关系。

(2)除下颌中切牙与上颌最后一颗磨牙外,其余牙均为一颗牙对应于对颌的两颗牙,上下颌牙前后交错接触。

(3)上颌尖牙牙尖顶正对下颌尖牙的远唇斜面及唇侧远中缘,下颌尖牙牙尖顶正对上颌尖牙的近舌斜面及舌侧近中缘。

(4)上下颌牙弓间存在着正常的覆盖与覆𬌗关系,上下牙接触最广泛、最紧密,具有最强的稳定性。

2. 动态咬𬌗

(1)下颌前伸咬合运动中应仅有前牙接触,后牙不接触;当后牙出现咬合接触时,则形成前伸𬌗干扰,需调整下颌后牙的近中斜面和上颌后牙的远中斜面。

(2)若在后退咬合运动中即从牙尖交错位向后退的过程中,双侧不对称,仅一侧有咬合记录,另一侧悬空,则为咬合接触有后退干扰,应调整上颌后牙牙尖的近中牙尖斜面与下颌后牙牙尖的远中牙尖斜面。

(3)尖牙保护𬌗在侧向咬合运动中工作侧仅尖牙接触,其余牙不接触。组牙功能𬌗在侧向咬合运动中工作侧有多个后牙对应牙尖接触,接触部位为下颌后牙颊尖颊斜面和上颌后牙颊尖舌斜面,非工作侧在下颌到达后退边缘位之前都不接触。尖牙周状况不佳时,固定修复要采用组牙功能𬌗,使𬌗力均匀分布在工作侧的所有后牙上。

修复过程中应根据原则,恢复牙的形态和功能,使得各个𬌗位相协调、稳定。

(二)单冠瓷体咬合调整

修复体在模型上完全就位后,需进行咬合接触关系的调整。咬合调改后需确保修复体在牙尖交错𬌗无早接触点,在前伸或侧方𬌗无干扰。

1. 前牙单冠正中、前伸和侧向咬合调整　首先调改正中𬌗位的咬合关系,然后调改前伸和侧向𬌗位的咬合关系。

(1)正中𬌗位有早接触的调磨:咬合纸放于上下牙之间,将𬌗架在正中𬌗位做上下咬合,若在个别牙尖上出现点状的咬合纸颜色,说明该点为早接触点,可用金刚砂磨石逐步、多次调磨,消除高点。前牙有早接触点时,一般可调磨上前牙的舌面。若同时有前伸𬌗早接触,则调磨下前牙切缘。

(2)非正中𬌗位的调磨在正中𬌗位的咬合调整合适后进行。

1)前伸𬌗早接触点的调磨:将咬合纸放于上下牙之间,调节𬌗架使上下前牙由正中𬌗位移动为上下切缘相对时,可出现以下情况:①前牙有早接触,后牙无接触时,可磨改上前牙切缘的舌侧斜面及下前牙切缘的唇侧斜面,使磨牙达到接触;②后牙有早接触点,前牙无接触时,可磨改上后牙牙尖的远中斜面或相对的下后牙牙尖的近中斜面,即可达到前伸𬌗平衡。

2)侧向𬌗平衡早接触点的调磨:将咬合纸放于上下牙之间,将𬌗架由正中𬌗位向左侧或右侧移动,分别记录下早接触点而加以调磨。

2. 后牙单冠正中、前伸和侧向咬合调整 修复体的接触区调磨好后,将代型及铸件在模型上就位好,首先在𬌗架上用咬合纸检查上下颌模型正中𬌗位的咬合关系,调改功能尖和相应窝的接触面,再检查前伸和侧方的咬合障碍点,逐一小心磨除,做到后牙𬌗面有三点在正中咬合时有均匀的接触关系。前伸和侧方运动无个别牙的早接触和𬌗干扰。

【技能要求】

一、单冠瓷体外形修整

掌握各类瓷体打磨工具的特点和使用方法,根据瓷体不同部位的特点选择相应磨头进行打磨,形成相应的牙体特点。恢复瓷体的外形需以牙体解剖形态为基础。前牙首先要调整冠的唇面突度和牙冠长度、宽度,使之外形与同名牙对称,与邻牙相协调。调改唇颊面外形、近远中轴角和边缘、唇面发育沟形态时,先用铅笔把同名牙的相应形态描记出来,再参考打磨,恢复正常的外展隙和切缘厚度。后牙轴面调改需与牙齿的轴面解剖形态要求一致,并与邻牙协调。咬合面首先调整咬合关系后再仔细调改𬌗面形态,形成正确的尖、窝、沟、嵴。用粗磨石修改外形,最后用细砂磨石形成光滑的抛光面。

恢复邻接关系时,将修复体在代型上就位,代型复位于模型上,利用红色咬合纸确认接触点过紧的地方,再用打磨工具进行磨除。外形修整完成后,修复体进行上釉,形成天然牙的光泽。

二、单冠瓷体的咬合调整

1. 正中𬌗位 咬合纸放于上下牙之间,将𬌗架在正中𬌗位做上下咬合,若在个别牙尖上出现点状的咬合纸颜色,说明该点为早接触点,可用轮形石调磨。后牙有早接触点时,应视其所在部位适当地调磨。如早接触点位于上后牙舌尖的颊斜面和下后牙颊尖的舌斜面,可磨改相应牙尖斜面。若上后牙舌尖与下后牙中央窝之间或下后牙颊尖与上后牙中央窝之间有早接触点,磨改的原则为:如牙尖在正中𬌗位及非正中𬌗位均有早接触点,应磨改有早接触的牙尖,如牙尖在正中𬌗位有早接触点,而在非正中𬌗位无早接触,则应磨改有早接触的中央窝。

2. 非正中𬌗位 在正中𬌗位的咬合调整合适后进行。

(1)前伸𬌗的调磨:将咬合纸放于上下牙之间,调节𬌗架使上下前牙由正中𬌗位移动为上下切缘相对时,可出现以下情况:

1)前牙有早接触,后牙无接触时,可磨改上前牙切缘的舌侧斜面及下前牙切缘的唇侧斜面,使磨牙达到接触。

2)后牙有早接触点,前牙无接触时,可磨改上后牙牙尖的远中斜面或相对的下后牙牙尖的近中斜面,即可达到前伸殆平衡。

(2)侧向殆平衡的调磨:将咬合纸放于上下牙之间,将殆架由正中殆位向左侧或右侧移动,分别记录下早接触点而加以调磨。工作侧有早接触点,平衡侧无接触时,若颊尖为早接触点,则可磨改上后牙的颊尖,若舌尖为早接触点,则磨改下后牙的舌尖,若颊舌尖均有早接触点,则磨改上后牙颊尖及下后牙舌尖;平衡侧有早接触点,工作侧无接触时,则磨改上后牙舌尖的颊斜面、或下后牙颊尖的舌斜面。

（张　蕾　郭松奇　骆小平）

第四章　支架和基托蜡型制作

第一节　模型修整和设计

【相关知识】

一、围模法灌注模型的注意事项

1. 模型的灌注应在振荡器上进行操作。

2. 在模型灌注中应边振动边灌注。

3. 模型灌注时,不能将石膏直接覆盖在余留牙的牙冠处,避免产生气泡。

二、围模法灌注模型的修整标准

用模型修整机去掉多余部分。修整模型底部至腭部或口底的厚度约为 10mm,模型底面与𬌗平面平行,模型的侧壁与底面呈直角。修整模型的侧面,确保在黏膜皱襞外有 3～5mm 的宽度,以保护模型的边缘。模型底部的后壁与中线呈直角,上颌后壁位于翼上颌切迹的后方,下颌后壁位于磨牙后垫的后方。模型修整完成后,用雕刀修去𬌗面的瘤子,使模型整洁、解剖形态清楚,修整后的模型既美观,又利于后期的蜡型制作。

三、模型观测仪的使用方法

(一)观测仪的结构

观测仪是用来确定基牙的倒凹区、非倒凹区和义齿共同就位道的仪器。观测仪的种类虽多,但其基本结构是一致的。

1. 底座　底座位于观测仪的下部,起支持和固定支架的作用,观测台放置其上。

2. 支架　支架是垂直于底部的支柱,固定在底座上。

3. 水平臂　水平臂是从垂直支柱上端伸出的与底座平行的臂。

4. 分析杆　分析杆是用螺丝或弹簧固定在支架水平臂上的金属杆,可利用弹簧的弹性或用手使分析杆上下移动。

5. 观测台　观测台置于底座上可自由移动。模型固定在上面,转动台面下的螺丝,可调节观测台面的倾斜度,因而亦改变了模型的倾斜度。

6. 其他附件　测量规、描记铅笔芯与笔芯鞘、倒凹规、铣刀、锥度规都是用来观测、分析、判断基牙、余留牙及邻近组织倒凹大小和画定观测线的部件。

(1)测量规:用于测量余留牙(特别是基牙)及牙槽嵴倒凹的状况,决定义齿就位道方向的直细金属棒。

（2）描记铅笔芯与笔芯鞘：用于描绘观测线时安装在分析杆上的铅笔芯。描记铅笔芯为普通的铅笔芯，为防止笔芯折断，加套了管状的金属鞘称为笔芯鞘。

（3）倒凹规：用于测量基牙的倒凹，其规格有 0.25mm、0.5mm、0.75mm 三种。

（4）铣刀：用于填补倒凹后，削除过剩的填凹材料。

（5）锥度规：用途与铣刀相同，有 2° 与 6° 两种，可使切削面形成与锥度规相同的角度。

（二）观测仪的使用方法

1. 确定共同就位道　义齿戴入的方向和角度称为就位道。由于可摘局部义齿的基牙有两个或两个以上，在口内就位时必须有一定的方向和角度，各基牙上的固位体必须沿同一方向戴入，才能获得共同就位道，使义齿顺利就位。由于基牙的位置、形态、倾斜度、倒凹大小都不相同。所以，必须用观测仪观测基牙倒凹和组织倒凹的大小，并在基牙上画出观测线，以确定义齿的共同就位道。

（1）义齿就位道的类型：虽然各类义齿的摘戴方向和角度都存在一定的差异，但是也有一定的规律，基本上可分为平行戴入、斜向戴入和旋转戴入。

（2）选择就位道的原则：尽量避开妨碍义齿就位的软、硬组织的不利倒凹，争取主基牙画出第 I 类导线，照顾前牙的美观。

2. 确定就位道的方法　有均凹法和调凹法两种。

（1）均凹法：将固定在观测台的模型，根据缺牙的部位，基牙和其他余留牙的倾斜情况，以及牙槽嵴的丰满度和唇颊侧倒凹的大小情况等，来确定模型向前、后、左、右方向倾斜的程度。将各基牙的近远中向、颊舌向的倒凹平均分配，使两侧基牙都有倒凹。

（2）调凹法：将固定在观测台上的模型，做一定的倾斜，调节缺隙两侧的倒凹适当的集中在一端。

3. 义齿共同就位道与模型倾斜方向的关系

（1）模型向前倾斜：共同就位道由后向前。

（2）模型向后倾斜：共同就位道由前向后。

（3）模型向左倾斜：共同就位道由右向左。

（4）模型向右倾斜：共同就位道由左向右。

4. 义齿就位道的选择方式

（1）前牙缺失就位道的选择：前牙缺失时通常是将模型向后倾斜，适当保留前牙唇侧倒凹，有利于美观。

（2）后牙缺失就位道的选择主要有以下四种

1）模型向后倾斜：选择由前向后的斜向戴入方向，采用调凹法。填凹时，适当保留一部分缺牙区远中的倒凹，而缺牙区近中的倒凹，则多填补一些。这是最常采用的方式，其优点是顺应了牙齿有向近中倾斜的趋势；可争取在磨牙基牙画出第 I 类导线，因为磨牙的固位力强，一般多为主基牙；利用了一部分远中基牙近中邻面的倒凹，可以防止义齿的𬌗向脱位；便于取戴。

2）模型向前倾斜：当远中为游离端或近中基牙的倒凹明显大于远中基牙时，将模型向前倾斜，选择从后向前的斜向戴入方向，属于调凹法。

3）模型向一侧倾斜：若一侧牙缺失，而对侧余留牙舌侧倒凹大，可将模型向有牙侧倾斜，义齿从缺牙侧向有牙侧就位，属于调凹法。

4）模型平放：前后、左右两侧都有缺牙，并且为多间隙，则要将模型平放，选择平行戴入方向，采用均凹法。

5. 观测线类型　观测线又称为导线。

观测线随模型在观测台上倾斜程度或基牙牙冠倾斜程度的差异而改变，由于各基牙的倾斜方向和程度不同，以及牙冠形态的差异，所画出的观测线也不同。常见的观测线有三种类型。

（1）Ⅰ型观测线：基牙向缺隙相反方向倾斜时所画出的观测线。此类观测线是倒凹区主要位于基牙的远缺隙侧，而近缺隙侧的倒凹小。其特点是近缺隙侧距殆面远，远缺隙侧距殆面近。

（2）Ⅱ型观测线：基牙向缺隙方向倾斜时所画的观测线。此类观测线是倒凹区主要位于基牙的近缺隙侧，而远缺隙侧的倒凹小。其特点是远缺隙侧距殆面远，近缺隙侧距殆面近。

（3）Ⅲ型观测线：基牙向颊侧或舌侧倾斜时所画出的观测线。此类观测线是基牙近、远缺隙侧均有明显的倒凹。其特点是近缺隙侧和远缺隙侧都距殆面近。

6. 观测线与各部位的关系

（1）观测线与卡环边缘线的关系：通常因弯制的不锈钢卡环弹性大，可将卡环臂靠体部1/3的上臂放置在非倒凹区，下臂逐渐进入倒凹区，尖端放置在倒凹的深处。而铸造卡环靠体部1/2的上臂放置在非倒凹区，下臂进入倒凹区。

（2）观测线与连接杆、舌杆关系：原则上使舌杆的上缘与舌侧牙槽黏膜的观测线一致。为了防止舌杆进入舌侧倒凹，需用有色石膏或填凹蜡填凹。

（3）观测线与基托的关系：原则上是沿观测线描记基托边缘线，但同时应兼顾美观性和基托固位的稳定性。

7. 确定卡环尖端的位置（用倒凹规）　为了选择与卡环相称的倒凹深度，应使用倒凹规，测量基牙倒凹的深度。不同规格的倒凹规适用于不同类型的卡环。以贵金属铸造卡环为例，0.25mm 倒凹规适用于回力卡环、反回力卡环。0.5mm 适用于Ⅰ型卡环（圆环形卡环），Ⅱ型卡环（"T"型卡环），左右两侧的圈型卡环。0.75mm 适用于单侧圈型卡环。

四、填补倒凹的方法

（一）倒凹

物体在目光投视方向下的阴影部分，称为倒凹。口腔修复中称谓的倒凹是指口腔内硬、软组织的情况。在口腔模型上硬、软组织的倒凹区和非倒凹区，是用导线来区分的。导线以上（近殆方向）为非倒凹区；导线以下（近龈方向）为倒凹区。

（二）填补倒凹的意义

填补倒凹是指填补缺牙模型上妨碍义齿就位的倒凹。倒凹对义齿的制作具有两重性：一方面可以利用倒凹增强义齿的固位；另一方面，由于存在倒凹，将妨碍义齿的就位。所以，在设计卡环时候，要把卡环臂放进倒凹区，利用倒凹以取得固位；在考虑义齿就位的时候，则要设法避开或消除妨碍义齿就位的倒凹。

（三）填补倒凹的方法

用有色的硬石膏或蜡填补倒凹。用石膏填补倒凹时，在填补前将工作模型放在清水中进行浸泡，以利于填补的有色石膏与模型结合牢固。在填补牙冠轴面倒凹时，应注意使小调拌刀的平面与就位道保持一致。倒凹填补后，需用小排笔将填补的有色石膏刷平，特别是殆支托窝内残留有填补的有色石膏糊剂，需用小排笔洗刷干净。填补倒凹完成后将模型放在观测仪上进行检查。

【技能要求】

一、用围模法灌注模型

（一）制作围模

在距印模边缘3～5mm处，用粘蜡条圈围一周，使模型边缘的厚度大于5mm，在下颌舌侧圈围粘蜡条后，用基托蜡片（红蜡片）封闭相当于口底部的位置。为了使工作模型底部达到约为10mm的厚度，在粘蜡条的外围再用围模蜡片垂直圈围一周后，手持热蜡刀烫蜡封闭粘蜡条和围模蜡片之间的间隙。

（二）围模法灌注模型

将石膏按水粉比例的要求调拌均匀后，用调拌刀取少量石膏在振荡器上从印模较高（上颌腭顶、下颌舌侧）的位置逐渐灌注，使石膏流入印模的牙冠部分，逐渐加石膏直至与围模蜡片高度一致。

（三）围模法灌注模型的脱模

拆除围模蜡，去除多余的石膏，在确保余留牙不被折断的前提下，顺着牙长轴的方向，小心地取下托盘和印模材料。

二、修整围模法灌注的模型

在模型修整机（石膏打磨机）上进行模型修整。先接通电源，打开石膏打磨机开关和水源，双手放置模型的左右两侧牙列部分使其稳定，对模型底部、侧面和模型底部的后壁等逐一进行修整。

三、用模型观测仪确定共同就位道

（一）观测模型确定就位道

（用测量规）将模型固定在观测台上，放松台面下的调节螺丝，使模型的殆平面与水平面平行后拧紧该螺丝。用测量规在模型不倾斜的状态下观测余留牙（特别是基牙）与牙槽嵴的倒凹量，确定是否需要向其他方向倾斜。放松调节螺丝，按需要使模型向前、后、左、右方向倾斜。每次倾斜时，均用测量规观测余留牙及牙槽嵴。在最适合于设计卡环、连接杆、基托的位置拧紧调节螺丝。此时，测量规所显示的方向即为义齿的就位道方向。就位道选择完成，在模型的前方及后方的左、右两侧各做一个记号（等高点），以确保模型能在观测台上准确无误的复位（图2-4-1）。

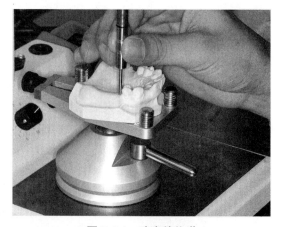

图2-4-1　确定就位道

（二）描绘观测线

（用描记铅笔芯和笔芯鞘）描绘在基牙上的观测线，又称导线。用描记铅笔芯换下分析杆上的测量规，套上笔芯鞘，加以固定。在描绘观测线，描记铅笔芯触及基牙时，小心谨慎地移动观测台描绘观测线。若采用水平杆可动式观测仪，由于观测台被固定，通过移动描记铅笔芯即可描绘出观测线。为把观测线延伸到牙龈上，可在笔芯中部触及牙冠轴面时，笔芯的尖端也同时触及牙龈后描绘，明确倒凹标记，以利于填补倒凹（图 2-4-2）。

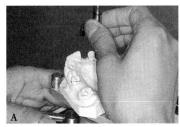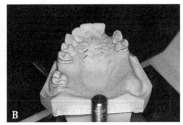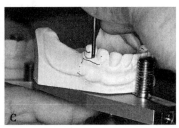

图 2-4-2　描绘观测线

（三）确定卡环尖端的位置

（用倒凹规）模型固定在观测台上，手持分析杆当牙冠轴面触及倒凹规的轴部时，向上方移动分析杆，在倒凹规头部触及牙冠轴面的位置做上记号，以此作为卡环尖端的位置（图 2-4-3）。

（四）描记边缘线

用铅笔芯在模型上描记卡环、连接杆、基托等边缘线（图 2-4-4）。

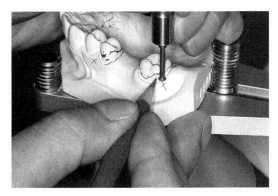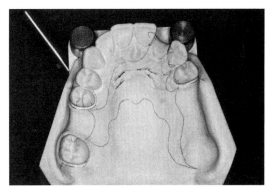

图 2-4-3　确定卡环尖的位置　　　　　　图 2-4-4　描记边缘线

四、填补模型倒凹

1. 用有色的硬石膏填补倒凹　将工作模型浸泡于清水中 5min 左右取出，用纸巾擦干。用小调拌刀在小橡皮碗内将有色石膏调拌均匀，然后用小调拌刀挑上适量的有色石膏糊剂，从龈缘向𬌗方向填补倒凹。用雕刀去除填补的多余石膏部分，不足处再填补，填补后用小排笔将填补的石膏刷平。最后，将填补倒凹完成后的模型，放在观测仪上，维持原设计的共同就位道方向，用带刃的分析杆去除多余石膏，直至完全适合。

2. 用蜡填补倒凹 方法与石膏相同,倒凹填补完成后(图 2-4-5),用铣蜡刀消除多余的蜡,使其与义齿的就位道方向平行(图 2-4-6)。对于中间缺失可使用锥度规(牙冠长的基牙用 2°,牙冠短的基牙用 6°)修整填凹处。

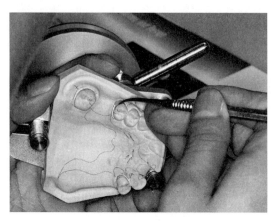

图 2-4-5 用蜡填补倒凹

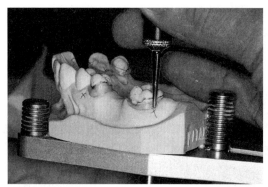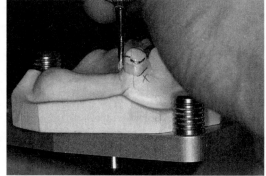

图 2-4-6 用铣蜡刀消除多余的蜡

3. 缓冲模型 在义齿基托覆盖区内,凡有骨突存在的区域涂上一层调拌好的用有色的硬石膏或粘固剂予以缓冲(图 2-4-7)。

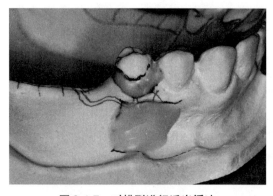

图 2-4-7 对模型进行适当缓冲

第二节　弯制卡环和连接体

【相关知识】

一、卡环、连接体、支托的设计原则

（一）卡环的设计原则

1. 卡环应与基牙表面密贴，起到卡抱作用。

2. 卡环应与邻牙、对颌牙、组织面及义齿中各种装置有合理、正确的位置关系。

3. 卡环各部分不能妨碍咬合。

4. 卡臂尖处应呈鼠尾状，以减小异物感。

5. 避免在钢丝某一处反复弯制和修改，以减少因内应力和材料疲劳造成的折断。

6. 结合口腔内具体条件，根据基牙不同的观测线，在合理利用倒凹的原则下，选择相应类型的卡环。

（1）单臂卡环适用于Ⅰ型观测线，也称为Ⅰ型卡环（见五级相关内容）。

（2）双臂卡环：有颊、舌两个臂，颊侧固位臂和舌侧对抗臂，即双臂卡环由一个位于颊侧的Ⅰ型卡环和一个位于舌侧的Ⅲ型卡环组成（见五级相关内容）。

（3）三臂卡环：三臂卡环又称正型卡环，由颊、舌两个臂和𬌗支托组成，包绕基牙的三个或四个轴面（图2-4-8）。通常三臂卡环的颊侧臂适用于Ⅰ型观测线；舌侧臂则适用于Ⅲ型观测线。此类卡环结构特点设计最为合理，卡环的支持、稳定及固位作用均良好，适用范围广泛，常用于牙支持式和混合支持式的可摘局部义齿中。

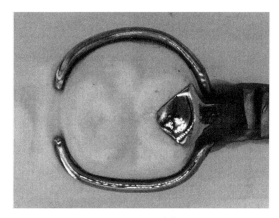

图2-4-8　三臂卡环

（4）间隙卡环：间隙卡环又称隙卡，多用在远离缺牙区基牙的唇、颊侧，基牙的舌侧通常以树脂基托作对抗臂（图2-4-9）。

（5）圈形卡环：圈形卡环又称环形卡环和圈卡，由一个卡环臂和近缺隙侧的𬌗支托组成，多用于最后孤立倾斜的磨牙上（图2-4-10）。

（二）连接体的设计原则

1. 具有足够的长度，从卡体位置开始计算，连接体的总长度应与卡环臂等长。

2. 具有一定的固位形，一般是将钢丝砸扁或弯制一定的固位形。

3. 连接体禁止进入基牙倒凹或软组织倒凹区。

4. 多个卡环连接体同时存在时，连接体布局要合理，尽量形成网状结构。

（三）支托的设计原则

1. 具有较高的强度。

2. 具有传递𬌗力的作用，使𬌗力沿基牙的长轴方向传导。

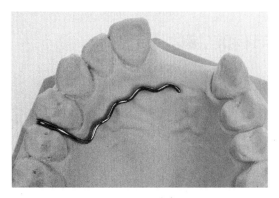

图 2-4-9　间隙卡环

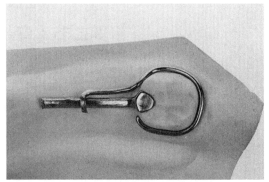

图 2-4-10　圈型卡环

3．具有防止义齿龈向移位，起支持作用。

4．具有间接固位和防止义齿摆动的作用。

5．恢复咬合关系，防止食物嵌塞。

6．不影响义齿的就位和咬合。

二、弯制卡环、连接体、𬌗支托的要求

在掌握了五级要求掌握的单臂卡环和双臂卡环的基础上，还应该掌握三臂卡环、间隙卡环和圈型卡环的弯制方法与步骤。

1．三臂卡的弯制要求　三臂卡环有颊、舌两个卡环臂和𬌗支托组成，即由颊侧的Ⅰ型卡环、舌侧的Ⅲ型卡环及𬌗支托组成。先制作𬌗支托，再弯制颊、舌侧卡环，应注意将颊侧和舌侧两部分连接体的上升段错开搭在𬌗支托的连接体上。根据支托的制作方法不同可分为弯制卡环和铸造卡环。铸造卡环的密合性和强度更高，因此现在多使用铸造支托。

2．间隙卡环的弯制要求　间隙卡环多用于前磨牙和磨牙，一般在基牙的近远中都有邻牙，此种卡环延伸较长、弹性较大，可更好利用基牙的倒凹，其弧度可贴近龈缘有利于美观，并可减少对颊黏膜的刺激。卡臂尖位于观测线以下 0.5mm，颊侧上升部分要进入基牙的外展隙内，否则会引起卡环弹跳。间隙卡环的卡环体部分是间隙卡环位于基牙𬌗面隙卡沟的部分，此部分卡环的弯制要求是应与隙卡沟部分完全贴合且不能妨碍咬合，起到一定的稳定作用。卡环在靠近隙卡沟腭侧（舌侧）末端的位置应沿着基牙长轴方向，向龈方弯曲形成连接体的降段，这个角度一般为钝角，不能进入倒凹或妨碍咬合。若基牙附近还有邻牙，那么连接体的降段一定要位于两个牙的中间位置沿牙长轴方向向下延伸，不要靠近任何一侧；卡环的连接体部分在距离基牙舌侧龈缘 4～5mm 处拐出钝圆角（避免形成直角），随后沿牙弓走形弯制形成连接体的水平段，并且要有一定的波浪型弯曲（或将连接体锤扁）。间隙卡环的连接体通常较长，其走向应与基托的易折线相垂直，与其他连接体交叉形成抗力结构。另外，间隙卡环连接体的水平段应位于树脂基托的中央区域。

3．圈形卡环的弯制要求　圈形卡环一般选用 19 号钢丝。从游离端开始首先弯制颊侧或舌侧固位臂部分；然后绕过远中邻面后，弯制舌侧或颊侧对抗臂部分；最后弯制卡环体和连接体。远中部分应稍低，避免妨碍咬合。圈形卡环因卡环臂较长，因此会放在模型上多次比试，注意要保护工作不受破坏。

【技能要求】

一、绘制卡环线、确定连接体与支托位置

（一）绘制单臂卡

1. 绘制颊侧卡环臂　卡臂尖起始于基牙颊侧近中、远缺隙侧的外展隙内，并进入基牙倒凹区，位于基牙观测线以下 0.5mm。卡环臂线长度的 1/2～2/3 位于观测线以下，卡环臂弧度的中点在观测线下方 1～2mm。剩余部分的卡环臂逐渐进入非倒凹区，在基牙的远中轴角处由邻面向𬌗面靠拢，形成一段卡环体线（尤其磨牙，颊舌径较宽）。一般位于基牙轴角𬌗缘下 1～2mm 的非倒凹区，呈锐角。

2. 确定连接体位置　连接体与卡体线相接，沿牙体缺隙面向下绘制连接体的降段，不能进入基牙倒凹或软组织倒凹区，以免妨碍义齿就位。连接体的水平段应适当偏向舌侧。当有多个卡环连接体同时存在时，连接体水平段布局要合理，尽量形成网状结构，以保证义齿的强度。

（二）绘制双臂卡

1. 绘制双臂卡环　应先绘制颊侧卡环臂，其中颊侧卡环臂与单臂卡环的绘制方法相同。

2. 绘制舌侧对抗臂　卡臂尖起始于基牙舌侧近中、远缺隙侧的外展隙内，此时卡臂尖不进入基牙倒凹区（观测线以下）。近卡环臂尖端一侧，少于整个卡环臂长度的 1/2 在观测线以下。剩余部分的卡环臂逐渐进入非倒凹区，在基牙的远中轴角处形成卡环体部分。

（三）绘制三臂卡

1. 根据临床预备的𬌗支托窝的形状绘制𬌗支托。

2. 按照双臂卡环的要求绘制颊舌侧卡环臂、卡体、连接体走向。

（四）绘制间隙卡

1. 卡臂尖位于观测线以下 0.5mm，在弯制卡环臂时可降低放置，有的间隙卡环可贴靠龈缘；间隙卡环颊侧上升部分要进入基牙的外展隙内。

2. 绘制间隙卡环卡体部分，其是间隙卡环位于基牙𬌗面隙卡沟的部分。

3. 确定间隙卡环卡环连接体部分

（1）卡环线在靠近隙卡沟腭侧（舌侧）末端的位置应沿着基牙长轴方向，向龈方弯曲形成连接体的降段，这个角度一般为钝角。若基牙附近还有邻牙，那么连接体的降段一定要位于两个牙的中间位置沿牙长轴方向向下延伸，不要靠近任何一侧。

（2）卡环的连接体部分在距离基牙舌侧龈缘 4～5mm 处拐出，随后沿牙弓走形弯制形成连接体的水平段，呈一定的波浪型弯曲（或直线）。间隙卡环的连接体通常较长，其走向应与基托的易折线相垂直，与其他连接体交叉形成抗力结构。

（五）绘制圈卡

1. 卡臂尖位于基牙观测线以下 0.75mm，上颌圈形卡环的卡臂尖起始于基牙的近中颊侧轴角，下颌起始于基牙的近中舌侧轴角。卡环臂在拐过基牙的远中颊侧轴角（或远中舌侧轴角）时进入基牙的非倒凹区，随后逐渐向基牙的近中舌侧轴角（或近中颊侧轴角）𬌗缘靠拢，形成卡环的卡体部分。一般位于基牙轴角𬌗缘下 1～2mm 的非倒凹区，呈锐角。

2. 确定连接体位置的方法与单臂卡相同。

二、弯制卡环、连接体、后牙𬌗支托

弯制卡环中单臂卡环、双臂卡环、三臂卡环、间隙卡和圈卡为常用卡环。单臂和双臂卡环在五级中已要求掌握。

（一）弯制三臂卡

1. 制作𬌗支托

（1）弯制支托：弯制支托需选用直径 1.2mm 的 18 号不锈钢扁钢丝做弯制材料。首先使用弯制工具弯制出𬌗支托部分并做适当修整，𬌗面观的外形应做成尖向𬌗面中心的圆顶三角形，底面与𬌗支托窝呈球面接触关系，𬌗面不能影响咬合，线角圆钝，尽量与𬌗支托窝形状接近。然后弯制出支托连接体降段部分，要求让开基牙邻面倒凹。连接体的水平段一般位于缺牙区牙槽嵴的中线附近，并且距离组织面 1mm 左右。

（2）铸造支托：制作𬌗支托的蜡形后，经包埋、铸造后形成金属支托。铸造支托的连接体部分应具有足够的长度，以保证支托在义齿树脂中的稳定。常规铸造𬌗支托形态是：从𬌗面看呈圆三角形或勺形，近𬌗缘较宽，向𬌗面中心变窄；底面与支托凹呈球凹接触关系；侧面观，近边缘嵴较厚，非贵合金应 1.5mm 厚，向𬌗面中心渐薄；𬌗轴线角应圆钝，以防止支托在该区折断。𬌗支托尺寸：要求𬌗支托颊舌向宽度为磨牙颊舌径的 1/3 或双尖牙颊舌径的 1/3～1/2。其长度为磨牙近远中径的 1/4～1/3 或双尖牙近远中径的 1/3～1/2。

2. 弯制卡环臂、卡环体部分颊、舌侧卡环的卡环臂、卡环体弯制方法与双臂卡环一致。

3. 弯制卡环连接体部分　颊侧和舌侧卡环分别有自己独立的卡环连接体，弯制连接体降段与单臂卡环一致。在弯制连接体的水平段和上升部分时，要观察𬌗龈距离与支托连接体的位置和长度，使与𬌗支托的连接体平行形成水平段，放在模型上比试，在适当的部位作记号，用弯丝钳夹紧钢丝向上约 90°弯曲，形成连接体的上升段，并搭在𬌗支托的连接体上。其他要求和制作方法与双臂卡环一致。

（二）间隙卡环的弯制方法和步骤

1. 弯制间隙卡环卡环臂部分　卡臂尖位于观测线以下 0.5mm；在弯制卡环臂时可降低放置，有的间隙卡环可贴靠龈缘；间隙卡环颊侧上升部分要进入基牙的外展隙内，否则会引起卡环弹跳（图 2-4-11）。以前磨牙间隙卡环为例，剪取一段 10cm 左右的 20 号钢丝，目测牙冠形态和观测卡环线的位置，用尖嘴钳（或三叉钳）将钢丝弯曲适当弧形，使卡环臂进入颊外展隙，最终保证钢丝与卡环线一致。

2. 弯制间隙卡环卡环体部分　卡环臂完成后，在钢丝位于隙卡沟颊侧边缘处，用有色笔作标记，用尖钳夹住记号处下方 1mm，然后左手拇指向外侧按压钢丝，形成约 90°的弯曲；然后调整钢丝的方向使间隙卡的卡体部分与隙卡沟完全贴合（图 2-4-12）。

3. 弯制间隙卡环卡环连接体部分　在卡环臂位于隙卡沟舌侧边缘处做记号，用尖嘴钳夹住钢丝记号的卡臂一侧，压钢丝向下形成大于 90°的角度，形成间隙卡环连接体下降部分。倒转卡环，将卡环舌侧的转弯处抵在模型上隙卡沟下方的舌侧龈乳头处，在隙卡沟下方 4～5mm 处用有色铅笔划线，在记号处向舌侧弯曲，调整钢丝方向使连接体与组织面保持约 0.5mm 的距离，逐渐向前延伸形成连接体的水平段。水平段要有一定的波浪形弯曲（或将连接体锤扁），其走向应与基托的易折线相垂直（图 2-4-13）。

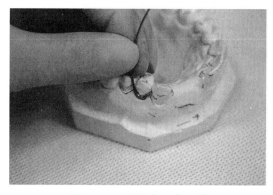

图 2-4-11　间隙卡环卡环臂

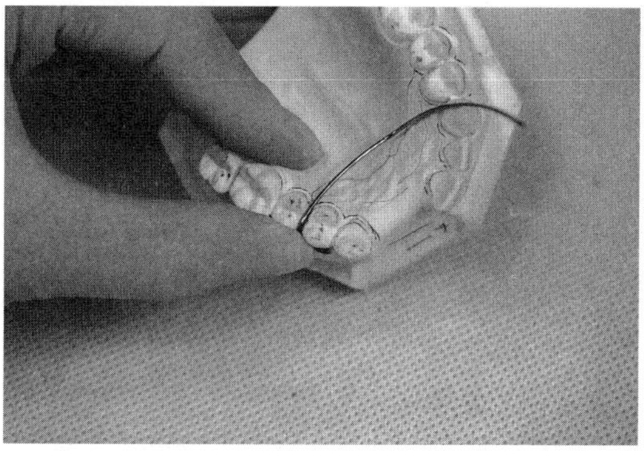

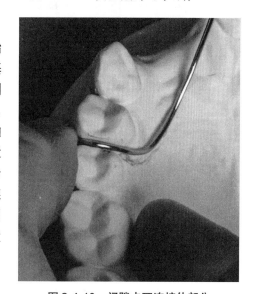

（三）圈形卡环的弯制方法和步骤

圈形卡环一般选用 19 号钢丝。从游离端开始首先弯制颊侧或舌侧固位臂部分，上颌起始于基牙的近中颊侧轴角，下颌起始于基牙的近中舌侧轴角，位于基牙观测线以下 0.75mm（图 2-4-14）。卡环臂在拐过基牙的远中颊侧轴角（或远中舌侧轴角）时进入基牙的非倒凹区，随后逐渐向基牙的近中舌侧轴角（或近中颊侧轴角）𬌗缘靠拢，形成卡环的卡体部分。因圈形卡环的卡环臂较长，其连接体部分可适当加长。其他制作方法与要求等同于 I 型卡的弯制，注意在四个轴面角的转弯点位置要准确，角度要适宜（图 2-4-15）。

图 2-4-12　弯制间隙卡环卡环体

图 2-4-13　间隙卡环连接体部分

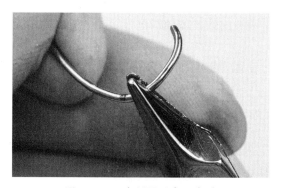

图 2-4-14　弯制圈形卡环卡臂

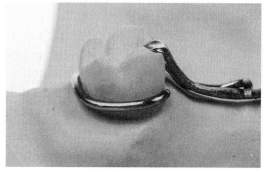

图 2-4-15　弯制圈形卡环完成

（佟　岱　周永胜　王　兵）

第三节　制作支架蜡型

【相关知识】

一、倒凹区、缓冲区和封闭区的处理原则和方法

（一）倒凹区的处理原则和方法

工作模型倒凹区，在开放的邻牙间隙、牙槽嵴的倒凹、深的前庭黏膜转折（组织倒凹）、阴性部件（附着体）下方部位等处。用填凹蜡填补模型上的所有倒凹，消除基托对龈乳突、牙槽骨等软、硬组织的压迫。

（二）缓冲区处理原则和方法

缓冲区主要在上颌隆突、上颌结节颊侧、切牙乳突、上颌硬腭、下颌舌骨嵴、舌隆突及牙槽嵴的骨尖、骨棱等区域，在上述各部分的石膏模型上，用填凹蜡填补一层作为缓冲，以免组织受压产生疼痛。

（三）封闭区的处理原则和方法

封闭区，主要是义齿边缘接触的软组织部分，如黏膜皱襞、系带附着部、上颌后堤区等。为了增加上颌义齿后缘的封闭作用，可以用雕刀在颤动线稍后方的表面削除 $0.5\sim1mm$ 的石膏，形成良好的边缘封闭以保证义齿固位。

二、翻制耐高温材料模型的方法

（一）翻制耐高温材料模型前的准备

1. 将已完成了模型设计的工作模型，置于石膏模型修整机上修磨。修磨时，不能损伤义齿需伸展的范围。修磨后模型的大小和厚度，以保证模型与翻制耐高温材料模型的型盒四周有一定的间隙为宜，最小距离大于 1cm。

2. 用有色硬石膏或填凹蜡，填除不利于义齿就位的倒凹。

3. 用薄蜡片，铺垫在缺牙区的牙槽嵴表面和需树脂包埋的连接体相应部位表面，预留出增力网状和连接体下方树脂的空间，以利于将来缓冲。铺蜡缓冲的范围应比金属基托约小，以保证金属基托边缘的封闭性，而缺失区牙槽嵴表面的铺垫蜡范围应止于牙槽嵴顶，特别是前牙区不宜伸展到唇面，以免影响排牙。在模型的硬区需铺蜡进行缓冲。所铺的蜡应封闭稳固，以防止复模时会产生移位而导致失败。

4. 用记号铅笔在工作模型上标出铸道口的位置，通常是在上颌腭顶或下颌口底中央（适用于反插法的铸道设计）。

（二）准备琼脂印模材料

熔化琼脂材料有两种方法：

1. 间接加热　将切碎的琼脂块，放入有盖容器内，然后再将容器置于水浴锅内间接加热。

2. 琼脂溶解机　仅需把琼脂切成碎块，放入机器内进行自动处理。此方法操作简单方便。

（三）置工作模型于型盒内的方法

先将石膏工作模型放入水中浸泡至完全饱和，以避免模型石膏吸收琼脂中的水分而和琼脂印模材料发生粘连，增加模型的湿润性。取出模型吸除表面过多的水分，将其放置型

盒内。

（四）灌注琼脂印模的方法

将复模型盒放置在振荡器上灌注。在夏季，为加速琼脂的凝固速度，可在琼脂灌注30min后放入冷水中浸泡。水的深度以型盒的下1/3为宜，时间20min。然后再加冷水将整个琼脂复模型盒浸泡在水中，维持30min，使琼脂达到完全凝固。最后从水中取出复模型盒，将工作模型从琼脂印模中取出，检查琼脂印模是否清晰完整。在灌注琼脂印模时要注意掌握好琼脂材料的复模温度，温度过高使铺垫在模型上的蜡软化变形，影响琼脂印模的精确度。温度过低，材料流动性差，容易造成灌注不全，导致复模失败。通常琼脂材料的复模灌注温度，冬天控制在50～55℃之间，夏天控制在45～50℃之间。另外，还应注意石膏模型从琼脂印模材料中取出的时间。取出过早，琼脂印模还未完全凝固，造成琼脂印模的准确性受到影响；取出过晚，琼脂材料有较大收缩，引起变形。

（五）灌注耐高温材料模型的方法

将琼脂印模连同型盒一道放置在振荡器上，将磷酸盐耐高温模型材料严格按生产厂家规定的粉液比例100g粉与13ml专用将液（或水）调拌好，进行耐高温模型的灌制。磷酸盐耐高温模型材料调拌方法有手工调拌和机器调拌两种，若设计反插法铸道，应在磷酸盐耐高温模型材料灌注前，先在作为总浇注口的琼脂印模相对应处（上颌在腭顶中部，下颌在口底）安置浇注口成型器，再灌注耐高温模型。

（六）耐高温模型的处理方法

将耐高温模型放置恒温箱内烘烤或自然放置，让其干燥。然后在耐高温模型表面涂布模型强化剂或放入融化的蜂蜡中，增加耐高温模型表面的强度，使其制作支架蜡型时不易受到损坏，并使支架蜡型紧密贴合在耐高温模型上；封闭耐高温模型上的微孔，避免包埋材料的液体被吸入；待高温去蜡后留有空隙，以便铸造时空气逸出。

三、支架铸道设计和安置的原则和方法

（一）铸道设计的原则

1．有利于蜡型料熔化后外流，燃烧及挥发。

2．能对铸型产生适宜的充盈力，并且能连续不断地补偿液态合金凝固收缩时所需补充的金属熔液，确保得到轮廓清楚、表面光洁、内外无缺陷的铸件。

3．不破坏蜡型整体形态，不因铸造收缩而使铸件受到牵拉变形。

4．不使液态合金产生涡流、紊流及倒流现象。

5．浇铸道宜粗不宜细，宜少不宜多，宜短不宜长，宜弯不宜直。

（二）铸道数目、直径和位置

与铸件的体积大小、类型有关。分为单一铸道和多铸道两种。

1．单一铸道　用直径6～8mm粗的蜡条。铸道位于蜡型的后缘中份或一侧，形成单一铸道。

2．多铸道　主铸道的直径为5～10mm左右，辅铸道的直径为2～2.5mm，铸道位于蜡型的上方或下方。

（三）对铸道的要求

1．总铸道至各分铸道距离应相等。

103

2．总铸道横截面积应稍大于各分铸道的横截面积之和。

(四) 铸道安置的原则

1．铸道的位置放置在不影响铸件外观处。

2．便于切割。

3．蜡型位于铸圈的上2/5部位，避开铸型热中心。

(五) 铸道安置的方法

1．上方铸道（正插法）　铸道口安置在蜡型的上方（即殆方），依靠多个分铸道连接蜡型各主要部分，辅铸道的直径为2～2.5mm。主铸道连接浇铸口成型器，主铸道的直径为5～10mm。多用于上颌或下颌金属殆垫的铸件。

2．下方铸道（反插法）　主铸道的直径为5～10mm，铸道口安置在蜡型所在的模型底部。在复模时用浇铸口成型器在上腭顶或下颌口底的中央形成主铸道口（也可以用微型打磨机开孔）分铸道的直径为2～2.5mm，一端与主铸道相连，另一端与蜡型的固位体、金属基托或网状部分相连，而分铸道的数目和方向则根据蜡型的形态和大小来决定。

3．后方铸道（垂直插法）　铸道的直径为6～8mm，铸道安置在蜡型后方，铸道与蜡型呈垂直关系，适用上颌全腭板。

4．螺旋形铸道（侧插法）　铸道的直径为6～8mm，按顺时针方向将铸道安置在蜡型的一侧，另一侧加辅助排气的逸气道。

(六) 注意事项

1．铸道最好作成弧形，避免直线，以减少由铸件收缩而引起铸件变形。

2．铸道体积和储金球与铸件大小的比例应适当，以补偿铸金的收缩，确保铸件完整。

3．设置逸气道，确保精细薄弱部分铸造完整。

4．浇铸口成型器上滴蜡，标记出铸道口的方位，便于铸造前正确安放铸圈，进一步提高铸件成功率。

【技能要求】

一、在工作模型上铺蜡并填倒凹

(一) 填倒凹

用加热蜡刀蘸上填凹蜡滴入软、硬组织的倒凹区内，用雕刻刀刮除多余蜡，不够处进行添加，再次用雕刻刀刮除多余蜡。然后放置观测台上，用铣蜡刀消除多余的蜡直至倒凹完全消除。

(二) 铺蜡

用厚度为0.5～1mm的薄蜡片，在酒精灯上烤软，铺垫在缺牙区的牙槽嵴表面和需树脂包埋的连接体相应部位表面，用雕刻刀修整，去除多余的蜡。在模型的硬区铺垫约0.3mm厚度的蜡进行缓冲（图2-4-16）。

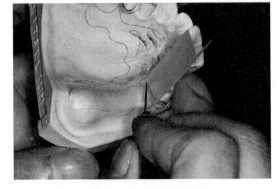

图2-4-16　工作模型铺蜡

二、翻制耐高温材料模型

（一）准备琼脂印模材料

1. 间接加热法　先将琼脂切成碎块，放入有盖容器内，然后再将容器置于水浴锅内，加热使水温达到沸点，容器内的琼脂受间接加温而逐渐溶化。在琼脂加温过程中，用玻璃棒不断搅拌，使其受热均匀，让溶化的琼脂成为均匀而光滑的流动体。待琼脂完全溶化后，将容器从水浴锅内取出，并用玻璃棒进行搅拌，避免琼脂表面凝固。使琼脂温度逐渐降至所需的复模温度。

2. 琼脂溶解机　把琼脂切成碎块，放入溶解机内，插上电源，打开机器开关进行自动处理（图 2-4-17）。

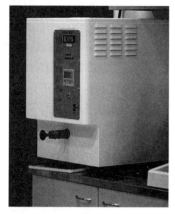

图 2-4-17A　琼脂机溶解琼脂

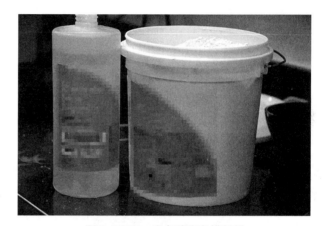

图 2-4-17B　准备琼脂印模材料

（二）置工作模型于型盒内

将石膏工作模型放入水中浸泡至完全饱和（无气泡冒出），取出模型吸除表面过多的水分。然后在下层型盒中心的活动盖板上放上粘蜡，将石膏工作模型固定在中央，防止灌注琼脂印模时石膏模型发生移位。盖上上层型盒，不加顶盖；成品型盒仅用粘蜡将模型底部固定在型盒底部的中心即可（图 2-4-18）。

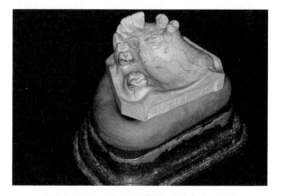

图 2-4-18　置工作模型于型盒内固定

（三）灌制琼脂印模

将复模型盒放置在振荡器上，琼脂由型盒边沿顺一个方向缓慢注入，同时开动振荡器振动复模型盒，排出琼脂中气泡，直至盛满整个琼脂复模型盒，并稍溢出点，以补偿琼脂凝固时的收缩，然后让其自然冷却。待冷却后取下活动盖板，小心将工作模型从琼脂印模中取出，并检查琼脂印模有无气泡、裂纹、表面是否清晰完整（图 2-4-19）。

（四）灌制耐高温模型

将琼脂印模连同型盒一道放置在振荡器上，把磷酸盐耐高温模型材料按粉液比例放入干净的橡皮碗内,用调拌刀调拌 15s 到达完全润湿后,再放入真空搅拌机中调拌 30~60s 后取出,灌注于琼脂印模内。若采用手工调拌,调拌时应顺着一个方向并稍加压,调拌 60~90s 材料由稠变稀,待调拌均匀并具有良好的流动性后用于灌注。先放少量的材料从模型最高处开始,使材料从一侧流至另一侧。在灌注同时开启振荡器,边振荡边灌注,以利于材料的流动和空气的排除。待磷酸盐耐高温模型材料完全凝固后(约 1h),用小刀把琼脂去掉一部分,再从琼脂印模中缓慢地取出复制的耐高温模型(图 2-4-20)。

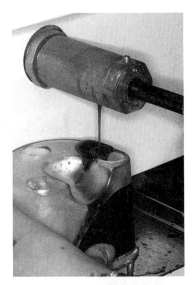

图 2-4-19　灌制琼脂印模

(五)耐高温模型处理

将耐高温模型放置 100℃ 恒温箱内烘烤 1h 或自然放置 24h,让其干燥(图 2-4-21)。然后在耐高温模型表面涂布模型强化剂或放入 120℃ 左右已融化的蜂蜡中(图 2-4-22),浸泡 30s 取出,放入 100℃ 烘箱内烘烤 10~15min,使耐高温模型上的蜂蜡均匀吸收后取出,让其自然冷却。最后用记号铅笔将已转移至耐高温模型上的金属网、卡环、支托、连接体等义齿支架的位置和形状描绘清晰,便于支架蜡型的制作,描绘时要注意不能损伤耐高温模型。

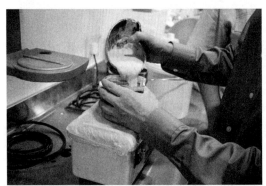
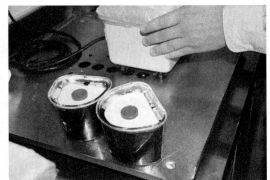

图 2-4-20　在振荡器上灌注耐高温模型

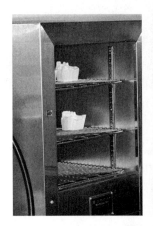
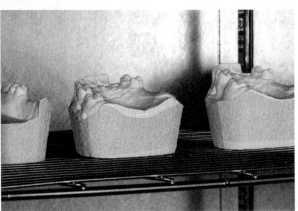

图 2-4-21　箱内烘烤磷酸盐模型让其干燥

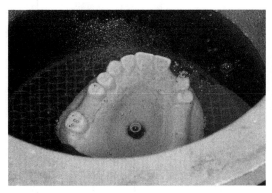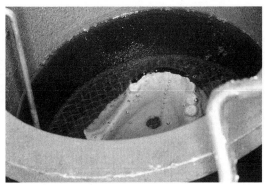

图 2-4-22 耐高温模型放入融化的蜂蜡中

三、安置支架蜡型的铸道

(一) 正插法

取一根直径为 2～2.5mm,长度约 3cm 的蜡条,将一端压扁形成 R 型。经弯曲后用熔蜡将其连接在蜡型的近网状处,上端(与浇铸杯相连端)应位于蜡型的中心部位。然后在多根分铸道相汇合的部位上端用熔蜡连接上浇铸杯(型孔座)(图 2-4-23)。

(二) 反插法

先将一根直径为 10mm 左右主铸道安放在铸型底座上(型孔座)形成浇铸口,再把蜡型连同耐高温材料模型固定于其上。然后用直径为 2～2.5mm 蜡条由模型底部主铸道处分出 2～4 根分铸道,末端连接于蜡型的边缘。最后用熔蜡将主铸道、分铸道、蜡型及浇铸口连接起来(图 2-4-24)。

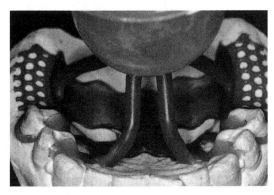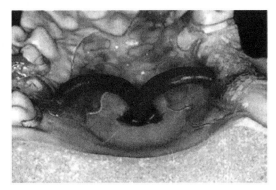

图 2-4-23 正插法　　　　　　　　　　图 2-4-24 反插法

(三) 垂直插法

取直径约 6mm,长度约 2.0cm 蜡条,一端稍压扁后直接与蜡型后方相连,另一端接上型孔座(图 2-4-25)。

(四) 侧插法

取直径约 6mm,长度约 2.0cm 蜡条,加热弯曲呈螺旋状,按顺时针方向将铸道连接在蜡型的一侧,铸道一端连接蜡型,另一端连接型孔座(图 2-4-26)。然后用直径为 1mm 蜡条安置在蜡型的另一侧,作辅助排气的逸气道。

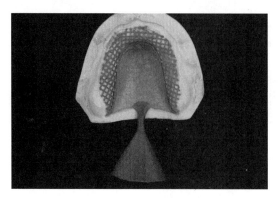

图 2-4-25 垂直插法

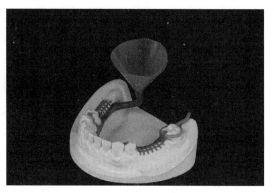

图 2-4-26 侧插法

第四节 制作基托蜡型

【相关知识】

一、三单位及以上基托蜡型的制作方法

(一)单纯的多颗前牙基托蜡型的制作方法

单纯的多颗前牙,唇基托蜡型的大、小以两边的天然牙为界。舌、腭侧基托蜡型可延伸至第二前磨牙或第一后磨牙的舌侧远中,基托蜡型厚度一般为 1.5～2mm。若牙槽嵴有明显的吸收或伴有骨质缺损,基托蜡型应适当扩大加以修复。舌、腭侧基托蜡型厚度约 1.5mm,基托蜡型边缘应呈薄斜面,不能形成明显的台阶,以免造成发音障碍和不适感。唇侧基托的厚度可依据患者面部丰满度的需要而定,但要注意颈缘线与余留牙的连续性和对称性,同时要雕刻出根部形态,增加义齿的真实感。基托蜡型与口内天然牙接触的舌侧边缘,应达到牙冠最突点以上 1mm,接触龈缘部分要做缓冲,以免压伤龈缘。

(二)多颗前牙伴后牙基托蜡型的制作方法

多颗前牙伴后牙,唇、颊侧的基托蜡型大、小应以缺失间隙近、远中为界。舌、腭侧基托蜡型的大、小则视缺失牙的多少和义齿的支持形式而定。缺失牙越多基托蜡型越大,若义齿主要靠黏膜组织支持者,基托蜡型也应适当加大。基托蜡型厚度约 2mm,在骨隆突区应稍厚,以便组织面的缓冲。基托蜡型在唇、颊侧边缘也应稍加厚,以保持义齿的边缘封闭作用。但在上颌腭侧后缘应稍薄,以减少戴义齿的不适感。基托蜡型与口内天然牙接触的舌侧边缘,应位于牙冠最突点以上 1mm。凡颊侧有单臂卡环和间隙卡环的,基牙的舌侧一定要做成高基托,起对抗作用和防止食物嵌塞。基托蜡型磨光面应光滑,在唇、颊、舌腭侧面都应呈凹斜面,以利于唇、颊软组织及舌的功能活动,并有助于义齿的固位和稳定。基托蜡型唇、颊面人工牙的颈缘线应与相邻天然牙协调一致,并形成似现非现的牙根突度。

(三)基托蜡型制作的注意事项

1.基托蜡型的大小 较大的基托可以分散和负担较大的𬌗力。基托面积越大,牙槽嵴黏膜上单位面积所承受的𬌗力越小,固位也越好。但是基托面积越大,相应地也缩小了口腔范围,影响发音,增加了不适感。缺牙数目少,义齿为基牙支持,基牙和牙槽嵴的条件好者,基托应尽量做得小巧。缺牙数目多,远中游离端缺失,义齿主要为黏膜支持,基托则要适当加大。

2. 缓冲区 在上颌隆突、尖牙区唇侧、上颌结节、下颌隆突(前磨牙舌侧区)等硬区的基托蜡型应适当加厚,以便临床戴牙时的缓冲,防止义齿产生压痛和翘动。

3. 基托蜡型的边缘 应控制好蜡型的边缘厚度,做好封闭。

4. 基托蜡型的外形 应有正确牙龈外形和固位形,完成后的基托蜡型表面光滑、颈缘线清晰、厚度一致。

二、磨光面、边缘外形的生理意义

(一)基托蜡型磨光面的外形

应呈凹斜面,表面光滑、颈缘线清晰、厚度均匀一致,并且还应有良好的固位。

(二)基托蜡型边缘的外形

应避开所有的唇、颊及舌系带。除腭侧边缘成薄斜面外,其余所有的基托蜡型边缘要圆钝、光滑,使义齿边缘不刺伤黏膜,又获得良好的封闭作用。

三、倒凹区、缓冲区和封闭区的处理原则和方法

(一)倒凹区的处理原则和方法

1. 处理原则 将模型上的倒凹区用有色硬石膏填补。

2. 方法 参见前文。

(二)缓冲区的处理原则和方法

1. 处理原则 在石膏模型上将缓冲区用有色硬石膏填补一层作为缓冲。

2. 方法 先将石膏模型放在清水中浸泡5min取出,用纸巾将表面多余的水分吸干。取少量的有色硬石膏,加水在橡皮碗内调拌成糊状。用小调拌刀将其置于缓冲区部位,再用小排笔蘸水刷去多余的部分,并用雕刀修整糊剂表面形状。每处的填补量,应根据骨突范围的大小掌握石膏糊剂的用量,而在上颌结节和上颌硬区的表面应填补约1mm的厚度。

(三)封闭区的处理原则和方法

1. 全口封闭区位置 全口后缘的封闭区即为后堤区,后缘的位置以及后堤区的封闭,对维持全口义齿的稳定和有助于固位具有非常重要的作用。上颌后堤区位于前后颤动线之间,一般在腭小凹与两侧翼上颌切迹连线后2mm处为后堤区的后缘。其最宽部分位于腭中缝两侧与翼上颌切迹之间的区域,最窄部分在腭中缝和翼上颌切迹区。下颌后堤区位于下颌两侧磨牙后垫区。

2. 处理原则

(1)上颌后缘封闭区(后堤区)的处理原则:后缘封闭区宽度除按正常的处理原则考虑外,还应考虑颤动线处软腭的形状。

1)腭弓区平坦,软腭略有下垂,后缘封闭区向后延伸可稍宽,封闭效果更好。

2)腭弓区较高,软腭接近垂直下垂,此类后缘封闭区窄,如按正常宽度可造成义齿向前下推移。

3)腭弓区的形状界于前二者之间。后缘封闭区的宽度适中,封闭效果良好。

(2)下颌后缘封闭区(后堤区)的处理原则:作下颌后缘封闭区处理时,沟不宜刻得过

深,以免过分压迫组织,使其改变位置。

3. 方法

(1)上颌后缘封闭区(后堤区)的处理方法:先用雕刀在石膏模型的腭侧标出后缘线,然后沿此线刻入模型深 1.0～1.5mm,再从此线向前延伸 3～5mm,逐渐变薄;左右方向是越靠近腭中缝、越靠近两侧牙槽嵴越浅;沟的宽度在腭中缝处约 2mm,在两侧翼上颌切迹约 1mm。在中间区域可达 4～5mm。

(2)下颌后缘封闭区(后堤区)的处理方法:在下颌石膏模型上,用雕刀在两侧磨牙后垫的中 1/3 处刻出深和宽度各 0.5～1mm 的沟,形成下颌后缘封闭区,使义齿后缘压入软组织内,加强封闭。

【技能要求】

一、完成三单位及以上的可摘局部义齿的铺蜡、制作蜡基托的牙龈外形

1. 铺蜡 根据基托的范围,先用电蜡刀蘸上熔蜡,在组织面滴上薄薄的一层。然后,在酒精灯上将基托蜡片烤软贴压在模型相应的部位上,用雕刻刀切去多余的蜡片,再用热蜡刀蘸上熔蜡封闭基托蜡型的边缘,以避免装盒时石膏流入蜡基托和模型之间,影响义齿与口腔黏膜的密合,修整蜡基托的厚度使其保持在 1.5～2mm,缓冲区适当加厚。

2. 制作蜡基托的牙龈外形 在牙的唇侧面用雕刻刀与人工牙轴面成龈向 45°角,由一侧牙间隙顺着人工牙的牙颈,到另一侧牙间隙雕刻出龈缘的形状,使整个龈缘线清晰对称,并在两牙之间雕刻出龈乳突和略微凹陷的外展隙。然后再在牙根部牙龈处,将相当于人工牙根和牙根之间的部分雕刻出"V"状沟,使牙颈线形成部和基托边缘有圆滑延伸(图 2-4-27)。

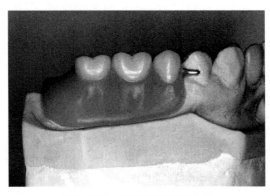

图 2-4-27 蜡基托的牙龈外形

二、处理蜡基托磨光面和的边缘的外形

1. 处理蜡基托磨光面的外形 用雕刻刀将基托蜡型磨光面的外形雕刻成凹斜面,以适应唇颊、软组织和舌的功能活动,增进义齿固位(图 2-4-28)。

2. 处理蜡基托边缘的外形 用蜡刀蘸上熔蜡,加蜡使边缘厚度 2.5～3mm,同时使边缘与模型贴合,用雕刀修整边缘,使蜡型边缘光滑呈圆钝状(图 2-4-29)。

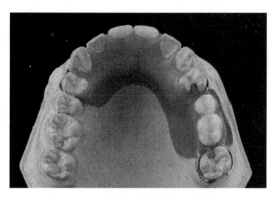

图 2-4-28　基托舌侧磨光面的外形

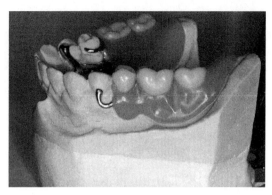

图 2-4-29　制作完成的磨光面及边缘的外形

（周　敏　任　薇　董　博　杨兴强）

第五章 上殆架、排牙和雕牙

第一节 上 殆 架

【相关知识】

一、咬合记录的种类

（一）在模型上利用余留牙确定上、下颌牙的殆关系

此法简便易行,适用于缺牙不多,余留牙的上、下颌咬合关系正常者。只要将上、下颌模型根据殆面形态相互对合,即能看清楚上、下颌牙的正确位置关系,用有色铅笔在上下颌模型的相关位置,如牙齿的颊面画对位线,标出殆关系,便于在义齿制作过程中反复校对殆关系。

（二）利用蜡殆记录确定上、下颌关系

口内余留牙较多,有可以保持上、下颌垂直关系的后牙,但在模型上却难以确定准确的殆关系者,可采用蜡殆记录确定。将蜡片烤软叠成 2 层的宽约 1cm 的蜡条,置于患者口内下颌牙列的咬合面上,诱导患者咬合在多次练习已经确定的正中殆位上。待蜡条硬化后自口内取出,用锐利的刀片修整牙尖印记以外尤其是与黏膜接触部分的多余的蜡,再放回口内确认咬合关系的正确性和蜡殆记录没有变形后,取出蜡殆记录并准确复位于模型上,对好上下颌模型,即可获得正确的颌位关系。

（三）利用殆堤记录上下颌关系

对于因余留牙与缺牙间隙的位置关系、患者的习惯性咬合等原因,导致下颌位置不稳定或缺失牙齿较多的患者。例如:缺失牙多,余留牙少,且余留牙的分布局限于某一区,其他区域不能保持正确关系者;单侧或双侧游离端缺牙,且每侧连续缺牙两个以上,或上下牙列所缺牙无对颌牙相对,但仍有余留牙维持上下颌垂直距离者;咬合紊乱,在口外模型上找不到一个恒定的正中殆关系者。需用殆堤记录上下颌的位置关系。

对于因咬合磨耗等原因致垂直距离过低,需升高咬合者;上下颌交叉缺牙,对颌牙伸长或缺牙区殆龈距离过低,修复困难,需升高咬合者;一牙列为无牙颌,另一牙列为牙列缺损;后牙缺失,前牙覆殆加深致垂直距离过低者,需在口内重新确定垂直距离和正中关系后,用殆堤记录上下颌关系。

二、半可调式殆架的种类

有的半可调殆架设定时,前伸髁导斜度通过口内获取的静态前伸颌位记录获得;侧方髁导斜度一般通过 Hanau 的经验公式（L=H/8+12）计算所得,以 Hanau H 殆架为代表。

而有的半可调殆架设定时,前伸髁导斜度及侧方髁导斜度均可以通过口内获取的前伸及前侧方运动的静态颌位记录获得,以 Amman Girrbach 半可调殆架为代表。

三、半可调式殆架的结构

1. 上颌体　上颌体相当于人体的上颌,呈"T"形。其前部有上下方向的穿孔,切导针穿过此穿孔。其中部有螺丝穿过穿孔固定附于上颌体下面的架环。其后部的横行部的两外侧端连接有髁杆,髁杆外套髁球,借髁球与侧柱的髁导盘相关联。上颌体底面有一架环,用作固定上颌模型。

2. 下颌体　相当于人体的下颌,也呈"T"形。前部连有切导盘。下颌体中部有固定架环。下颌体的后外侧部连接侧柱下端。内侧可见侧方髁导指标刻度(0～20°)。在相当于下颌体的切导盘圆凹和侧柱凹的下面有三个柱脚。下颌体上也有一个架环,用于固定下颌模型。

3. 侧柱　侧柱上端具有一圆形的髁导盘,其外侧面可见前伸髁导指标刻度(-40°～+80°)。髁导盘中部有一髁槽,槽内容纳一髁球,髁球中心为髁杆穿过。当髁槽处于水平位置时,刻线指向前伸髁导指标的 0,就表示前伸髁导斜度为 0。髁导盘的后上方附有螺丝可改变髁槽的方向。即松开螺丝,前后向搬动螺丝可改变髁槽的方向。

【技能要求】

一、半可调式殆架的调整方法

将切导针固定在零刻度,使上下颌体平行;切导盘调至水平,两侧前伸髁导斜度固定为25°,髁球紧贴髁槽前壁并扭紧正中锁;侧方髁导斜度调为15°。

二、上半可调式殆架的方法步骤

打开殆架上颌体,将上颌石膏模型戴入殆托。然后调拌石膏,将上颌模型固定在殆架上颌体的架环上。待石膏硬固后,拆除面弓及殆叉,取下殆叉时可先用酒精灯烧热殆叉柄,待与殆叉接触的蜡软化后,则可较容易地将殆叉与蜡堤分离。然后将殆架上下翻转,利用颌位关系记录对颌上下殆托和模型,用同样方法将下颌模型固定在下颌体的架环上。用此方法上殆架时模型与架环固定连接,模型不能方便地直接从殆架和架环上取下和复位。为了便于义齿制作完成后重新上殆架调殆,可采取模型分段式上殆架。方法是,首先要将上下颌石膏模型底面修平整,在模型底面各预备三条放射状"V"形定位沟,在"V"形定位沟以及模型底面中央区域涂分离剂两遍,保留距模型边缘 8mm 左右宽度不涂分离剂,待分离剂干燥后,调拌石膏置于模型底面和殆架架环之间。为了避免石膏收缩造成上殆架时轻微变形,可以先加石膏到距离架环 5mm 处,待石膏硬固后再调少量石膏与上殆架环相连。采用模型分段式上殆架使模型和固定模型的石膏之间可分离、复位,这样如果在装盒时使用分层包埋,开盒时可以将义齿和模型整体取出,上回殆架上进行选磨调殆。

三、上半可调式殆架的注意事项

1. 检查上下模型的咬合关系是否正确无误,上下模型的前后中线是否一致。

2. 按照模型修整的方法在模型修整机上修整模型,使上下颌模型的高度在𬌗架上下颌体的高度范围内,但是模型底座不能修整太多,必须保持模型要有一定的抗压强度。

3. 模型修整完成后,在模型底座上用雕刻刀刻出固位槽以增加固位,同时在上下模型后壁的中线位置划线,以利于上𬌗架时模型正确对位,然后将模型放在水中浸湿以备上𬌗架。

4. 检查切导针与切导盘是否接触。

5. 检查𬌗架各部位残留的石膏是否去除干净。

第二节　可摘局部义齿排牙或雕牙

【相关知识】

人工牙是义齿结构上用以恢复丧失的天然牙,以恢复牙冠形态和咀嚼功能的部分。除少数需要定制外,绝大多数的人工牙采用市售的成品人工牙,生产商提供不同形态、颜色、尺寸和材料的人工牙供临床选用。

(一) 按制作的材料,人工牙分为树脂牙、瓷牙和金属牙

1. 树脂牙　包括丙烯酸树脂牙和复合树脂牙,国内广泛应用,质轻、韧性好、容易调磨,与丙烯酸塑料基托结合牢固、价格低;缺点是硬度低、耐磨性较差,容易老化、变色。与基托连接方式为化学连接。

2. 瓷牙　硬度高、耐磨性好、颜色效果好、不易变色;但瓷牙较重、脆性大、不易调磨,与基托的结合为物理嵌合,脱落后不易添加修补,现很少使用。与基托连接为钉、孔的机械连接。

3. 金属牙　金属牙强度好、耐磨性好,便于与铸造部分连接,主要用于后牙修复空间不足的情况。可整体为金属或作为树脂牙加强的金属咬𬌗面。

(二) 按制作方法,人工牙分为成品牙和个别制作牙

牙齿形态或颜色特殊、𬌗位关系异常、𬌗龈距离过低或缺隙过窄等无法排列成品牙时,可选用个别制作牙。

(三) 按𬌗面形态,人工牙分为解剖式牙、非解剖式牙和半解剖式牙

1. 解剖式牙　也称有尖牙,牙尖斜面与底面的交角即牙尖斜度为 30°～33°,与刚萌出的天然牙面相似。正中𬌗时,上下颌牙间有良好的尖凹扣锁关系,咀嚼功能较好,形态自然,但咀嚼运动时,侧向力大,不适用于义齿固位差或对颌牙已有明显磨损的患者。

2. 非解剖式牙　也称无尖牙,无牙尖或牙尖斜面,也即牙尖斜度为零度,轴面形态与解剖式牙类似,𬌗面有溢出沟。正中𬌗时,上下颌牙间无尖凹扣锁关系,咀嚼运动时,侧向力小,对牙槽骨的损害小,适用于义齿固位差或对颌牙已有明显磨损的患者。

3. 半解剖式牙　临床应用较广,牙尖斜度为 20° 左右,上下颌牙间有一定尖凹扣锁关系,咀嚼效能较好,比解剖式牙的侧向力小。

【技能要求】

一、可摘局部义齿人工前牙的排列

1. 单个前牙缺失,若人工牙略宽,将人工牙邻面唇舌向的中 1/3 磨成斜向舌侧的斜面,

保留其唇面形态；若人工牙略长，则按龈缘外形磨短人工牙颈部及盖嵴部，使其与缺隙区唇侧牙槽嵴贴合；若人工牙略厚，则可磨改人工牙的盖嵴部或舌面，边磨边调整人工牙的外形。将调磨好的人工牙用蜡固定在缺隙区，若缺隙区牙槽嵴丰满，可不做唇侧基托，并按上下颌的咬合及与相邻牙的关系，调整人工牙至恰当的位置。参照邻牙或对侧同名牙及对颌牙来排列人工牙的唇舌向、近远中向倾斜度及与殆平面的关系，以求协调和对称。

2. 多个前牙缺失，排牙前先将模型缺隙区涂以分离剂或将模型在水中浸湿，以便排牙后可将人工牙连同蜡基托取下后在患者口内试戴，同时也不会损坏模型。然后，取小块基托蜡片，烤软后铺于缺隙区，修去蜡片多余部分，用热蜡刀烫软基托蜡，再将选好的人工牙固定在上面，以中线为准，分别对称排列左右中切牙、侧切牙和尖牙，并按要求调整至合适的位置。注意蜡刀不宜过热，以免将蜡过度熔化而粘于模型上，使蜡基托不易取下，而且易损坏模型。最后，在患者口内试戴排好的人工牙后，再继续完成义齿制作。

二、可摘局部义齿人工后牙的排列

1. 远中游离缺失，单侧或双侧多数牙游离缺失，后牙应排在牙槽嵴顶上，根据上下颌缺牙区牙槽嵴顶间殆关系来确定后牙排列。若上颌牙槽骨吸收较多，嵴顶腭向移位时，应排成反殆关系，否则，在牙槽嵴上过偏颊侧排列，会加速牙槽嵴吸收，影响义齿固位，且易造成基托折裂。

2. 单颌后牙多数缺失，应根据缺隙及余留牙的情况进行排牙。

（1）若缺牙间隙正常，对颌天然牙排列位置正常，宜选用型号合适的成品树脂牙进行排列，但需对树脂牙的面及盖嵴部进行磨改，使其与对颌天然牙建立良好的殆关系，并与支架连接部吻合。

（2）若对颌天然牙伸长，形态特殊或排列不齐，排列成品牙有困难，可根据对颌牙的咬合印迹雕塑蜡牙后，再置换成树脂牙或铸造牙。

（刘洪臣　李鸿波）

第一节 树 脂 成 型

【相关知识】

一、装盒方法的种类和用途

1. 正装法 正装法又称为整装法,将工作模型、固位装置、人工牙、铸造支架等部分全部固定在下层型盒内,仅暴露人工牙的舌腭面和蜡型基托。此方法的优点是:人工牙和卡环不易移位,咬合关系稳定,便于在下层型盒内充填树脂(详见五级相关内容)。

2. 反装法 反装法又称为分装法,将工作模型包埋固定在下层型盒内,而将人工牙、基托及支架全部暴露,翻到上层型盒(图 2-6-1)。当除蜡开盒时,只有模型在下型盒中,其他部分均被翻置于上层型盒,装胶工艺在上层型盒内进行。树脂装胶时局部义齿的基托多充填于下半盒内,总义齿多填于上型盒中。

3. 混装法 此方法是可摘局部义齿最常用的装盒方法。将工作模型、支架或人工前牙(唇侧无基托)包埋在下层型盒的石膏内,暴露剩余人工牙(主要是人工后牙)、颊舌侧蜡基托的大部分(图 2-6-2)。当除蜡开盒时,一般人工前牙(唇侧无基托)、支架都是包埋在下层型盒内,其他剩余或全部人工牙翻到上型盒内。

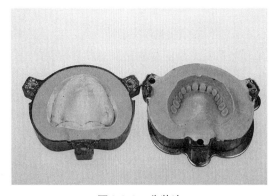
图 2-6-1 分装法

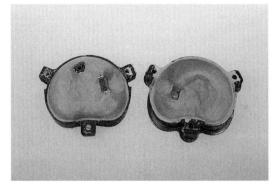
图 2-6-2 混装法

二、反装法、混装法的步骤和注意事项

反装法与混装法的操作步骤和注意事项与正装法相同。但是要注意反装法在包埋下层

型盒时，要趁石膏流动性较大的时候，将工作模型包埋固定在下层型盒内，而将人工牙、基托及支架全部暴露，翻到上层型盒。混装法在包埋下层型盒时，要趁石膏流动性较大的时候，将模型、卡环、人工前牙及义齿蜡型的唇、颊、舌（腭）侧的基托进行包埋和固定。

三、三单位树脂充填的方法

三单位及以下的可摘局部义齿树脂充填的方法，与五级中一单位可摘局部义齿树脂充填的方法相同，只是牙托粉用量随着义齿充填部分增多而相应的增加克数（图2-6-3）。

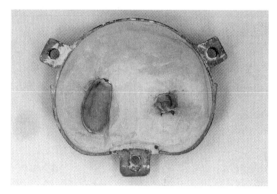

图2-6-3 三单位树脂充填

四、混装法可摘局部义齿树脂充填的注意事项

1. 根据义齿类型和大小选择树脂使用的克数。

2. 根据说明书调拌基托树脂。具体操作手法参考正装法树脂充填内容。

3. 装胶前需要再次检查型盒内部的各个装置的位置是否准确。

4. 清洁双手后取适量处于面团期的树脂，适当揉捏使树脂颜色均匀后，填入型盒中的石膏腔内。

5. 装胶时注意用力不要太大，避免破坏模型腔，同时树脂应集中在型腔内，树脂充填量应较实际用量稍多一些，并防止杂质掺入。

6. 装胶位置根据具体情况进行选择。

7. 对于游离端义齿基托、牙槽嵴低平或牙槽嵴缺损的义齿基托，树脂充填后可加盖上层型盒适当加压后打开，再次适量加入树脂以防充填不足。

五、反装法可摘局部义齿树脂充填的方法和注意事项

反装法可摘局部义齿树脂充填的方法与混装法的操作步骤和方法相同，不同的是在充填树脂时，充填位置在上型盒内，通常是在树脂的面团晚期完成装胶操作。其他操作手法和注意事项参考正装法和混装法的装胶步骤和内容。

六、自凝树脂充填的方法和注意事项

（一）自凝树脂充填的方法

1. 先将适量的自凝牙托水加入调杯内。

2. 加自凝牙托粉,粉液比为 2∶1(重量比)或 5∶3(容量比),一次缓慢调匀,加盖放置。调拌时应避免产生气泡。

3. 自凝树脂调和后,所允许的操作时间是有限的。一般在糊状期塑形,此期间流动性好,不粘丝、不粘器具,容易塑形。若塑形过早,调和物流动性太大,不易塑形;若塑形过迟,调和物已进入粘丝期,易粘器具,不便操作,也容易带入气泡(图 2-6-4、图 2-6-5)。

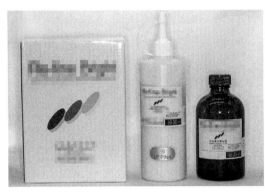

图 2-6-4　自凝树脂材料

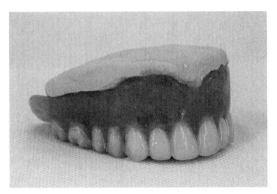

图 2-6-5　自凝树脂充填

(二)自凝树脂充填的注意事项

1. 调和时,应沿杯壁缓慢平稳搅动,一次调匀,以避免将空气带入树脂内部。

2. 通过适当的加温或降温措施,控制树脂的聚合时间,既保证充足的操作时间,又使固化时间不致过长。

3. 树脂成形前,模型应浸水并涂以分离剂,使石膏和树脂不致粘连;同时也可以避免干燥的石膏模型大量吸收单体,造成基托组织面的粗糙和微小气泡。

4. 自凝牙托水应密闭于深色容器内,注意避热、避光。

【技能要求】

一、选择正确的装盒方法

1. 前牙唇侧无基托的可摘局部义齿使用正装法(整装法)。

2. 卡环在下层型盒包埋操作不便、缺牙多而余留牙少的局部义齿和全口义齿使用反装法(分装法)。

3. 混装法最常使用,其优点是:支架与工作模型包埋在一起位置固定、不易移位;可以保证𬌗支托至牙槽嵴的距离不变;缺牙区牙槽嵴暴露,牙冠和基托的树脂分别填于上、下型盒内,有利于涂分离剂和填充树脂。

二、反装法和混装法装盒操作

反装法、混装法的装盒方法与步骤和五级中正装法相同,但反装法是将工作模型包埋固定在下层型盒内,将人工牙、基托及卡环固位体全部暴露。混装法是将模型、卡环固位体、人工前牙(唇侧无基托)进行包埋和固定在下型盒,义齿蜡型和剩余人工牙暴露。

三、缺失三单位及以上的可摘局部义齿树脂充填

三单位及以上的可摘局部义齿可根据修复类型选择正装法和混装法进行装盒,因此具体操作手法参考正装法和混装法的树脂充填方法。

四、使用自凝树脂完成矫治器树脂充填

1. 在模型表面涂布分离剂。
2. 按照比例调拌树脂。详见相关知识中自凝树脂充填方法中的调拌方法。
3. 在树脂处于糊状期时进行填充、塑性。
4. 根据需要自凝树脂成型可采用加温或加压处理。
5. 待树脂凝固后,修整树脂表面形态并抛光。

第二节 打 磨 抛 光

【相关知识】

一、金属支架适合性的检查方法

当支架完全就位后,需要整体检查(图 2-6-6):
1. 支架的各个部分是否与模型密贴。
2. 是否满足铸造支架制作的要求。
3. 是否与当初模型设计结构完全一致。
4. 检查支架的咬合情况。
5. 是否损伤模型,特别是基牙区域。
6. 卡环组织面的下缘是否完整保留。

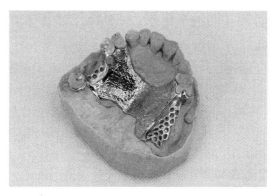

图 2-6-6　支架就位

二、铸件打磨抛光的原则

1. 打磨前要仔细查看设计单并与铸件对照、进行比较、观察有无缺陷,对于铸件中比较特殊的、薄弱的部位要充分注意,做到心中有数。

2. 打磨顺序一般从大连接体、小连接体、支托和固位体,所使用的打磨工具也逐渐由大到小。

3. 打磨方法由粗磨到细磨,铸件的清理与磨光顺序应严格按照由粗到细的原则,即切除铸道→粗研磨→中研磨→细研磨→磨光→抛光这一工作程序,使用的磨具亦是由粗颗粒→中颗粒→细颗粒逐步进行,以提高工作效率。

4. 保证规定的标准数值不发生改变,铸件的各部分有一定的要求,制作熔模时,为了能保证精确尺寸应注意正确使用研磨工具。

5. 防止变形,从铸件的清理到磨光全过程都存在着铸造支架变形的危险,如将铸造支架从铸型中脱出时的变形,打磨时造成卡环、支托的变形,由于打磨产热使铸件变形等。

6. 用力要适当,研磨全过程中,应严格遵循高转速、轻压力的原则。因为转速越快,压力越大则形成的切痕就越深;压力越轻则形成的切痕就越浅。切痕深则加重后序工作的负担,也易造成铸件各组成部分标准数值的改变。因此,铸件的粗打磨、细打磨,乃至抛光的全过程均应遵循高转速、轻压力的原则来进行。

三、电解抛光的注意事项

1. 电解液的温度最好适中,温度过高、过低都会影响支架的电解效果。

2. 电解抛光过程中要随时搅拌电解液,使析出的气泡能自由排出,防止气泡附着在铸件表面,形成气体绝缘层而影响抛光效果。

3. 根据合金成分不同选择适当的电解液。

4. 电解液要新鲜、干净,并应定期更换。

5. 电解过程结束后铸件要用流水冲洗干净。

6. 电解液要统一收集、处理,不能随便倾倒。

7. 电解液要避免与皮肤、眼睛等部位接触。

8. 电解机应放在通风好或设有排风系统的操作间内。

四、树脂基托打磨抛光的基本原则、要求和注意事项

(一)树脂基托打磨抛光的原则、要求

1. 打磨 打磨包括切削和研磨两个步骤。切削是指用刃状或粒度较粗的磨具修整物体表面及外形,以减少物体体积为目的的过程。打磨工具(简称"磨具")在电动机械的带动下旋转,产生压缩应力,使物体的表面及外形得到改变和改善。研磨是指用粒度较细的磨具对物体表面不断进行平整,以减小物体表面粗糙为目的的过程。研磨越细致,物体表面越光滑。应遵循以下原则:

(1)打磨应遵循从粗到细,先平后光,打磨方向应保持一致。

(2)保证基托的大小和伸展范围,厚薄要适当。

(3)充分暴露固位体、支托。

(4)不损伤基牙和卡环。

(5)合理缓冲基托组织面。

(6)注意打磨时的转速和力度,防止变形和折断。

2. 抛光 抛光是在打磨的基础上对基托表面进行的光亮化处理。机械抛光是利用抛

光材料反复摩擦物体表面,使表面细小微粒高低相对一致,在光线下,其反射光的角度均匀一致,表面高度光洁。应遵循以下原则:

(1)高转速、轻压力。

(2)抛光工具从大到小,从粗到细。

(3)抛光过程中避免损伤卡环和基托。

(4)保证基托的厚度、大小和伸展范围。

(5)防止变形和折断。

(二)树脂打磨抛光的注意事项

打磨前要用清水清除义齿表面各种多余物质,利用气枪吹干表面水分后仔细观察义齿各部分装置的位置结构特点,做到打磨时心中有数。打磨是一项细致的工作,不能急于求成,要合理使用磨光的工具和材料,遵循由粗到细、先平后光的原则进行。

1.粗磨时,微型电机的转速应控制在 4 000～8 000r/min 之间进行工作。注意使用的磨具型号越大,打磨时磨具产生的线速度也就越高、同时磨具与树脂摩擦产生的热量也越大,这样会影响树脂的性质,所以机器的转速要适中。

2.靠近卡环部位的树脂粗磨,用力要轻,不能损伤金属卡环。纸砂片顺卡环臂切入时,不可切得过深,以免卡环体与树脂完全分离。打磨与单臂卡环、三臂卡环、间隙卡环等起对抗作用的高基托时,应注意保持其应有的高度及外形,才能正常发挥其对抗臂的功能。

3.在细磨中要保持原有的牙冠外形突点和磨光凹面,不损伤义齿的金属部分。每次使用棕毛刷打磨时要加大力度且打磨时间不宜过长,同时要不断地添加磨光糊剂以保持树脂表面的湿润。若使用半新的布轮磨光,必须用纱布卷的边角对准牙间隙磨,尽量减少对牙冠的打磨。

4.当义齿腭弓过高、舌侧区过窄、纱布卷不易磨光时,改用绒锥或橡皮轮磨光。在打磨靠近卡环的基托时,要用手指掩护卡环尽可能让布轮转动的方向与卡环臂的行走方向一致,防止卡环被旋转的布轮挂住,使卡环折断或基托折断。

5.抛光时注意打磨的角度、力度和位置。在整个抛光过程中要严格保护义齿的各个部件不能受到破坏,同时还要保护自己的手部不被划伤。基托的组织面不做抛光处理。

6.上亮时应注意控制机器转速,避免抛光面温度过高。

五、影响树脂基托打磨抛光的因素

1.机器的转速与打磨压力　基托的打磨效率与打磨机的转速呈正变关系,与打磨工具受到的压力呈反变关系。打磨机转速快,用力小,打磨的效率反而高。在相同打磨机转速下,施加的压力粗磨时大于细磨,细磨时大于抛光。

2.打磨工具和磨料(即:研磨料)的硬度　被磨物体的硬度高,要求所用打磨工具和磨料的硬度也要高。使用硬度低的打磨工具去磨硬度高的物体,打磨工具的损耗量要大于物体的磨光量。被磨物体硬度低时,打磨工具和磨料的硬度也相应低,可取得好的磨光效果。

3.打磨工具和磨料的粒度　打磨工具和磨料要根据打磨、抛光的要求选择不同粒度的打磨工具和磨料,先大后小,先粗后细。例如:打磨的打磨工具粒度大于抛光的打磨工具粒度,若过早使用粒度过细的打磨工具打磨,工作效率低;打磨后期打磨工具和磨料粒度过粗,物体表面的磨痕将难以消除。

4. 打磨工具的形状　被磨物体的形状复杂多变时,必须选用各种不同形状的打磨工具,既不损伤物体的外形,又能提高打磨的效率。

【技能要求】

一、将金属支架就位

当支架电解抛光完成后,铸件可按照原有的就位道方向逐步戴入被清理干净的工作模型上。由于某些原因,包埋材料的膨胀与金属的收缩不可能完全达到一致,任何细小的变形都会引起支架就位困难。所以说支架的戴入是一个需要仔细观察、逐步调试的过程,并需要具有丰富的理论知识和工作经验才能顺利完成。

另外,这个操作过程不能损伤模型,特别是基牙区域,还要注意金属支架一些部位是绝对不能打磨的,否则会影响铸件的固位力与密和性,例如,卡环的组织面的下缘。当支架完全就位后,需要整体检查支架的各个部分是否与模型密贴,是否满足铸造支架制作要求,是否与当初模型设计结构完全一致。此外还要检查支架的咬合情况,必要时要进行调殆处理,去除早接触点。

二、打磨抛光和电解抛光金属支架

(一)切除铸道

1. 使用专用树脂砂片,微型电机的最高速度不得高于 12 000r/min。为了不伤及铸件,切割面一般距离铸件表面 2~3mm。

2. 使用较大的轮状石将铸道末端磨平。此过程应尽量避免铸件受力过大或温度过高,而引起铸件变形或金属结构的变化(图2-6-7)。

(二)铸件的粗磨

1. 使用较大号的金属打磨专用大、中号磨具去除铸件周边的飞边,修整大连接体边缘使其圆钝。

2. 使用中、小号磨具将铸件的各种装置按要求进行修整,保证圆钝、厚度一致、过渡均匀(图2-6-8)。

(三)铸件的细磨

选择合适中、小号磨具继续将各种装置按要求进行修整,并去除组织面与的小瘤子,尤其是位于组织面支托下方、基牙轴角处、腭皱处的极小的瘤状物

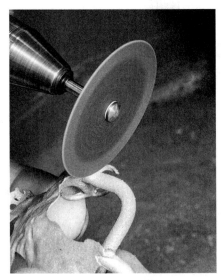

图2-6-7　切除金属支架铸道

或剩余包埋材料颗粒,这些区域不易被观察到、也易被忽略,但是对义齿的就位效果影响极大。另外可借助技工用 8 倍放大镜,进行观察与清除。需要指出,终止线与网状连接体要形成锐角连接,与金属基托表面的连接注意不要形成肩台;内、外终止线要错开约 2mm,其高度和厚度要保持一致以便将来更好地与树脂相连接(图2-6-9)。

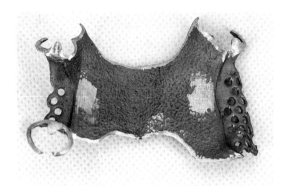

图 2-6-8　金属支架粗磨

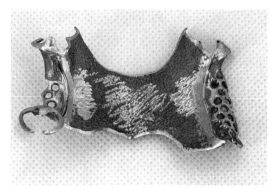

图 2-6-9　金属支架细磨

（四）二次喷砂

二次喷砂也可称为铸件的光洁处理。此次喷砂要使用笔式喷砂机，喷砂材料可用100μm 左右的刚玉粉或玻璃珠，喷砂压力在 3～4Pa 之间，目的是清除铸件表面的氧化膜，为电解做准备。当喷砂完成后，支架表面的颜色往往会呈银色（图 2-6-10）。

（五）电解抛光

电解机的负极为铅板，电解时将铸件挂在电解机的正极上并浸没于电解液中。由于杂质和水分会破坏电解液的性质，所以经过机械研磨后的铸件，要彻底地清洁干净，擦干水后放入电解机内。电解液对金属进行电化学抛光，通电后铸件表面被电解溶化，将高低不平的铸件表面调整得光滑而平整。电解时的电压约 12V、电流为 3～5A、一次电解时间约为3～6min。电解过程结束后要用清水冲洗干净，铸件经过电解抛光后其表面较之前光亮而美观。如果电解时间过长、电流过大、或电解液过热会导致金属被过度溶化，尤其表现在支架的末端会变短、变薄、变细。被过度电解的铸件需要重新制作（图 2-6-11）。

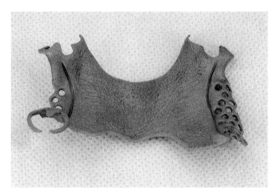

图 2-6-10　金属支架二次喷砂

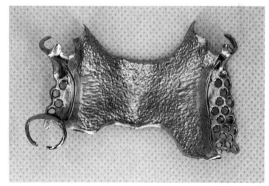

图 2-6-11　电解抛光

（六）铸件的就位

当支架电解抛光完成后，铸件可按照原有的就位道方向逐步戴入被清理干净的工作模型上。由于某些原因，包埋材料的膨胀与金属的收缩不可能完全达到一致，任何细小的变形都会引起支架就位困难。所以说支架的戴入是一个需要仔细观察、逐步调试的过程，并需要具有丰富的理论知识和工作经验才能顺利完成。

另外，这个操作过程不能损伤模型，特别是基牙区域，还要注意金属支架一些部位是绝对不能打磨的，否则会影响铸件的固位力与密和性，例如，卡环的组织面的下缘。当支架完全就位后，需要整体检查支架的各个部分是否与模型密贴，是否满足铸造支架制作要求，是否与当初模型设计结构完全一致。此外还要检查支架的咬合情况，必要时要进行调𬌗处理，去除早接触点。

（七）铸件的抛光

1．橡皮轮抛光　选用各种型号、形状、硬度的轮状橡皮轮和柱状橡皮轮对支架进行无擦痕抛光（图 2-6-12）。因为在之前的一系列处理都会使铸件表面留有一定的纹理，使用橡皮轮抛光就是要去除支架上全部的磨痕，这个过程对支架的精度、尺寸不应有任何变化。抛光时要求微型电机转速约为 18 000～20 000r/min，加工压力要轻一般为 2～3N，过快的转速或过大的加工压力都会引起支架的变形。

2．棕毛刷抛光

（1）在抛光机上使用各种棕毛刷、毡轮，与抛光膏、抛光粉一起使用抛光支架表面（图 2-6-13）。

（2）将刚刚抛光好的支架浸没在盛有温水和少量清洗液的容器中，在超声振荡器中振荡 5～10min，也可使用刷子和清洗液手动清洗。

（3）用热蒸汽机清洗支架表面。最后使铸件表面形成无瘢痕、无粗糙处、极光滑，具有最高形式的抗氧化和抗化学腐蚀能力，并具有高亮度镜面效果。

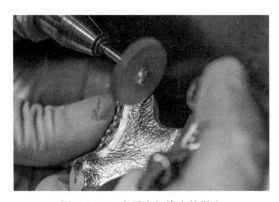
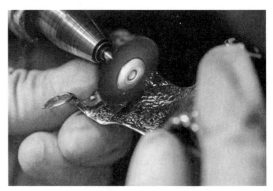

图 2-6-12　金属支架橡皮轮抛光　　　　图 2-6-13　金属支架棕毛刷抛光

三、选择合适的抛光材料对义齿进行抛光

1．义齿经过充分磨光后，借助湿布轮和树脂抛光膏（一般为糊状）在抛光机上进行抛光，此时注意打磨的角度、力度和位置。义齿与布轮接触区一般在布轮的下方、稍靠近自己身体的位置。

2．义齿的边缘、基托、人工牙有不同的凹、凸面，抛光时要遵循一定的顺序：先针对基托的颊侧凹面仔细进行抛光，再是基托颊侧凸面、舌侧基托、基托边缘、人工牙面及牙龈缘处。

3．整个抛光过程中要严格保护义齿的各个部件不能受到破坏，同时还要保护自己的手部不被划伤。基托的组织面不做抛光处理。

4．义齿的上亮处理需要使用基托专用上亮剂，可在微型电机或抛光机上完成对磨光面的上亮,此时要特别注意,机器转速避免抛光面温度过高,以获得良好的光亮效果。

5. 义齿除组织面外所有部分需要再次进行抛光处理。

6. 利用振荡器、热蒸汽清洗机及清水等清除义齿表面各种杂质。

7. 义齿在送交临床前要再次核对设计单,完成的义齿最终还要进行消毒、保存、包装等工作。

总之,对局部义齿的打磨、抛光过程要遵循从粗到细,循序渐进,使用的工具也由大到小(图 2-6-14)。对于打磨工具的选择和使用要根据不同的打磨部位、打磨面形状的需要,并注意打磨手法的力度、角度及机器转速间的合理配合。

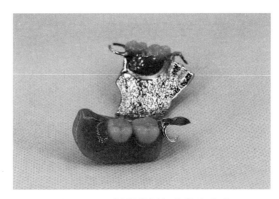

图 2-6-14　树脂基托打磨抛光完成

(周永胜　佟　岱　王　兵)

第七章 颌面外科和正畸治疗装置制作

第一节 正畸模型制作

【相关知识】

一、矫治器概述

（一）矫治器的性能要求

1. 无毒无害　矫治器对口腔软硬组织及颌面部无损害，不与唾液起化学反应，符合生理要求，不影响牙齿及颌面部的正常生长发育功能。

2. 简单高效　结构简单，发挥的弹力好，力量的大小和方向易于控制，具有稳固的支抗材料，应有足够的强度，效果可靠。

3. 卫生健康　易洗刷，便于清洁，不影响口腔卫生。

4. 舒适美观　矫治器的体积尽量小巧，戴用舒适，显露部分尽量少，对美观影响小。

（二）矫治器的分类

按作用目的可分为矫治性矫治器、预防性矫治器、保持性矫治器。按固位方式可分为活动矫治器和固定矫治器。按矫治力来源可分为机械性矫治器和功能性矫治器。

（三）制作方法及相关器械使用

制作矫治器的大致方法为先用钢丝弯制矫治器的固位或加力部分，并固定在模型上。固定矫治器需制作带环并将钢丝部分焊接在带环上。然后在矫治器规定范围内涂布树脂基托作为连接或功能部分，最后打磨抛光完成矫治器的制作。

制作矫治器的相关器械有：

1. 尖头钳　用于弯制各类固位卡环及矫治弓丝等。

2. 三齿钳　用于弯制卡环或弓丝上的弧度。

3. 平头钳　用于垂直张力曲、双曲舌簧的曲部夹拢或连接体末端的弯制等。

4. 日月钳　用于弯制单臂卡环或唇弓的双曲部分，也可用于弯制矫治弓丝的矫正曲。

5. 小梯形半圆钳　用于弯制圈簧及弓丝小曲。

6. 梯形钳　用于唇弓、圈簧及各类固定直径的小圈形曲的弯制。

7. 细丝弓弯制钳　用于弯制各类矫正曲。

8. 长头细丝弓弯制钳　主要用于弯制细丝弓上的小弹簧曲及小圈。

9. 垂直曲弯制钳　用于在矫治弓丝上弯制各种不同高度的垂直曲。

10. 鹰嘴钳　用于形成带环的中部，使其具有向唇舌侧突出的弧度。

11. 外廓钳　用于内收带环龈缘，使与牙龈部密合。

12. 粗丝切断钳　用于切断直径在1.2mm以下的硬质钢丝，如颌外唇弓、面弓等。

以上为矫治器的常用器械用途，除此之外，还有点焊机、气体焊接枪、蜡刀、蜡勺等，通常与口腔修复工艺工具使用方法类似。

二、活动矫治器模型的标准、要求、修整方法

1. 要求　模型应具有足够的强度和厚度。模型清晰无变形，基牙、软组织等工作区域清晰完整。表面无气泡、石膏瘤等杂质。同时模型应具备准确的咬合关系或咬合记录。整齐、美观，便于矫治器的制作。

2. 标准　记存研究模型应以唇颊侧黏膜反折处为界，分为解剖部分和基底部分。基底部分的高度约为解剖部分（从尖牙牙尖到前庭沟的高度）的1/3～1/2。使上颌模型底座的后壁与模型的底面及牙弓中线垂直。两侧壁与前磨牙、磨牙颊尖的连线平行。前壁成尖形，其尖正对中线。下颌模型的前壁磨成一弧形，约与牙弓前部弓形一致。上下颌模型的后壁与侧壁所形成的夹角磨去，使其成为一段短夹壁。夹壁与原夹角的平分线垂直。将上下颌模型保持在正中咬合状态时，上下模型底面平行，上下模型后壁在同一平面上。

3. 修整方法　使用石膏打磨机采用湿磨法对模型进行修整，石膏瘤可用蜡刀剔除。

三、固定矫治器模型的标准、要求、修整方法

固定矫治器模型的标准、修整方法、要求与活动矫治器模型类似，因固定矫治器需要制作带环，所以应格外注意基牙牙龈是否清晰可见。

四、增材制造设备的使用方法

增材制造技术也称3D打印技术，指由计算机程序控制，按顺序将材料层层堆积成形的过程。增材制造技术在正畸领域可用于舌侧矫治器、无托槽隐形矫治器的制作。现阶段可直接应用于3D打印的材料目前主要为钛合金、镍铬合金、钴铬合金、树脂材料等。

方法为将需要打印的模型数据导入打印机设备软件，可支持的数据格式通常为STL格式。根据模型数据排版。排版时应考虑到后续步骤的处理。模型排版后应添加适当的支撑，防止出现断裂变形现象。打印成形后，清除支撑材料。

【技能要求】

一、灌制并修整活动矫治器模型

1. 检查印模是否清晰完整。

2. 按照先水后粉的顺序调拌适量石膏，水粉比1:2。

3. 使石膏从高处向低缓慢流入印模内，同时使用振荡器振荡，避免气泡的产生。整个印模灌注满后制作底座，把一些石膏铺在玻璃板上，将印模托盘翻转放到玻璃板上，使模型与玻璃板平行，修整周围多余石膏。

4. 待石膏凝固后，与印模材分离。用模型修整机修整。修整方法与修复体制作使用的模型相同。记存模型也可以在灌注模型时，使用成品橡皮托来制作底座。

二、灌制并修整固定矫治器模型

灌制并修整固定矫治器模型与灌制并修整活动矫治器类似。

三、根据临床数据文件打印正畸模型

1. 打开增材制造设备与计算机,确认增材制造使用原材料是否足够。

2. 在软件中导入需要打印的模型源文件,进行排版,确认需打印模型的数量、大小、位置朝向。

3. 软件辅助检验排版有效性,估计消耗材料和时间。

4. 保存文件,软件建模打印。

5. 打印结束后待模型冷却,移除支撑材料并清洗模型。

具体使用方法应根据增材制造设备厂家使用说明。不同厂家的软件系统及增材制造设备略有不同。

第二节　固定矫治器制作

【相关知识】

带环的制作方法、要求、注意事项

带环是固定矫治器的组成部分,上面可以焊接颊面管、拉钩等附件,这些附件借带环固定在牙面上。

1. 制作方法　带环有成品生产,但也因为临床需要而根据模型采用手工个性化制作。

2. 带环要求

(1) 发挥良好的固位作用。

(2) 带环粘固后不影响咬合,不影响牙周组织健康。

(3) 粘固后带环颊面管应平分第一恒磨牙的主发育沟。

(4) 带环的边缘应与该牙近远中牙尖顶连线平行。

(5) 带环的内侧面应与牙面紧密接触。

3. 注意事项　带环颈缘应注意长度,过长将刺激龈缘,过短影响固位。带环𬌗缘应避免过长影响咬合。

【技能要求】

制作个别带环

（一）测量基牙周径

使用铜丝沿基牙外形高点环绕一圈,在铜丝上做出标记点,即可得出基牙最大周径数据。

（二）制作个别带环

1. 沿已分牙处将两邻接面锯开,使该牙冠呈孤立状,注意不要使基牙邻面产生缺损破坏。

2．截取带环片，长度根据铜丝所测量的基牙周径数据，并在此数据上增加 2～3mm 余留量。将带环片的龈方剪成波浪状，将带环片插入锯开的邻接面，围绕两邻接面和颊面，带环在殆方不应超过边缘嵴高度，在舌侧将两端固定，用钳子在舌侧中央部位将带环片加紧，用带环挺轻轻推压使带环片与牙冠轴壁贴合，将带环从牙上取下，在带环片印迹处进行焊接。

使电极尽量贴近带环侧，按顺序焊 4～6 点，注意殆方和龈方边缘处的焊接。在游离端距带环 1.5～2.0mm 处剪去多余部分，龈方亦剪去少许，以免余留部分压向远中时刺激牙龈，将带环在牙上试戴，同时将舌侧带环片的余留端压向远中，使之与带环贴合，取出带环，将残余端与带环点焊在一起，用砂石磨具磨平。

第三节　焊　　接

【相关知识】

点焊机使用方法

点焊机是将两金属部分通过电流产生的高温使金属表面在一定压力下，于短时间内熔解为一个整体。适宜于带环等片状金属部件的连接。使用时应首先检查电源是否符合设备要求的电压，电极是否完好。应注意在操作时焊件表面须保持清洁，两个焊件的接触面积应尽量大。面积越大则焊接强度越高。根据焊件的面积和厚度选择电流的大小，电流过小导致焊接强度不足，电流过大则有击穿焊件的风险。

【技能要求】

使用点焊机点焊

1．点焊机通电，确定电流大小和点焊机电极。

2．将焊件搭接，找准需要点焊的位置放在点焊机两电极间。

3．按下压板，使上下电极压紧工作，注意两极对焊件的压力，局部表面金属熔化，冷却凝固后形成焊点，点焊完成。

第四节　活动矫治器制作

【相关知识】

一、邻间钩的制作方法、要求、注意事项

邻间钩常用于邻接关系较好的前牙或后牙上，使用直径 0.8mm 不锈钢丝制作。要求通过邻间钩的钩端弯曲紧紧卡在两牙间的邻间隙中发挥较强的固位作用。注意钩的末端磨圆钝或加焊银呈球状，避免刺激牙龈。

二、双曲唇弓的制作方法、要求、注意事项

双曲唇弓（图 2-7-1）使用 0.8mm 的钢丝制作。

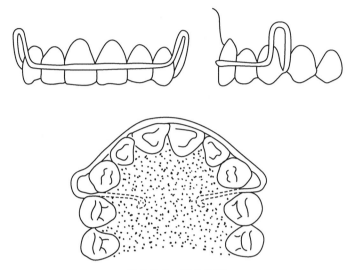

图 2-7-1　双曲唇弓

1. 唇弓的"U"形双曲部分　一般要求与牙体长轴的方向一致，做成直曲（如需要尖牙向舌侧移动，可将双曲向水平方向弯曲，形成横曲唇弓）。双曲的宽度一般为尖牙唇面近远中宽度的 1/2～2/3。长度掌握在使"U"形顶部距黏膜转折处 2～3mm。注意制作"U"形双曲时应平行，对称，圆滑，不应弯成死角。

2. 唇弓的水平部分　一般要求位于切牙唇面颈 1/3 与中 1/3 交界处，并弯制成适合牙弓大小的弧形，使弓丝弧度与前牙弧度一致。其位置位于切 1/3 时，称低位双曲唇弓，常用于矫治前牙唇向倾斜，使牙弓缩小。唇弓的水平的部分位于切牙唇面中 1/3 处时，常用于矫治后的保持，称中位双曲唇弓。使唇弓的水平部分位于龈缘区时，称高位双曲唇弓。

注意弓丝上可加焊各种弹簧附件，一般唇弓在第一前磨牙与尖牙之间，越过𬌗外展隙，进入舌侧形成连接体。如果需要移动前磨牙，弓丝可加长至第一前磨牙或第二前磨牙的远中，再弯向舌侧形成连接体部分。

三、双曲舌簧的要求及注意事项

双曲舌簧（图 2-7-2）前牙选用直径 0.5mm 不锈钢丝，后牙选用直径 0.6mm 不锈钢丝制作。要求弹簧曲部应形成平行的平面，此平面与被矫治牙的长轴垂直，并置于被矫治牙的舌侧颈部，游离端放在牙近中。注意双曲的转折处一定要圆钝，不能形成死角。

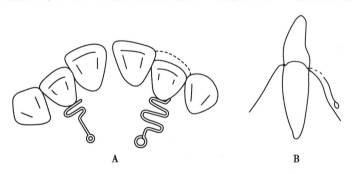

A　　　　　　　　　　　　　　　　　B

图 2-7-2　双曲舌簧

【技能要求】

一、制作邻间钩

1. 确定邻间钩的位置和走向　应根据设计单确定邻间钩基牙位置(图2-7-3)。

2. 制作邻间钩　先在模型颊侧两牙邻接点下方龈乳头处用雕刻刀挖进1～1.5mm,取一段钢丝,将钢丝尖端磨圆钝,用梯形钳或尖头钳将钢丝尖端弯曲成小于90°角度的弯钩,也可在钢丝尖端加焊一小球状焊金,然后将钩状尖端卡入邻间隙内接触点的龈方,再沿颊外展隙折向𬌗外展隙至舌腭侧形成连接体包埋于基托内。

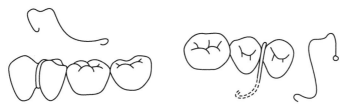

图2-7-3　邻间钩

二、制作双曲唇弓

1. 确定双曲唇位置及走向　双曲唇弓有低位、中位、高位之分,应根据设计单确定双曲唇弓放置位置。

2. 制作双曲唇弓　以中位双曲唇弓为例,目测模型牙弓弧度,取适量不锈钢丝,用日月钳或手弯成前牙区弧度一致的规则弧形,然后用梯形钳或三齿钳,在尖牙的唇面近中1/3与中1/3交界处,将钢丝龈向弯曲使钢丝离开模型0.5mm。在龈缘上方3～4mm处,再用日月钳或梯形钳将钢丝弯成圆钝的"U"形顶部,转向切方,形成双侧的"U"形直曲,最后将钢丝末端沿尖牙与第一前磨牙的邻间隙再经𬌗外展隙转向舌腭侧,延伸一定长度后末端弯成小圈,形成连接体。

三、制作双曲舌簧

1. 确定双曲舌簧位置及走向　应根据设计单确定双曲舌簧基牙位置。

2. 制作双曲舌簧　弯制时截取一段钢丝,用尖头钳先弯第一曲,弧度与颈缘线一致。长度与牙的近远中宽度基本相同或稍短,再用日月钳于远中舌侧边缘处回转形成第二曲,平行的弹簧平面形成后,用梯形钳在弹簧平面中央处夹住双曲平面,用手将钢丝向下弯成圆滑的直角后形成连接体,注意连接体的末端弯成小圈,其弧度与黏膜一致,并离开黏膜约0.5mm,只将其后2/3埋入基托。

第五节　保持器的制作

【相关知识】

一、缺隙式保持器的结构、制作方法、要求、注意事项

缺隙式保持器的主要类型有丝圈式缺隙保持器,舌弓式缺隙保持器,活动义齿式缺隙

保持器等。

1．结构　丝圈式缺隙保持器由基牙带环与阻挡丝组成。舌弓式缺隙保持器由两侧基牙带环与连接带环的钢丝组成。活动义齿式缺隙保持器与口腔修复学中的活动义齿结构相似。

2．制作方法　丝圈保持器及舌弓式保持器主要制作方法为弯制钢丝部件并制作带环，再将二者焊接为一个整体后打磨抛光。活动义齿式缺隙保持器制作方法应参考活动义齿制作相关内容。

3．要求　缺隙类保持器要求不能妨碍牙及牙槽嵴高度、宽度的正常发育；能保持牙弓长度；能恢复一定的咀嚼功能。

4．注意事项

（1）丝圈保持器应注意离开牙槽嵴 1～2mm，不妨碍牙槽嵴宽度的发育，并与邻牙有良好的接触以保证缺隙的宽度。

（2）舌弓式保持器应注意当乳尖牙早失，可用下颌第一磨牙带环固定舌弓，在舌弓上焊接阻挡丝以维持下牙弓长度并保持下切牙与第一乳磨牙之间的位置，使之不向缺隙移动。

（3）活动义齿式缺隙保持器应注意不用𬌗支托以免妨碍牙槽高度的发育，应定期观察，不能妨碍新牙萌出，有必要则重新制作。

二、哈雷式保持器的结构、制作方法、要求、注意事项

1．结构　标准哈雷式（Hawley）保持器由双曲唇弓、一对磨牙卡环、树脂基托组成，可在上颌切牙舌侧放置平面导板。使下颌切牙与导板相接触。最后一对磨牙上放一对单臂卡环，前牙区附有双曲唇弓，树脂基托将其连接为一个整体，边缘要与前牙舌隆突密贴，保持牙不移动。

2．保持器要求

（1）尽可能不妨碍各个牙齿的正常生理活动。

（2）对于处在生长期的牙列，不能影响牙颌的生长发育。

（3）不妨碍咀嚼、发声等口腔功能。

（4）便于清洁、不易引起牙齿龋坏或牙周组织炎症。

（5）结构简单，容易调整，摘戴方便，不易损坏。

3．制作方法　用钢丝弯制双曲唇弓、磨牙卡环，用树脂基托将其连接为一个整体。

4．注意事项　制作哈雷式（Hawley）保持器时固位卡环的位置非常重要，卡环放置位置不当，会影响牙𬌗关系，破坏正畸治疗效果，在下颌制作哈雷式（Hawley）保持器时要注意，如果制作时没有去除倒凹，将很难戴入且摘戴时很容易折断。

三、制作压膜保持器的方法

压膜保持器是用热压膜材料通过真空压制成型的一种透明保持器。覆盖所有牙牙冠，具有较强的夹板作用，用于矫治后的保持，有利于咬合关系及牙位的稳定。外形美观，体积较小。

1．压膜成型机的使用　使用前检查压膜机是否能正常工作，压膜仓内应清洁，避免在杂物影响压膜质量。使用时接通电源，放置模型及树脂片，加热后压膜成型。

2. 填补模型倒凹的原则与方法　制作压膜保持器的时候，应观察基牙倒凹大小，使用石膏填充的方法消除倒凹，以免压膜保持器无法就位，也应避免填充过量导致压膜保持器于患者口内固位不良。

3. 抛光要求及注意事项　压膜保持器要求抛光时选用适当的磨具，注意不要磨短边缘，抛光完成后边缘应光滑连续。

【技能要求】

一、制作缺隙式保持器

以丝圈式缺隙保持器为例，首先制作带环，然后使用 0.8mm 不锈钢丝制作阻挡丝，阻挡丝顶部略呈凹面。抵于缺隙另一侧邻牙的牙颈部。阻挡丝与带环焊接于颊舌面，打磨抛光完成。

二、制作哈雷式保持器

1. 修整模型，用红蓝铅笔画出单臂卡环、双曲唇弓及基托的位置。

2. 用直径 0.9mm 的不锈钢丝在最后磨牙上弯制单臂卡环，卡环的游离端位于近中。

3. 用直径 0.7mm 的不锈钢丝弯制双曲唇弓，钢丝经尖牙和第一前磨牙之间转向腭侧形成连接体。

4. 在石膏模型上基托的位置范围内薄而均匀的涂布分离剂。

5. 用蜡将卡环及双曲唇弓在唇颊侧固定在石膏模型上。

6. 调自凝树脂，于丝状后期开始分层涂塑于模型上制作树脂基托，使金属连接体部分连在一起，形成一个完整的保持器。

7. 待树脂凝固后从模型上取下保持器打磨抛光完成制作。

三、制作压膜保持器

（一）制作压膜保持器

制作前准备好压膜保持器树脂片，检查压膜成型机是否能正常使用。

1. 修整石膏模型，去除部分硬腭及舌底部分，最好使其成"U"形。

2. 模型放置在压膜机吸盘中央。

3. 树脂膜片放置在成型机上，夹紧。

4. 用压膜成型机加热器对模片加热，达到温度时将其移动至模型上压膜。

5. 用压膜成型机抽吸 15～20s 以确保成型。将加热器移开，待模片变凉后将其取下。

（二）修整抛光压膜保持器

1. 用剪刀将多余的模片修剪掉，或用磨具直接沿龈缘下 2～3mm 将其磨下，修整边缘保留牙龈缘下 0.5mm。

2. 使用金刚砂磨具打磨边缘，绒轮抛光边缘。

（李靖桓　韩晓希　刘　畅）

第三篇　国家职业资格三级

第一章　模型和蜡型制作

第一节　制作可卸式代型，并确定共同就位道

【相关知识】

一、工作代型的修整方法和注意事项

模型分割完成后，还需对代型进行修整。因切割后的基牙代型周围仍然留有牙龈组织，该部分牙龈将对后续蜡型制作产生影响，造成修复体边缘线暴露不彻底，从而降低修复体的精确度和密合性。因此，修整代型时需将代表牙龈组织的部分去除，精确显示预备体边缘形态。

（一）边缘线根方的修整方法

代型修整器材包括打磨机和大小不等的金刚砂球钻及合金磨头等。修整边缘线根方2mm以下部分，修整范围约向根方1cm宽，若修整范围过窄，不利于后续雕刻刀的操作和蜡型颈部边缘的制作。由于边缘线的重要性及技术要求，相关操作需在2倍以上倍率的放大镜下完成。

采用小球钻或锋利的工艺刀修整预备体边缘线处细小多余的石膏，使边缘线暴露，有时还需使用高速吸引器和高压空气喷枪，以保证操作区域清晰、无碎屑或杂质。修整完的边缘线根方应呈连续、光滑的圆形凹面，同时应与天然牙牙根形态相似，以利于修复体蜡型形成正常的轴面外形。修整完的边缘线应清晰、连续。

技师在修整代型边缘时应注意：边缘线是医师制备出来的，不是技师修整出来的，故在遇到局部缺陷而使边缘不呈完美连续的圆弧形时，技师应忠于原有形态，不应随意修整该缺陷。若缺陷较大影响后续制作，应及时与医师联系，并建议医师酌情修整基牙后重新制备印模。

（二）边缘线的分离方法

上述操作完成后，在放大镜下可以发现，修整过的区域表面粗糙度较大，而未经修整的边缘区表面没有磨痕，凭借这一区别可以确认边缘线的位置。使用直径约0.5mm的红笔在放大镜下标出边缘线的位置。标记时应注意铅笔的倾斜角度。后续进行蜡型及修复体制作时，均不应超过红色标记线。

（三）间隙剂涂布方法

使用清洁的小毛刷涂布间隙剂，为了保证修复体的边缘密合性，间隙剂应从代型边缘

线上方 1mm 处向切端或殆方涂布,确保边缘线上方留出 1mm 未涂布区域。

二、代型义龈的制作方法和注意事项

经过代型修整后,边缘线得以暴露,但牙龈组织信息却丢失了,这将导致后续修复体塑形时无法判断修复体与牙龈是否协调,仅能凭借经验完成龈外展隙、修复体外形突度的设计。为了使修复体的外形更加完美,有必要将代型修整时磨除的牙龈外形恢复,并可将牙龈外形自由拆卸,以备不同制作过程所需。

(一)直接法

直接法制作义龈在灌制模型前进行。在印模制取完成后,进行消毒处理并涂布分离剂,随后将义龈材料注入基牙和缺牙区牙槽嵴处,5~10mm 厚,同时注意将进入邻牙区域内的义龈材料去除。待其凝固后,在义龈材料处涂布分离剂,即可开始灌制模型。

(二)间接法

间接法义龈需在模型脱模后、可卸代型制取前进行。

1. 调拌硅橡胶,将其置于预备体、缺牙区及相邻天然牙处,制取硅橡胶印迹。

2. 取下硅橡胶印迹,制作可卸代型并修整。

3. 在代型基牙的边缘线下约 2mm 处制作固位形,以利于义龈在其上的稳定。

4. 在硅橡胶印迹内侧涂布分离剂,在其颊侧和舌侧打孔,并将其复位于模型上。

5. 从唇侧开孔处注入义龈材料,当义龈材料从舌侧溢出时,停止注射。待义龈材料凝固后取下硅橡胶印迹,义龈材料已充填了代型修整时磨除的石膏外形。义龈可根据制作修复体流程的需要取戴。

注意硅橡胶应与模型紧密贴合,避免产生气泡。注射义龈时应注意保持硅橡胶印迹的稳定,不能在模型上移动。

三、工作代型的完成

1. 涂布石膏硬化剂　在标记预备体边缘线后,还需在代型上涂布石膏硬化剂。涂布硬化剂的目的是进一步增加工作代型的强度,硬化剂一般为低黏度的氰基丙烯酸乙酯瞬间胶黏剂或 502 胶。

2. 涂布间隙剂　待石膏硬化剂干燥后,还需在预备体上涂布间隙剂。涂布目的是在修复体和基牙之间形成 20~40μm 的间隙,以便使修复体就位后留有空间容纳适宜厚度的粘接材料。

3. 涂布蜡型分离剂　工作代型表面、邻牙及对殆牙表面应涂布蜡型分离剂,以利于后续制作蜡型时熔蜡的去除。

4. 按照确定的颌位关系上殆架　完成上述步骤后即可开始蜡型制作。

四、三单位以上固定义齿共同就位道的设计方法

对于三单位以上固定义齿而言,获得所有基牙的共同就位道是修复体制作的前提。理想条件下,桥基牙可沿着由殆方向龈方的方向对各个基牙进行观察,当可同时观察到各桥基牙颊舌侧及近远中的边缘线时,此时的观察方向即为共同就位道。对于有轻微倾斜、扭转或基牙存在倒凹的情况,需采用模型观测仪。将观测杆置于两基牙各个轴壁,检查各个

基牙在所选方向上是否存在倒凹,使两基牙均无倒凹的观测方向即为共同就位道。

【技能要求】

一、修整代型边缘线

1. 边缘线龈方的修整　①用大球形、桃形不锈钢或钨钢钻沿着预备体边缘线下方约5mm处做一水平沟;②在2倍以上倍率的放大镜下采用粗粒球形金刚砂钻头,修整边缘线根方2mm以下部分,修整范围约向根方1cm宽;③提高放大倍率,换用更精细的钻头修整靠近边缘线的区域。

2. 边缘线的分离　在高速吸引器下采用小球钻或锋利的工艺刀修整预备体边缘线处细小多余的石膏,暴露边缘线。

二、标记边缘线

在放大镜下使用直径约0.5mm的红笔,倾斜笔尖标出边缘线的位置。

三、涂布间隙剂

使用清洁的小毛刷涂布间隙剂,涂布范围为预备体表面,从边缘线上方1mm处向切端或𬌗方涂布,边缘线上方1mm不涂布。

四、确定三单位及以上桥的共同就位道

将模型固定于模型观测仪的观测台上,调整模型方向和角度,将观测杆置于各个基牙颊舌侧及近远中,检查基牙在所选方向上是否存在倒凹,使各个基牙均无倒凹的观测方向即为共同就位道。

(江青松　陈　曦)

第二节　制作三单位以上金属烤瓷桥基底、金属固定桥蜡型

【相关知识】

一、桥体的类型、适用范围及桥体的设计

(一)桥体的类型、适用范围

根据桥体龈面与缺牙区牙槽嵴黏膜的关系可分为接触式和非接触式(悬空式)两种类型,但以接触式类型为主,非接触式类型较少采用。

1. 接触式桥体

(1)鞍式桥体:桥体龈面覆盖缺牙区牙槽嵴黏膜的唇(颊)舌侧,呈马鞍状,接触面积大,自洁性差,多用于后牙。适用于下颌缺牙区牙槽嵴狭窄的病例。

(2)改良鞍式桥体:桥体龈面与缺牙区牙槽嵴黏膜接触面积小于缺失牙颈部的横截面积,桥体接近缺失牙冠外形,美观舒适,自洁性好,是临床应用较多的桥体类型。

（3）偏嵴式桥体：也称偏侧式桥体，桥体龈面与缺牙区牙槽嵴黏膜的一小部分呈弧形线性接触，舌侧呈三角形开放。接触面积小，自洁性好，主要用于上颌前牙缺牙区牙槽嵴吸收较多的病例。但由于其舌侧空隙大，舌感差，现已很少采用。

（4）改良偏嵴式桥体：也称牙槽嵴顶式桥体，桥体龈面与缺牙区牙槽嵴黏膜接触扩大到牙槽嵴顶，可防止食物进入龈端，自洁性好、舒适，上下颌固定桥均可以使用。

（5）舟底式桥体：桥体龈面呈船底形，与缺牙区牙槽嵴黏膜接触。易清洁，但桥体的颊侧和舌侧的三角形间隙容易滞留食物，适用于下颌后牙缺牙区牙槽嵴狭窄的病例。

（6）卵圆形桥体：桥体龈面圆钝，深入缺牙区拔牙窝 1/4～1/2 的深度，易于清洁，适用于缺牙区牙槽嵴宽而扁平的病例。

（7）中空桥体：从桥体龈端开口，形成窝洞，减轻桥体的重量，节约金属的用量，防止铸造缺陷，适用于体积过大的桥体。

2. 非接触式桥体　桥体龈面呈"鱼腹状"或"弓形"，与缺牙区牙槽嵴顶黏膜不接触，且留出至少 3mm 以上的间隙，自洁性良好，又称卫生桥。但与天然牙的形态差异大，影响美观、发音，舌感差，适用于下颌后牙缺牙区牙槽嵴缺损较大的病例。

（二）桥体的设计

制作固定桥的目的是做出桥体，恢复缺失牙的解剖学形态与生理功能。桥体不是缺失牙的简单复制，而是根据缺失牙的形态，并综合生物学、生物力学与美学原则的基础上，设计和制作的恢复缺失牙解剖学形态和生理功能的修复体。

1. 前牙桥体的设计　美学修复为主，功能修复为辅。

（1）大小与形态：三单位固定桥，前牙桥体的大小、形态与同名天然牙相同，三单位以上固定桥的𬌗重建，根据美学、𬌗学原则设计。

（2）龈面设计：多采用改良鞍式桥体，龈面与缺牙区牙槽嵴黏膜应密合，保持无压力接触。

2. 后牙桥体的设计　功能修复为主，美学修复为辅。

（1）𬌗面：减小桥体承担𬌗力的𬌗面的大小与形态。𬌗面的大小与形态直接关系到修复体的咀嚼功能，与基牙承担𬌗力大小密切相关。

1）形态：三单位固定桥的𬌗重建，根据咬合关系、余留牙的磨损程度等具体情况，恢复缺失牙𬌗面解剖学形态，并与余留牙𬌗面形态协调。三单位以上固定桥的𬌗重建，应根据𬌗重建整体要求设计，在正确的颌位上建立正确的牙列形态和咬合关系的基础上，恢复缺失牙𬌗面解剖学形态。

2）大小：根据基牙、咬合关系等具体情况，恰当的减小桥体的颊、舌径和近、远中径，缩小原缺失牙的𬌗面面积，减轻基牙负担。一般情况下，缺失一个牙、两个牙、三个牙的桥体，分别恢复缺失牙𬌗面面积的 90%、70%、50%。另外，增大舌外展隙，加深颊沟或舌沟、添加副沟，降低牙尖斜度也可减轻基牙负担。

（2）轴面：简单固定桥的𬌗重建，根据余留牙的轴面形态和缺牙区的具体情况，恢复缺失牙轴面形态，与余留牙轴面形态协调一致。三单位以上固定桥的𬌗重建，应根据𬌗重建的具体要求设计，轴面形态符合美学和软组织生理健康的要求。

（3）龈面：选择符合缺牙区牙槽嵴形态的桥体类型。

二、三单位以上金属烤瓷固定桥基底蜡型

（一）三个单位以上金属烤瓷固定桥

三个单位以上的金属烤瓷固定桥，是由两种或两种以上的三个单位金属烤瓷固定桥组合在一起而构成，也称复合金属烤瓷固定桥。

（二）三单位以上金属烤瓷固定桥基底蜡型的基本要求

基底蜡型在符合三个单位金属烤瓷固定桥基底蜡型的基本要求基础上，还应满足修复体𬌗重建整体设计的基本要求。

1. 基底蜡型的大小和形态符合𬌗重建修复体设计的金属基底桥架的大小和形态要求。

2. 基底蜡型的固位体结构和形态，桥体截面形态和面积，连接体的位置、截面形态和面积等，符合𬌗重建修复体设计的金属基底桥架的强度要求。

（三）三单位以上金属烤瓷固定桥基底蜡型的设计

在简单金属烤瓷固定桥基底蜡型的设计基础上，根据基牙数目及条件、桥体长度、咬合关系等综合因素和𬌗学原则，完成𬌗重建修复体整体设计。

1. 固位体金属烤瓷冠基底蜡型的设计　适当增加固位体金属烤瓷冠基底的强度：前牙可设计成金属舌面，后牙颊侧可设计成金属颈缘，𬌗面可设计成金属𬌗面或部分金属𬌗面。参照三单位金属烤瓷固定桥基底蜡型的设计。

2. 桥体基底蜡型的设计　适当增加桥体基底的强度：舌面可设计金属带，𬌗面可设计成金属𬌗面或部分金属𬌗面，龈面可设计成金属接触；根据具体情况，修复体桥体𬌗面减径。参照桥体的设计和三单位金属烤瓷固定桥基底蜡型的设计。

3. 连接体基底蜡型的设计　适当增加连接体基底的强度：前后牙可设计成部分金属连接体，后牙可设计成金属连接体。参照三单位金属烤瓷固定桥基底蜡型的设计。

（四）三单位以上金属烤瓷固定桥基底蜡型铸道安置的方法和注意事项

分段包埋铸造的蜡型，简单的三单位以上金属烤瓷固定桥基底蜡型，采用一级栅栏式铸道。前后牙多牙整体包埋铸造的三单位以上金属烤瓷固定桥基底蜡型，可采用二级栅栏式铸道。

1. 铸道安置的方法

（1）一级铸道

1）支铸道：参照金属烤瓷冠基底蜡型铸道安置的方法。

2）分铸道：成品树脂铸道，直径 2.5～3.0mm（不超过 4.0mm），长度应超过蜡型两端 2mm 以上。

①铸道处理：低温弯曲，使铸道形态与蜡型牙列形态匹配；选粗细、长短适合的金属棒，用蜡连接于铸道两侧末端上。

②连接：蜡型末端两点、中间一点与支铸道连接，再间隔连接支铸道。

（2）二级铸道

1）分铸道：根据一级分铸道的形态、长度，确定分铸道的形态与长度。

2）支铸道

①长度、数量：根据一、二级铸道分铸道的位置确定支铸道的长度、数量。②连接：分铸道末端两点、中间一点连接支铸道，再间隔连接支铸道。

（3）总铸道：直径大于二级铸道分铸道的直径，根据蜡型在铸圈的位置确定总铸道的长度和方向并连接。

2．铸道安置的注意事项

（1）分铸道直径大于或等于支铸道直径，支铸道的长度、数量适宜。

（2）一级铸道分铸道可采用成品树脂铸道，并在"U"形或"C"形分铸道末端之间用金属棒连接（"拉筋"）。

（3）二级铸道支铸道直径大于或等于一级铸道分铸道直径。

（4）支铸道与分铸道间的连接，采用先三点、再间隔连接的方法。

（5）总铸道直径大于二级铸道分铸道直径。

（6）蜡型的各个部分位于蜡型𬌗平面的远端，并避开铸圈热中心区。

三、三单位以上金属固定桥蜡型

（一）三单位以上金属固定桥

三单位以上金属固定桥，是由两种或两种以上的三个单位金属固定桥组合在一起而构成，也称复合金属固定桥。

（二）三单位以上金属固定桥蜡型的基本要求

蜡型在符合三单位金属固定桥蜡型的基本要求基础上，还应满足修复体𬌗重建整体设计的基本要求。

1．固位体、桥体蜡型的大小和形态符合修复体𬌗重建整体设计的大小和形态要求。

2．连接蜡型的位置、截面形态和面积等符合修复体𬌗重建整体设计的强度要求。

（三）三单位以上金属固定桥蜡型的设计

根据基牙数目及条件、桥体长度、咬合等综合因素和𬌗学原则，完成𬌗重建修复体整体设计。

1．固位体蜡型的设计　适当的𬌗面减径、降低牙尖高度等。参照三单位金属固定桥蜡型的设计。

2．桥体蜡型的设计　适当的𬌗面减径、降低牙尖高度等。参照桥体的设计和三单位金属固定桥蜡型的设计。

3．连接体蜡型的设计　适当的增加连接体截面面积。参照三单位金属固定桥蜡型的设计。

（四）三单位以上金属固定桥蜡型铸道安置的方法和注意事项

参照三单位以上金属烤瓷固定桥基底蜡型安置的方法和注意事项。

【技能要求】

一、三单位以上金属烤瓷固定桥基底蜡型的制作步骤

（一）检查𬌗架、模型、代型

参照金属烤瓷冠基底蜡型的制作步骤。

（二）标记颈缘线、涂石膏硬化剂、间隙剂、分离剂

参照制作金属烤瓷冠基底蜡型的制作步骤。

（三）制作三单位以上金属烤瓷固定桥基底蜡型

1. 制作固位体、桥体基底蜡型　按照三单位以上金属烤瓷固定桥基底蜡型的设计制作固位体、桥体基底蜡型。参照三单位金属烤瓷固定桥基底蜡型的制作步骤。

2. 制作连接体基底蜡型　按照三单位以上金属烤瓷固定桥基底蜡型的设计制作连接体基底蜡型。参照三单位单金属烤瓷固定桥基底蜡型的制作步骤。

（1）固位体蜡型脱模检查，就位，重建颈缘，基牙代型正确就位并用蜡固定。

（2）桥体蜡型脱位检查，用蜡固定桥体代型，然后将桥体蜡型正确就位。

（3）按照固位体 - 固位体、固位体 - 桥体，三单位固定桥、三单位以上固定桥蜡型的连接顺序，由中间至两端，制作连接体。

（4）正确控制蜡温，少量多次滴蜡固定熔接。若有变形，切断重新熔接。

3. 精修检查　参照三单位金属烤瓷固定桥基底蜡型的制作步骤。

（四）安插挟持柄、铸道、脱模

1. 安插挟持柄　参照三单位金属烤瓷固定桥基底蜡型的制作步骤。

2. 安插铸道

（1）分段铸造：切断蜡型，按照铸道安置方法，参照三单位金属烤瓷固定桥基底蜡型的制作步骤，安插铸道（一级栅栏式铸道）。

（2）整体铸造：按照铸道安置方法，参照三单位金属烤瓷固定桥基底蜡型的制作步骤，安插铸道（二级栅栏式铸道）。

3. 脱模　参照三单位金属烤瓷固定桥基底蜡型的制作步骤。

二、三单位以上金属固定桥蜡型的制作步骤

（一）检查𬛠架、模型、代型

参照金属烤瓷冠基底蜡型的制作步骤。

（二）标记颈缘线、涂石膏硬化剂、间隙剂、分离剂

参照金属烤瓷冠基底蜡型的制作步骤。

（三）制作三单位以上金属固定桥蜡型

1. 制作固位体蜡型　按照三单位以上金属固定桥蜡型的设计制作固位体蜡型。参照金属全冠蜡型的制作步骤。

2. 制作桥体蜡型　按照三单位以上金属固定桥蜡型的设计制作桥体蜡型。参照金属全冠蜡型的制作步骤。

3. 制作连接体蜡型　按照三单位以上金属固定桥蜡型的设计制作连接体蜡型。参照三单位以上金属烤瓷固定桥基底蜡型的制作步骤。

4. 精修检查　参照三单位金属固定桥蜡型的制作步骤。

（四）安置脱位球、安插铸道、脱模

1. 安置脱位球　参照金属全冠蜡型的制作步骤。

2. 安插铸道　参照三单位以上金属烤瓷固定桥基底蜡型的制作步骤。

3. 脱模　参照三单位金属烤瓷固定桥基底蜡型的制作步骤。

（周延民　李保泉　郭晓东）

第二章 铸件铸造和打磨、焊接

第一节 铸 造

【相关知识】

一、钛铸造机

(一)钛铸造机的分类及工作原理

按铸造方式分类:

1. 加压铸造式铸钛机 在较低压力的惰性气体(氩气或氦气)的保护下熔解钛料,钛熔化后流到铸道口时,对液体钛加以较高的压力,而使液体钛铸入熔模腔内。

2. 加压吸引式铸钛机 依靠惰性气体的压力和铸造室真空状态形成的负压使钛液进入熔模腔。铸造时,先使熔化室和铸造室形成高真空度,熔化钛材时向熔化室内注入惰性气体,铸造室持续抽真空,注入熔化的金属时,因在熔化室和铸造室之间形成的压力差和重力作用下,熔化的金属由上部的熔化室落入下部铸造室的铸模口,并被压注,充满整个铸造型腔。

3. 离心式铸钛机 利用高速离心力使液体钛注入熔模腔。离心方式目前有水平离心和垂直离心方式。

4. 压力吸引离心式铸钛机 将离心力、抽吸、加压3种方式结合起来。其方法为:在熔解金属时,从铸型的底部及四周进行抽吸排气,使熔解室和铸造室之间产生较大的压力差。当钛料熔化后,离心力促使液体钛注入熔模腔内的同时再从液体钛及钛合金的表面加入一个较大的惰性气体正压力,液体钛材在离心力、负压抽吸及表面的较大正压力的共同作用下,快速地注入熔模腔内。

(二)钛铸造机日常保养方法

以压力吸引离心式铸钛机为例:

1. 铸造前应检查真空度、氩气压力,以防氩气不足或真空度差导致铸造失败。

2. 设备应保持清洁,铸造室内不可放置杂物。

3. 如连续铸造,需按厂家要求间隔一段时间,防止设备损坏。

4. 按厂家要求的频率和处理方式清洁坩埚。

5. 定期检查设备部件是否需要维修或更换。

二、包埋中产生的问题

包埋中产生的问题与材料性能及操作手法有直接关系。包埋中产生气泡,则可能产生金属瘤现象，导致铸件形态不清晰；包埋材料膨胀不足或过大，则影响修复就位及固位。

（一）包埋材料的主要性能

中、低熔合金包埋材料主要成分是二氧化硅。一般采用石膏作为结合剂。高熔合金包埋材料主要成分也是二氧化硅，结合剂是磷酸盐混合物或正硅酸乙酯。使用时将包埋材主要成分、结合剂与硅溶胶悬浊液或水按一定比例调和。

1. 膨胀性能 包埋材料具有固化膨胀、吸水膨胀和热膨胀的性质。各种金属在熔铸过程中都会有不同程度的收缩，利用包埋材料的固化膨胀、吸水膨胀和温度膨胀，可以有效地补偿这种熔铸收缩。

2. 机械强度 包埋材料在加热和铸造过程中必须具有足够的强度。一般以抗压缩强度来表示。包埋材料的抗压缩强度与包埋材料种类及水粉比有关。

3. 粉末粒度与透气性 包埋材料硬固后应有微小孔隙，利于空气在铸造压力下排出。其粒度分布及粉液比，是影响透气性的重要因素。粒子尺寸均一，有利于气体通过。

4. 耐热性 包埋材料必须具有一定的耐热性，即要求材料在高温下不易被分解。

（二）包埋中产生气泡的原因

1. 操作不规范 调拌包埋材料时粉液比例不正确、操作时间过短、搅拌不均匀、未使用真空搅拌机、未使用振荡器、熔模涂挂包埋材料不均匀等都有可能导致操作中带进大量气泡。

2. 包埋材料问题 包埋材料质量原因导致透气性差，铸造时空气无法排出铸型。

（三）包埋材料膨胀过度或不足的原因

1. 操作不规范 调拌包埋材料时粉液比例不正确，包埋材料过稠，则膨胀过度。包埋材料过稀，则膨胀不足。包埋材料调拌不匀，也可能导致膨胀不足。

2. 包埋材料问题 包埋材料本身质量不佳，或包埋材料存放过程中受潮污染。

【技能要求】

一、铸造钛金属

铸造钛金属的基本工艺流程与非贵金属合金铸造并无多大区别，遵循着制作熔模→安插铸道→包埋→烘烤焙烧铸型→铸造→喷砂→切除铸道→打磨→抛光→完成流程。但应注意以下差异：

1. 熔模厚度 由于钛金属流铸性较差，为确保液态金属能充分注满型腔的各个部位，冠桥熔模及铸造支架熔模制作时均应注意防止过薄，特别是采用室温铸造时，熔模的厚度应≥0.7mm。

2. 排气道的设置 由于在铸入钛金属液体时即产生凝壳，随同液态金属卷入的空气难以从凝壳内脱出。为尽量排逸空气，排气道的设置十分必要，一般需在卡环末端、支架熔模靠近浇铸口的最外端、网状结构的边缘以及流铸方向发生改变的部位设置排气道或储气球。

3. 包埋 钛的包埋材料种类有：①磷酸盐系包埋材料；②氧化铝、氧化系包埋材料；③氧化锆系包埋材料；④氧化钙系包埋材料。

在实际工作中，包埋及后续的烘烤焙烧应按照所选材料厂家所提供的温度及时间要求进行。

4. 铸造

（1）使用钛铸造机铸造的步骤为：①打开氩气阀，调整氩气压力；②接通电源；③真空加压检测；④铸料铸型就位；⑤关闭仓门，按下启动键，根据预先设定的温度时间等参数，由设备自动完成铸造。

（2）钛金属铸造时机由钛铸造机根据设定好的参数自动识别并执行铸造。实际操作中，钛铸造机的使用和参数设置应按厂家说明指导进行。

5. 喷砂　钛铸件进行表面喷砂时，最好不使用石英砂，使用氧化铝砂或玻璃珠较为理想。

6. 酸处理　目前作为钛铸件的化学酸处理，常采用比较温和的酸处理方式。盐酸、硫酸、氢氟酸等物质则可对钛金属产生溶解作用，特别是氢氟酸最为有效。

7. 打磨　由于钛的热传导率低，易发生过热反应而造成研磨硬化现象，应注意的问题是尽量选用产热少、不易对铸件产生再次反应污染的磨具。打磨时要求打磨面积小，压力轻，转速高，防止磨具的砂石嵌入铸件的表面。抛光时应使用钛专用抛光膏，且抛光后的钛铸件避免立即进行水洗，否则其表面会产生变暗的现象。

二、分析并解决包埋中产生的问题

1. 解决包埋中产生气泡　若气泡存在，铸件相应部位会产生金属结节，为打磨就位造成不良影响。操作中应注意使用真空搅拌机，按厂家要求设定抽真空及搅拌时间，包埋材料务必搅拌均匀，包埋材料不均匀会使铸件的表面粗糙度增加，严重时还会造成铸型发生破裂。包埋前应清洗熔模减少表面油脂，将有利于包埋材料在熔模上的附着。包埋时应先用毛笔蘸取少量包埋材料，从熔模边缘到组织面均匀铺上包埋材料，倒入包埋材料时应使用振荡器，以防止空气残留，尽量排出包埋过程中的气泡。使用真空搅拌机调拌包埋材料后应及时清洗搅拌杯，避免残留包埋材料凝固影响真空搅拌杯与设备的密合度，从而影响真空度。

2. 解决包埋材料膨胀过大或不足

（1）包埋材料膨胀过大：由于材料水粉比例失当，粉剂过多材料调和过稠，使包埋材料膨胀，造成铸件过大。影响修复体密合性及固位力。

（2）包埋材料膨胀不足：由于材料水粉比例失当材料过稀，铸件因金属熔铸过程中产生收缩，可能导致修复体无法就位，包埋材料过稀也导致铸型强度降低。严重可能导致铸造过程中铸型碎裂，也可能导致铸型腔内表面的气孔量增加，使铸型腔内表面不光洁，从而使铸件表面粗糙度增加。

（3）解决方法：包埋材料多以粉剂与液剂调和的形式操作，应严格按照厂家要求的粉液比例关系及操作时间完成包埋过程。使用量杯或电子秤准确称量所需粉剂和液剂的质量，平时保持时也应放置在阴凉干燥的位置，避免材料性能受到影响。调拌时使用的器具应清洁干燥，避免残留水或杂质，以防止产生过大误差。

第二节　打　　磨

【相关知识】

一、边缘形态及其生理意义

（一）边缘形态分类
金瓷修复体根据边缘是否有金属颈圈，大致分为有圈边缘和无圈边缘。

1. 有圈边缘　唇侧或颊侧能见到金属基底形成的颈圈设计称为有圈边缘，这种设计可充分保证冠边缘的适合性，而颜色为金属，因此美观性难以保证。基牙边缘为斜面型或肩台型。

2. 无圈边缘　又有金瓷边缘和瓷边缘之分。

(1) 金瓷边缘：此种设计是使基底在边缘处逐渐变薄，至最外端处几乎不露出金属。既保证强度的需要，又防止在边缘部分暴露遮色瓷，防止金属颜色透过瓷修复体。

(2) 瓷边缘：这种设计是颈缘唇（颊）肩台处完全没有金属基底，而专用肩台瓷来恢复，从而避免了在颈部暴露金属和遮色瓷颜色，使其美观性得以提高，但形成瓷边缘需要反复烧结，制作较为麻烦。

（二）意义

打磨后边缘与牙体的密合程度关系到修复体的就位和预后，边缘不密合可能导致修复体无法就位，也可能引发患者继发龋等疾病，成为不良修复体。而经过铸造打磨一系列流程增加了边缘部位变形的可能性，同时边缘部位是应力比较集中的区域，此处瓷层容易产生崩瓷问题，因此要保证金属与瓷的匹配以及边缘有足够的厚度。

二、金瓷交界面的作用及制作要求

1. 金瓷交界面的作用　在金瓷交界面金属设计为肩台样，与瓷层呈平面对接形式，以保证瓷层的厚度，金属为瓷层提供良好的支撑作用，如果没有形成良好的金瓷平面对接，则容易发生崩瓷。

2. 金瓷交界面制作要求　金 - 瓷交界面，应考虑瓷层有足够厚度，必须形成内线角圆钝的直角肩台样，避免锐角引起应力集中，且避开咬合接触区，避免暴露于唇颊面影响美观，打磨后应清晰平滑。

三、固定义齿就位及调𬌗常见问题

（一）常见问题及其原因

1. 就位困难

(1) 制作原因：①修复体边缘过长或组织面有金属瘤；②修复体在熔模制作或铸造过程中变形。

(2) 设计原因：①基牙有影响就位的倒凹；②基牙未取得共同就位道。

2. 翘动

(1) 制作原因：①修复体组织面金属瘤、边缘过长、邻面恢复过多导致存在支点，没有充分就位；②修复体在熔模制作或铸造过程中变形。

(2) 设计原因：①桥体弧度大，设计时没有考虑对抗杠杆作用力的措施；②牙体预备时留有较锐的牙尖或存在倒凹区。

3. 邻接关系或咬合关系不良

(1) 修复体未充分就位。

(2) 修复体在制作中变形。

(3) 修复体熔模制作不达标。

(4) 打磨时调整过度。

4．固位不良

（1）制作原因：①间隙料涂层过厚；②修复体在熔模制作或铸造过程中变形。

（2）设计原因：①牙体预备不良，不能达到固位要求；②两端固位体基牙数目不等或固位形相差悬殊，导致两端固位力不一致。

（二）解决方案

对于出现的问题应反思总结，寻找原因。如果是制作原因，选用直径和形态适当的磨具，使用指示剂或咬合纸提示高点，少量多次，反复调磨并测量厚度，无法通过调磨解决则考虑通过焊接修整，必要时应重新制作。如果由于牙体预备等设计原因导致出现问题，应及时联系医生，不应擅作主张。

【技能要求】

一、打磨边缘及金瓷交界面

1．打磨边缘　边缘应光滑连续无飞边，与模型密贴，不应产生悬突、台阶，不应过长或过短。打磨时应避免磨具垂直于边缘，防止磨短。反复测量边缘厚度，防止过薄。在不破坏长短及密合度的前提下，将边缘打磨圆钝。唇侧颈缘部应形成浅凹形，保证颈部有足够瓷层厚度。

2．打磨金瓷交界面　基底冠应光滑圆钝，减少尖锐线角，避免因应力集中而造成瓷崩瓷裂。金属基底表面状态关系到金瓷结合的强度，表面稍粗糙有利于金瓷的机械结合，如果打磨不当导致表面过分凹凸不平，则可能影响金瓷结合强度和表面颜色，因此打磨调整时应尽量选用钨钢磨具，沿一定方向轻轻用力。碳化硅磨具磨切下来的砂粒易卷入金属表面而发生气泡，应谨慎使用。

金瓷交界面应尽量光滑明显，避免出现过锐线角，便于下一步处理。应在细节上予以注意，修整出金属颈环的轴面和可见区域的形态，可用柱状磨具修整金瓷对接线处由瓷层覆盖的金属表面，以获得内线角圆钝的直角肩台外形。防止将金瓷交界面肩台修整过窄影响金属对瓷层的支撑面积。

二、解决三单位以上固定义齿打磨常见问题

1．就位　三单位以上固定义齿就位步骤参考三单位固定义齿就位。但固定义齿跨度太大，铸造时发生较大收缩，导致无法就位的情况，可考虑使用焊接方法帮助完成就位。通常烤瓷基底冠桥在堆瓷前进行基底冠的焊接，首先切割分段，即在模型上将基底冠桥切割成两段（或在制作熔模时即切割成两段），并用复合树脂将两端基底冠桥粘合一起，采取激光点焊法或焊料焊接法。激光点焊：两部分于工作模型上复位通过激光熔化合金，凝固后形成连接。焊料焊接：根据对颌模型调整好咬合关系，加蜡固定位置并包埋固定。注意包埋块最薄不能低于5mm。包埋后在模型上进行焊接，将两部分焊接在一起。

2．调磨咬合及邻接区　调磨步骤参照三单位固定义齿咬合及邻接调磨，如咬合或邻接调磨过量，可考虑使用焊接方法，恢复邻接点或升高咬合点。如咬合或邻接严重调磨过量，则考虑重新制作。

第三节 焊 接

【相关知识】

银焊焊接

1. 银焊焊接的过程 银焊是以银为主要成分的焊料焊接,又名白合金焊。银焊焊接的过程为通过加热,利用银焊合金熔化于焊接区,冷却后被焊金属互相连接。

2. 银焊焊接的要求 要求焊料充满焊隙,将焊件牢固的连接在一起,不得改变焊件的接触位置,不得烧坏焊件和工作模型的牙槽嵴部分,无假焊或流焊现象。

3. 银焊焊接的注意事项 焊接中应使用焊媒,焊媒是一种助焊剂,能帮助保持该处金属表面的清洁并防止氧化,银焊常用焊媒为硼砂。焊接前将白合金片剪成长条状以利于熔化和夹持。

【技能要求】

使用银焊方法将腭弓、舌弓等与带环固定

银焊焊接常用于矫治器制作中,如通过银焊焊接将腭弓、舌弓等部件与带环固定连接。具体操作如下:

将带环的焊接区打磨光滑清理,然后包埋固定,为防止焊接时焊件的薄弱处及模型在高温下受热损伤,也防止焊件松动移位,可用石膏或包埋材料进行包埋,但要暴露焊接区。直接在酒精灯或吹管火焰上加热焊接区,火焰应保持稳定,使用还原焰,尽量调节火焰呈尖细状,尽量使被焊区域两侧受热一致。焊接时先在焊缝处加少量硼砂作为焊媒,夹持焊料至焊区适当位置。使焊料熔化流入焊缝,布满焊区缝隙。冷却后,剔除包埋材料检查焊接部位是否形成致密而坚固的结构。

(李长义 李靖桓 刘 畅)

第三章 饰 瓷

第一节 上瓷、上釉

【相关知识】

一、三单位烤瓷桥瓷层构筑

三单位烤瓷桥一般由两个固位体、桥体、连接体等结构组成。不管是单冠还是桥，其瓷层构筑的基本方法是一致的。

（一）前牙三单位烤瓷桥瓷层堆塑

在桥的瓷层构筑时，瓷层体积增加，为了表现立体感，除了在金属基底制作时的特殊要求外，相对于烤瓷单冠，其上瓷的方法也更为复杂与讲究技巧（详细堆塑步骤见技能要求），注意不能破坏层次结构，同时注意以下几点：

1. 桥体堆塑前，缺牙间隙牙槽嵴部分的石膏表面要涂硬化剂，干燥后再涂分离剂，以便瓷比较容易从石膏模型上取下。必要时，涂塑前可在石膏模型表面铺上一层薄的湿纸巾。

2. 吸水时压力不能过大，振动致密次数不能过多，时间不能过长。

3. 堆塑桥体基底面时，要根据设计形成一定的形状，并使表面平滑，防止食物嵌塞滞留。

4. 桥体唇颊侧颈缘要形成连续的颈缘曲线，并与邻牙相协调。

5. 注意牙冠外形、外展隙及邻间隙的正确形成，保证修复体的美观和牙齿的自洁作用。

6. 制作多单位烤瓷桥时，要用湿的薄刀片在各牙间隙处沿牙长轴方向分割，把各个牙冠从牙本质瓷层分开，以避免烧结后出现与牙体长轴平行的不规则裂纹。

7. 桥体部分的邻面回切可能会达到不透明瓷层，应事先将该部位的不透明瓷调成蓝灰色或灰绿色调，有助于改善美观效果。

（二）后牙三单位烤瓷桥瓷层堆塑

后牙的瓷层构筑时，恢复咬合关系尤为重要。要获得精确的后牙咬合关系，但需避免牙尖过大、磨改过多而影响牙冠色泽。常规堆塑遮色瓷后，同前方法用牙本质瓷、牙釉质瓷构筑牙冠轴面及咬合面外形，与对𬌗牙试咬合，烧结前完全恢复与对𬌗牙的咬合接触。第一次烧结后用釉质瓷再次恢复咬合，与对𬌗牙紧密接触，第二次烧结。第二次烧结后有轻微收缩，可再次添加釉质瓷恢复咬合，第三次烧结。

二、三单位全瓷桥制作

（一）玻璃陶瓷全瓷桥

二硅酸锂热压铸玻璃陶瓷由于抗弯强度的限制，可用于制作三单位（以内）前牙或前磨牙固定桥，可靠的连接体部分设计要求为横截面积不小于 $16mm^2$。连接体横截面积过大可能会导致没有足够的清洁空间和不佳的美学效果。同时桥体的跨度不超过 11mm，固位体的厚度不应低于 1.2mm。

修复体比色时需使用与玻璃陶瓷瓷块及瓷粉颜色相对应的比色板，最终色泽效果需考虑牙齿本身的颜色和粘接材料的颜色。工作代型上涂布间隙剂时，需根据修复体类型涂布不同的厚度。打磨修整过程中不能急冷，表面不能有任何裂纹。

（二）氧化锆全瓷桥

1. 前牙三单位氧化锆全瓷桥　由于氧化锆陶瓷的强度比二硅酸锂玻璃陶瓷高，前牙三单位桥的连接体面积可以减小一些，但不能小于 $9mm^2$。如果使用半透性较高的氧化锆陶瓷，其连接体的面积和二硅酸锂相当。由于氧化锆陶瓷与饰瓷的结合力欠佳，故饰瓷的厚度不能过厚，饰瓷烧结结束后冷却的速度要减慢。同样，固位体的厚度不能小于 1mm。

氧化锆修复体的边缘至少为 0.5mm 宽的肩台。低速调磨修复体，注意降温，避免大量调磨，防止过热引起的晶体内部结构变化，造成微裂纹。

2. 后牙三单位氧化锆全瓷冠桥　选择基牙固位体的厚度不小于 1.2mm，桥体与固位之间的连接体面积不小于 $12mm^2$，桥体的跨度不能太大，否则易导致全瓷冠桥的断裂。

（三）三单位瓷修复体的烧结

由于全瓷修复体的导热性能较低，瓷修复体体积越大，其冷却的速度应越慢，切勿急冷而导致瓷体内部产生裂纹。最终烧结时建议使用蜂窝状烧结盘和相应圆形顶部边缘的烧结钉，以避免修复体粘接在烧结钉上，并且利于均匀受热。

（四）三单位桥连接体折裂预防

可能原因：桥体连接体面积过小、未达到正常值要求，连接过于薄弱；全瓷冠厚度过低，强度不够；烧结完成后骤冷、瓷层厚薄不均，过厚的瓷层产生的收缩大，在薄弱的区域易产生裂纹；打磨时产热过高，磨头抖动过大。

预防方法：全瓷冠桥瓷裂目前尚没有可靠的修理方法，必须重新制作。重做之前应仔细分析原因，必要时调整设计，确保连接体面积和固位体厚度，改进烧结程序和打磨方法。

三、瓷修复体外染色

随着人们美学需求的提高，医师、技师和患者对修复体模拟天然牙的仿真效果要求越来越高。然而天然牙的颜色千差万别，要获得逼真的牙齿颜色，就需要了解色彩学、天然牙颜色特点、比色及修复体颜色再现的方法等，技师还要掌握修复体的瓷层厚度、烧结次数、表面光洁度及染色技术对修复体颜色的影响。

（一）比色和选色

在全瓷修复时，由于瓷半透性较好，基牙的颜色直接影响到修复体的最终颜色。因此，医生必须采用基牙比色板比配基牙的颜色，技师根据其基牙的颜色选择全瓷基底冠的颜色和半透性，同时以基牙的颜色制作相同颜色的基牙树脂代型。选好基牙颜色后医生根据邻牙颜色、对颌牙颜色和患者希望的颜色，选色与患者皮肤、年龄、性别相适应的牙齿颜色。比色和选色应在自然光线下进行，同时把比色片与要配色牙放在一起，用单反相机拍摄照片，最后把照片传递给技师。

（二）个性化饰瓷技巧

天然牙的形态和颜色随着年龄增长会发生变化，同时很多天然牙还具有一些独特的、个性化的特征如切端的乳光效果、染色、隐裂、白垩色斑点等。为了在修复体上体现这些个性化特征，需采用美学效果瓷粉（乳光瓷、荧光瓷、透明瓷）进行个性化制作，再现天然牙的色调和形态。

1. 透明瓷　具有较高的半透性，用来模拟天然牙半透性较高的部位。

2. 乳光瓷　乳光是材料的一种光学性能。当陶瓷材料内有一些小于可见光波长的晶粒分散在半透明的基质中，其折射率高于基质。当折射率指数（高折射指数与低折射指数之比）超过 1.1 时，这种陶瓷材料就产生乳光效果。光照射在牙齿表面会出现散射，造成肉眼可见的灰蓝色乳光效应，可使用具有乳光效果的瓷粉来模拟。

3. 荧光瓷　是指在紫外线照射下能发出荧光的一类陶瓷。

（三）染色技术

有的患者的牙齿颜色层次较丰富，需通过特殊染色技术来完成。牙齿特殊染色有内染色和外染色两种。无论哪种染色技术都需要技师有丰富的操作经验，对牙齿结构和彩色瓷粉烧结后的颜色变化有所把握。

1. 瓷层内染色　内染法是将特殊颜色的颜料与牙本质瓷粉按一定的比例调和后堆塑于瓷层的内部，外面再堆塑其他瓷层，这种处理技术要求高，效果比较接近逼真，有很好的光学效果。在瓷层构筑过程中进行颜色的调整，烧结后的颜色比较自然，但是内染法难度也较大，只有烧结完成后才能看出效果。例如：棕色隐裂纹的再现一般是在体瓷部分，运用特殊内染色效果瓷粉来表现。对于个性化的着色斑纹，技师必须结合使用内染色和外染色的方法，才能达到较好的效果。

2. 瓷层外染色　外染色技术相对简单，是在修复体完成后表面上色以纠正颜色偏差。外染色通过采用釉液调和所需的各色瓷粉，在上釉烧结时完成染色过程，色彩表达受到一定程度的限制，光学效果较差，且所染的颜色容易褪色。无论是何种效果的个性化牙齿的制作，在口内试戴过程中都可以比对患者口内实际情况，再使用外染色瓷粉做进一步的染色处理，达到最佳效果。

（1）玻璃铸瓷贴面外染色

1）外染前，瓷修复体必须经过严格打磨、调𬌗，直至达到所需的纹理结构。染色、上釉前一定要把瓷冠表面清洗干净。

2）染色时染色剂一定要选择适当，调拌要均匀；在描绘颜色特征时染色剂的彩度要比邻牙的要深一级。

3）需要改变修复体色调时一般用彩度较低的色素，而当形成表面特征时，如釉质裂纹和模拟牙颈部颜色等，则应用彩度较高的色素。

4）若烧结后颜色还有差别需再做修改，应先去除釉层，重新染色，但应避免多次烧结。

5）需少量加瓷上釉时，要注意瓷粉与釉液及染色剂不能混杂。

6）烧结时要注意烤瓷炉的温度，不能过高使瓷冠玻璃化，也不能过低使瓷冠釉化不全。

（2）玻璃陶瓷切削瓷贴面外染色：玻璃陶瓷贴面、嵌体通常采用染色技术，冠桥修复体多采用饰面技术。玻璃陶瓷修复体切削成形后，需经过二次烧结使玻璃陶瓷内的晶体二次结晶，提高其强度和半透性。切削后的贴面在二次烧结时由于贴面较薄易变形，故贴面烧结时一定要用耐火材料做支撑，预防贴面的变形。同时，严格按照厂家的控温曲线进行烧结，不可擅自改变烧结温度和时间。外染色时具体过程同烤瓷修复体，应确保外部涂层所选的染料和瓷粉，必须与玻璃陶瓷材料有协调匹配的膨胀系数和烧结温度。注意事项同玻璃铸瓷贴面。

四、氧化锆全锆修复体

根据是否堆塑饰瓷，氧化锆全瓷修复体分为两种类型：全解剖形态的氧化锆全瓷修复体，也是单层结构的氧化锆修复体，称为"全锆修复体"；双层结构氧化锆全瓷修复体（氧化锆基底＋饰瓷），两者各有优缺点。

全锆修复体仅有单层结构氧化锆，无饰瓷，强度高，但是不易获得很好的美学效果，美学效果一般欠佳，不易上色和调改颜色，主要用于后牙。双层结构氧化锆修复体有氧化锆和饰瓷两部分瓷层，基底与饰瓷结合力较弱，饰瓷易发生折裂，但是美学效果较好，饰瓷表面易上色，也可进行个性化特征塑造，可用于前后牙。

【技能要求】

一、构筑三单位烤瓷桥瓷层

三单位烤瓷桥瓷层的堆塑方法同上，包括涂布遮色瓷，烘干烧结，堆塑牙本质瓷、釉质瓷、透明瓷，烧结，形态修整，上釉等步骤。构筑三单位烤瓷桥瓷层时应注意：

1．堆塑遮色瓷时，连接体等凹部振动时瓷容易在此处堆积，堆塑时应小心避免过厚。

2．遮色瓷调和的稀稠应适当，过稀时瓷牙冠形成困难，层次结构变形，且因反复吸水影响速度；过稠则容易产生瓷层裂痕或气泡陷入。

3．瓷浆堆塑应循序渐进，每层堆塑时应及时多次吸除多余水分，压填时用力均匀，各层瓷粉涂覆时不得混合掺杂，添加水分时不得影响各瓷层结构的层次。水分过多也会影响瓷粉的颜色及烧结后的色泽效果。

4．瓷浆吸水不能过度，压填、振动力不能过大，以防瓷层结构变形或崩塌。

5．构瓷时间不易过长，各步操作应准确无误，以免影响色泽及烧结质量。

6．为了体现立体感，邻接面的回切尤为重要。首先用牙本质瓷恢复牙冠外形，然后再切削牙本质瓷形成釉质瓷和透明瓷的间隙，以保证邻接面有透明性的效果。这种方法可确保生动再现牙冠颜色，增加桥的立体感。

7．桥的瓷层构筑时，由于体积较大，瓷层烧结收缩较大，为避免烧结变形，故多采用二次追加烧结的方法。其方法为：瓷层构筑完成后，将瓷体从邻接面处用薄刀片切开，从模型取下后烧结，烧结完成后，在邻接面处重新添加瓷浆，然后第二次烧结。

8．由于桥瓷体积较大，正式烧结之前应增加干燥时间，防止因瓷层内残留水分过多，在加热烧结时形成气泡与裂瓷。

9. 烧结时，烤瓷桥瓷体应稳定的放置在烧结盘上，并确保每一颗基牙都得到支撑，以避免瓷冠蠕变而加大变形。

10. 可适当设置冷却时间，避免骤冷而裂瓷。

二、构筑三单位全瓷桥饰瓷

制作全瓷桥饰面瓷的基本方法同三单位烤瓷修复体，其区别在于全瓷基底冠上无须堆塑遮色瓷，但一般要使用粘接瓷。桥体的连接体部必须满足力学要求，不能有尖锐的切痕，同时，也要注意龈外展隙的处理，不能过度的压迫牙龈乳头。

1. 结合层烧结　构筑饰瓷前需用 100 目氧化铝在 1～2bar[①]压力下喷砂，使用流水并用蒸汽彻底清洗。在回切技术中，使用切端瓷、效果瓷或者修色剂和染色剂在切 1/3 处涂一薄层进行结合层操作。在涂层技术中，用薄体瓷或体瓷均匀地在内冠表面涂一薄层进行结合层操作。无论是回切技术还是涂层技术，具体操作步骤均是先在内冠上涂一薄层釉液，然后在其上均匀地撒一薄层瓷粉，最后放在烤瓷炉内烧结。

2. 饰瓷与染色　将内冠放于代型上，采用饰瓷技术或染色技术完成修复体的外部形态和颜色，具体制作过程同烤瓷修复体，应注意所选的染料和瓷粉必须与内部全瓷基底有协调匹配的膨胀系数和烧结温度。

三、上釉

对于全瓷修复体的艺术化染色，由于全瓷基底冠的半透性较好，为了使瓷修复体戴在基牙色泽更加逼真，首先要用树脂制作和基牙颜色一致的光固化树脂代型。然后将全瓷基底冠套在树脂代型上观察颜色的变化，特别是外染色时显得更加重要。根据医生的比色要求选择相应色泽的瓷粉和釉液，按一定的比例进行调拌，用细的毛刷尖挑起少量的瓷浆涂塑在瓷的表面，观察染色上釉后的颜色是否和比色的目标牙色泽类似。特征化的外染色如裂纹的仿真化需要结合内染的手法配合使用。瓷的颜色与烧结温度密切相关，过高的烧结温度使得釉面发亮，色调变暗，过低的烧结温度，瓷面显得粗糙，颜色变白，无光泽。因此，特定的烧结工艺是从实践中摸索出来的。

四、调配染料

根据比色结果选择合适的染料或几种染料混合使用，使用有吸水功能，可保持染料呈湿润状态的专用调和盘，采用釉液调和所需的各色瓷粉达到合适的黏稠度。

五、外染法个性化染色

瓷修复体制作完成后进行口内试戴，对比天然牙的颜色、白垩色斑点、隐裂等个性化特征，选择染色所需的各色瓷粉，用釉液调和后涂布在修复体表面。不染色的部位涂一薄层清亮的釉液。选择比牙本质瓷烧结温度低 20～60℃的合适程序进行烧结。

六、全锆冠的染色和上釉

软质氧化锆材料采用 CAM 数控切削工艺制作全解剖形态氧化锆修复体，切削成形后

---

① 1bar＝10⁵Pa。

按不同厂家的材料要求进行二次烧结,呈现高强度、高密度的最终形态。进行喷砂、打磨后,根据口内比色结果和个性化特征,选择染色所需的各色瓷粉,用釉液调和后涂布在修复体表面。不染色的部位涂一薄层清亮的釉液。烧结后使修复体更加逼真自然。

第二节 瓷体外形修整

【相关知识】

一、三单位桥形态修整

(一)三单位烤瓷冠桥瓷体外形修整

前牙烤瓷桥的桥体设计可为盖嵴式、改良盖嵴式、马鞍式、卫生桥和卵圆型桥体等。后牙烤瓷冠桥桥体的调改步骤与前牙烤瓷桥类似,根据桥体设计,完成桥体基底面的打磨。

(二)美学外形的修整

由于前牙烤瓷桥的瓷体形态与修复后的美观性密切相关,需重视美学外形的修整,包括邻接面接触点,外展隙及桥体基底面的调整。

(三)三单位全瓷桥瓷体外形修整

1. 切削三单位氧化锆全瓷桥 选择大小合适的预成氧化锆坯体,进行机加工,完成冠桥支架的切削加工,用片切砂片小心切除支撑,并用金刚砂磨头磨光仔细修整坯体表面,特别是需要表面饰瓷的部分,在颈部的边缘形成浅凹形。同时在硅橡胶导板的引导下,有效控制出饰瓷的空间。在修形的过程中注意吸尘,勿用湿磨,连接体的处坯体的面积不小于12mm²。

2. 切削三单位玻璃陶瓷前牙桥 选择大小合适的预成玻璃陶瓷块,进行机加工,完成冠桥支架的切削加工,用片切砂片小心切除支撑,并用金刚砂磨头磨光修复体表面,并根据牙齿唇侧的纹理采用不同大小的磨头修整外形。根据临床医师的要求修改桥体盖接面的外形;前牙连接体的面积不小于16mm²。在修形的过程中速度要慢,注意冷却方法。

3. 热压铸三单位玻璃陶瓷前牙桥 尽管热压铸玻璃陶瓷冠桥可以进行调整,也必须维持在最小厚度范围内。应湿润打磨区,用金刚砂砂片来切割铸道,铸道的连接点要打磨圆滑。将代型上的间隙去除,在模具上试戴修复体并小心打磨抛光,确保即使在打磨后也要维持最小厚度。应避免陶瓷材料的过热,推荐采用低速和轻压。不可使用分离盘快速地切割牙桥,因为这样可能会造成隐裂点,这样对随后的全瓷修复带来隐患。

(四)瓷贴面的外形修整

1. 唇侧表面特征 前牙的唇面形态对美观至关重要,它包括牙冠的唇面外形、唇面突度、轴面角突度、纵横向发育沟等方面。应根据口内余留牙的形态特点加以磨改。

唇面最终的外形修整,此时进行的调改要涉及一系列的抛光操作:最初用粗磨石修改外形,最后用细砂磨石来形成光滑的抛光面。可用铅笔在颊面画出轴线角的范围,并确定舌面的边缘嵴,标出理想的修复体的外形轮廓线,便于在磨改外形时用打磨石将唇面修成理想的外形形态。

形成表面结构和个性特征触点和外形完成之后,要根据相邻的天然牙的形态和表面质地,并结合临床设计选择需要的工具和方法,形成修复体表面的结构纹理,以及其他的个性染色或特殊形态。

2. 瓷贴面腭侧的修整 同上前牙腭侧。上颌前牙腭侧边缘嵴是下颌前牙在咬切食物时后退运动的轨迹线,起到支持作用,舌窝的形态也有助于发音。因此,瓷贴面腭侧的形态修整应在半可调𬌗架上进行修整,调整好咬合起始接触和咬合止点,采用火焰状车针仔细修整舌窝形态,用细长车针修整边缘嵴。

二、三单位瓷修复体咬合调整

(一)前牙三单位瓷修复体调𬌗

首先调改正中𬌗位的咬合关系,然后调改前伸和侧向𬌗位的咬合关系。

1. 正中𬌗位有早接触的调磨 前牙有早接触点时,一般可调磨上前牙的舌面。若同时有前伸𬌗早接触,则可调磨下前牙切缘。

2. 非正中𬌗位的调磨在正中𬌗位的咬合调整合适后进行。

(二)后牙三单位瓷修复体调𬌗

首先调改正中𬌗位的咬合关系,然后调改前伸和侧向𬌗位的咬合关系。

1. 正中𬌗位有早接触的调磨 咬合纸放于上、下牙之间,将𬌗架在正中𬌗位做上下咬合,若在个别牙尖上出现点状的咬合纸颜色,说明该点为早接触点,可用轮形石调磨。

2. 非正中𬌗位的调磨在正中𬌗位的咬合调整合适后进行。

(1)前伸𬌗早接触点的调磨:将咬合纸放于上下牙之间,调节𬌗架使上下前牙由正中𬌗位移动为上下切缘相对时,可出现以下情况:

1)前牙有早接触,后牙无接触时,可磨改上前牙切缘的舌侧斜面及下前牙切缘的唇侧斜面,使磨牙达到接触。

2)后牙有早接触点,前牙无接触时,可磨改上后牙牙尖的远中斜面或相对的下后牙牙尖的近中斜面,即可达到前伸𬌗平衡。

(2)侧向𬌗平衡早接触点的调磨:将咬合纸放于上下牙之间,将𬌗架由正中𬌗位向左侧或右侧移动,分别记录下早接触点而加以调磨。

【技能要求】

一、打磨三单位桥瓷体外形

1. 去除一侧相邻的石膏牙及桥体区域的模型,用咬合纸调改邻面,用相同的方法调改另一个邻接面。

2. 使桥体区域的代型就位,并将修复体在工作模型上就位在桥体下面放咬合纸,印出与组织面接触的印迹,根据桥体设计调改桥体的组织面,完成后抛光。

3. 唇颊面外形修整,设定牙冠长度和宽度,修整近远中线角及边缘,决定切端厚度及咬合关系,形成唇面的细微结构,修整完成后抛光。

二、调整三单位桥的咬𬌗

1. 首先调改正中𬌗位的咬合关系 将咬合纸放于上下牙之间,将𬌗架在正中𬌗位做上下咬合,若在个别牙尖上出现点状的咬合纸颜色,说明该点为早接触点,可用轮形石调磨。后牙有早接触点时,应视其所在部位适当的调磨。如早接触点位于上后牙舌尖的颊斜面和下后牙颊尖的舌斜面,可磨改相应牙尖斜面。若上后牙舌尖与下后牙中央窝之间或下后牙颊尖与上后牙中央窝之间有早接触点,磨改的原则为:如牙尖在正中𬌗位及非正中𬌗位均有早接触点,应磨改有早接触的牙尖;如牙尖在正中拾位有早接触点,而在非正中𬌗位无早接触,则应磨改有早接触的中央窝。

2. 非正中𬌗位在正中𬌗位调磨合适后进行

(1)前伸𬌗:将咬合纸放于上下牙之间,调节𬌗架使上、下前牙由正中𬌗位移动为上下切缘相对时,可出现以下情况。

1)前牙有早接触后牙无接触时,磨改上前牙切缘的舌侧斜面及下前牙切缘的唇侧斜面。

2)后牙有早接触点前牙无接触时,磨改上后牙牙尖的远中斜面或相对的下后牙牙尖的近中斜面。

(2)侧向𬌗:将咬合纸放于上下牙之间,将𬌗架由正中𬌗位向左侧或右侧移动,分别记录下早接触点而加以调磨。工作侧有早接触点、平衡侧无接触时,若颊尖为早接触点,则可磨改上后牙的颊尖,若舌尖为早接触点,则磨改下后牙的舌尖,若颊舌尖均有早接触点,则磨改上后牙颊尖及下后牙舌尖;平衡侧有早接触点,工作侧无接触时,磨改上后牙舌尖的颊斜面,或下后牙颊尖的舌斜面。

(张　蕾　郭松奇　骆小平)

第四章　支架和基托蜡型制作

第一节　制作支架蜡型

【相关知识】

一、可摘义齿支架类型、适用范围、设计原则

铸造支架的制作方法通常采用整体铸造，但也可采用分段铸造，然后再焊接成整体。而铸造支架的制作工艺，有带模铸造和脱模铸造两种。其中，带模铸造最为常用。

（一）支架的类型

铸造支架根据其结构可分为四种类型。

1．全金属型　支架与黏膜组织相接触的部分均为金属，而人工牙部分是树脂牙或瓷牙、金属铸造牙。

2．金属基托型　与牙槽嵴黏膜组织相接触的大部分为金属，只是在唇、颊侧有部分树脂基托。

3．金属支架型　牙槽嵴黏膜大部分与树脂相接触，只利用金属制作骨架。

4．网状加强型　与牙槽嵴黏膜组织相接触部分均为树脂，铸造的网状支架被包埋在树脂基托内，起到加强树脂基托强度的作用。

（二）适用范围

1．全金属型　用于对树脂过敏者、𬌗龈距离低、缺牙间隙小或多个小间隙后牙缺失。并且还要求牙槽骨骨质致密，黏膜弹性好，且较厚者。

2．金属基托型　适用于缺牙的数量较多，𬌗力较大，以及患者舒适度要求高者。

3．金属支架型　临床上应用最为广泛，绝大部分牙列缺损时均可采用。

4．网状加强型　主要用于缺牙多，𬌗力较大的修复。

（三）设计原则

1．保护口腔软硬组织的健康，为更好地落实这一原则，在支架设计中，应采取下列的一些措施。

（1）采取分散𬌗力的设计，减少基牙和支持组织的负担。

（2）在游离缺失患者的缺失侧应至少选择 2 个基牙，除少数牙缺失可以单侧设计外，原则上应采用双侧设计。

（3）孤立牙和错位牙一般情况下不选作基牙，必须用作基牙时，应选择有利于基牙健康的卡环设计。

（4）利用可使用的天然间隙,尽量少磨除牙体组织。

（5）为自洁作用的发挥提供环境条件,应尽量暴露基牙的牙面。

（6）合理设计卡环类型,避免使用过多的卡环,卡环数量控制在 4 个以内为宜。

2. 具有良好的支持、固位和稳定作用。

3. 能很好地恢复功能。

4. 坚固耐用,美观。

5. 摘戴方便,使用舒适。

（四）设计要点

1. 支架表面形状的选择　铸造支架的表面形状可分为橘皮型和光面型两种类型。采用基托形式或宽腭连接杆形式时,用橘皮型为宜。若采用连接杆形式,特别是上颌前、侧腭杆和下颌舌杆时宜采用光面型。

2. 卡环类型及固位力的选择　铸造支架卡环可选择的类型较多,但在设计时,应根据具体的缺牙部位、基牙的健康情况以及基牙周围组织情况正确选用,严格掌握卡环臂进入倒凹区的深度、长度等要求,使之既有良好的固位力,又便于取戴。同时,还应考虑兼顾美观、舒适及保护基牙的作用。

3. 铸造支架边缘与组织接触的关系　用于上颌的大连接体均应做成两边薄,中间厚,与黏膜组织的接触关系成移行。而用于下颌的连接杆或板则要求位于上缘的边缘成薄边,减少异物感,但下缘则应呈圆形状,即下颌的各种连接杆的下缘为最厚,以使其与黏膜有着良好的适合性,不会损伤黏膜。

（五）铸造支架的优点

1. 坚固,不易损坏。

2. 体积小巧,异物感少。

3. 设计灵活,可以满足各种缺牙形式的修复要求,有利于保持余留牙的生理按摩作用,促进牙周组织健康。

4. 金属不发生吸水现象,无异味,减少龋病及口腔炎症的发生,可保持较好的口腔卫生。

5. 有较好的温度传导性。

6. 具有较强的刚性,不会因受力而发生变形。

二、支架设计图的绘制方法

1. 将石膏工作模型放置在模型观测仪的观测台上,用观测仪进行模型初步观测与设计,通过调整观测台可以改变模型的倾斜方向,确定倒凹的分布情况,获得义齿的共同就位道。已经确定好就位道后,将模型的观测台锁紧,保持观测臂的灵活性,用观测仪的笔芯描绘出观测线,最后完成模型设计。

2. 将修复体的设计描绘到石膏工作模型上,遵循设计原则,用有色铅笔在石膏工作模型上相应位置画出固位体的位置和形态,卡环臂的走向,𬌗支托的位置和大小以及大连接体、小连接体、网状支架位置和基托的边缘线,所有的画线应清楚明了。

3. 将翻制的磷酸盐耐高温模型放回观测仪上,用有色铅笔将石膏工作模型的设计转移在磷酸盐耐高温模型上,最后绘制出支架蜡型的设计图。

三、支架蜡型的制作方法和注意事项

（一）铸造支架的组成及各组成部分的作用

1. 铸造支架的组成 铸造支架是由支托、固位体、大连接体、小连接体、邻面板、网状连接体、加强带、组织终止点八个部分所组成。

2. 铸造支架各组成部分的作用

（1）支托：将𬌗力正确地传导于基牙。防止义齿下沉、摆动、翘动、旋转等现象发生，使义齿及固位体保持在正确的位置上。还可防止食物嵌塞和修复𬌗关系。

（2）大连接体：将义齿的各个部分连成一个整体。并将𬌗力传递和分散至基牙及邻近的支持组织，减少基牙行使功能时所承受的扭力和负荷。还可提高树脂基托抗折能力和义齿的佩戴舒适感。基托式大连接板亦可起到增强义齿固位的作用。

（3）小连接体：将支托、卡环等特殊设计部件与大连接体相连接和防止义齿在咀嚼时发生颊舌摆动。

（4）邻面板：引导义齿取戴，增强义齿的固位力；减少义齿受力时对基牙损害；可防止食物嵌塞；降低余留牙龋病的发生率。

（5）固位体—卡环：固位体是指对抗义齿脱位力，使义齿在口腔内保持正确位置的装置。由于其设计部位及作用的不同，可分为直接固位体和间接固位体两类。

1）直接固位体作用：防止义齿在行使功能时脱位，以保持义齿在口腔中正确位置，起主要的固位作用。

2）间接固位体作用：可防止游离端义齿𬌗向脱位、翘动，分散𬌗力，减小下沉。同时防止义齿的旋转，起平衡作用。

（6）加强带：主要作用是增强铸造支架的抗应力强度，防止铸造支架在此发生断裂，起到加强作用。

（7）网状连接体：具有连接和增强义齿强度，防止义齿断裂的作用。

（8）组织终止点：具有防止网状连接体在制作义齿及充填树脂时下沉的作用。

（二）铸造支架各组成部分的要求

1. 支托

（1）具有承担𬌗力的足够强度，并能将𬌗力正确地传导于基牙牙根部位，保护基牙的健康。

（2）𬌗支托的宽度应是前磨牙颊舌径的1/2、磨牙颊舌径的1/3，呈匙形，厚度≥1.3mm。

（3）切支托及舌侧支托的宽度为1.5～2mm，厚度≥1.3mm。

（4）𬌗支托应恢复与基牙协调的𬌗面形态，舌侧支托应与基牙舌侧外形协调。

2. 大连接体

（1）要有足够的强度，行使功能时不能发生变形。

（2）不能影响周围组织的功能活动。

（3）有利于保留余留牙的健康。

（4）根据设置的部位、受力的大小及组织情况的不同，可呈不同大小、外形和厚度。

3. 小连接体

（1）磨光面呈半圆形。

（2）与基牙及牙槽嵴呈平面接触，与大连接体垂直相连。与大连接体相连接部位呈流线型，不得形成死角。

（3）要有一定的强度，若用于下颌，设置在前磨牙上厚度≥1.3mm，设置在磨牙上厚度≥1.5mm，以保证有足够的强度。若用于上颌时，可将其宽度适当增加。

（4）形成与卡环相类似的由细变粗的自然过渡。

4. 邻面板

（1）颊侧不能暴露出金属，板的宽度应大于基牙颊舌径的2/3，厚度为0.8～1.0mm。

（2）板靠近殆面呈移行状，与基牙紧密贴合。

（3）邻面板应完全封闭邻面，不使树脂与邻牙有接触关系。

5. 固位体 - 卡环

卡环既要有良好的固位作用，又要便于摘戴。同时还要考虑到美观、舒适及保护基牙的健康。

（1）截面呈外圆内平的椭圆形，外圆减少异物感。内平与基牙紧密贴合，增加摩擦固位力。

（2）卡环的宽度与厚度比为10∶8，体部粗，末端细。从末端向体部方向每延长5mm，其宽度、厚度分别按此比例关系增加。卡环末端的宽度、厚度比要求应据卡环形式及所放置基牙部位区别对待。

（3）卡环末端进入倒凹的深度应根据卡环的类型及基牙的不同而区别对待。

（4）卡环臂进入基牙倒凹区的长度（除杆式卡环）为卡环臂全长的末端1/3。

6. 加强带

（1）具有足够的强度，足以克服应力作用而不产生变形或折断。

（2）宽度为1.5～2.0mm，厚度≥0.7mm，并在其表面形成与树脂有良好机械嵌合作用的形态。

7. 网状连接体

（1）要有一定的强度，厚度≥0.5mm。

（2）网状连接体的大小与缺牙的多少成正比。

（3）在前牙区设置网状连接体时，应增设补强线。

（4）在治疗后的残根部位上设置网状连接体时，应注意加强局部的缓冲。

（5）为利于树脂的包绕，网状连接体与工作模型之间应有适当的间隙。

8. 组织终止点

（1）面积一般为2m²的方形或圆形。

（2）位于网状连接体游离端的边缘。

（三）铸造支架各组成部分的类型

1. 支托

（1）殆支托有六种类型

1）边缘型殆支托：殆支托的长度为前磨牙近远中径的1/3，磨牙近远中径的1/4，设计在基牙的近中或远中。

2）延长型殆支托：殆支托的长度达殆面中央窝部位，具有防止基牙移动的作用，多用于冠修复或嵌体修复过的磨牙上。

3）近远中边缘组合型殆支托：用于基牙近远中均有缺失的前磨牙或磨牙，此型支托的优点是基牙受力均匀。

4）联合支托：用于两相邻基牙近远中相接触的位置，支托的两端应具有一定的深度，防止两基牙因受殆力发生分离并修复两基牙之间的自然间隙，防止发生食物嵌塞。

5）横贯基牙殆面型支托：多用于基牙有严重缺损，亦可用于已进行冠或嵌体修复过的基牙，此型支托的优点是基牙受力均匀。

6）颊、舌侧型殆支托：如缺隙对颌牙严重伸长，基牙严重过敏无法设置邻面支托时，可将支托设置在颊、舌侧。

（2）切支托：所有的前牙均可以设置切支托，但多用于尖牙。切支托既可单独设置于某一基牙上，亦可同时设置在两个或多个基牙上。

（3）舌侧支托：当在前牙的舌侧设置支托时，要求将基牙的舌侧磨成一"U"形的沟，支托让开舌侧隆突。由于基牙舌侧的形态、缺牙形式不同，舌侧支托亦有几种变异，应用时应根据具体情况合理选择。由于舌侧支托设置在基牙的舌侧，不暴露金属，具有较好的审美修复效果。

2．大连接体

（1）上颌大连接体：上颌的大连接体可分连接杆和连接板。

1）前腭杆：位于上颌硬区的前部，宽而薄，厚度约 1mm，宽 4～6mm，与黏膜组织密合但无压力。前缘距离余留牙牙龈缘≥6mm，杆的中间厚，边缘薄，与黏膜呈移行状，以减少异物感，前腭杆可独立设置，亦可与后腭杆及侧腭杆联合应用。

2）后腭杆：位于上颌硬区后部，杆的中央部位于双侧第二磨牙后缘连线处，两端微向前弯曲至双侧第一、第二磨牙之间。杆的厚度约 1.3mm，杆的宽度视缺牙的具体情况区别对待，一般为 5～8mm。

3）中腭杆：位于前、后腭杆两者之间的区域，其位置走向一般是在第一前磨牙与第一磨牙之间至对侧的连线处，厚度约 1.3mm，宽度 5～6mm。

4）侧腭杆：位于上颌硬区的一侧或两侧，离开余留牙龈缘 4～6mm，并与牙弓平行，多与前后腭杆混合使用，亦可独立设置。杆中间厚，边缘薄，与黏膜呈移行杆的厚度 1mm，宽度 4～5mm。

5）连接板：亦称腭板或腭带。可分为马蹄状腭板、关闭型马蹄状腭板、全腭板和变异腭板。①马蹄状腭板：由前腭杆变薄加宽形成腭板，向两侧远中延伸成马蹄状。腭板的前牙边缘距余留前牙的龈缘 4～6mm，也可向前延伸到前牙舌隆突之上，腭板的厚度约 0.5mm。②关闭型马蹄状腭板：马蹄状腭板与后腭杆相连，形成关闭型马蹄状腭板。③全腭板：覆盖全腭区的腭板称为全腭板，前缘通常离开龈缘 4～6mm，也可向前延伸至上前牙舌隆突之处，后缘应止于腭小凹之后的 2mm 处。④变异腭板：称为中腭板或腭带，其覆盖在上颌硬区，前缘在腭皱后缘，后缘可在第一磨牙远中连接处。

（2）下颌大连接体：下颌的大连接体可分为连接杆和舌板。

1）舌杆：位于下颌舌侧龈缘与口底之间，让开舌系带。杆的上端离开余留牙牙龈缘 3～4mm，边缘成移行状。杆的最厚部位为下缘约 1.5mm，宽度约 4mm。截面呈半梨或条索状，边缘薄而圆滑。

2）舌隆突杆：也称为连续卡环或连续舌支托。在下颌前牙舌隆突上所放置的连续舌隆突支托,在双侧尖牙远中处与支架相连。

3) 双舌杆:将舌杆和舌隆突杆联合使用形成双舌杆。双舌杆的支持力强,稳定性好,但舒适度稍欠差。

4) 唇、颊连接杆:杆的上缘离开余留牙龈缘 3～4mm,杆的厚度及宽度视缺失牙情况与舌杆相似。一般唇、颊连接杆应呈宽而薄的带状,上端与黏膜组织呈移行状,下端边缘圆钝稍厚,并注意让开唇系带及组织倒凹。此种设计对美观有影响应慎用。

5) 舌板:为下颌前牙舌侧板形的大连接体,舌板的上缘应覆盖于下前牙的舌隆突之上和后牙的导线(倒凹线)之上,与余留牙呈移行状。板的最厚部位应位于下缘 1～1.2mm,边缘圆钝。

3. 小连接体　小连接体是把可摘局部义齿金属支架上的各个部件与大连接体相连接的部分。这些部件包括直接固位体和间接固位体,如卡环、支托、增力网等。小连接体不仅起连接作用,而且还具有传导作用,可将功能性负荷传导至基牙和支持组织。小连接体应垂直通过基牙的龈缘,并且稍离开龈缘,然后和大连接体连接。向固位体方向连接时,应进入基牙的非倒凹区,否则将影响义齿的就位。小连接体与牙面接触时应光滑,并有足够的强度,以利发挥小连接体的对抗作用,增强义齿的稳定性。

(1) 与一个牙接触式:用于支托或固位体设计在单一基牙时,连接体紧贴基牙的舌侧延伸。

(2) 与两个牙接触式:用于支托或固位体设计在两相邻基牙时,连接体沿两基牙舌外展隙平行延伸。

4. 网状连接体

(1) 成品网状式:用各种成品蜡网制作的网状连接体。

(2) 蜡线组合式:根据需要制作网状连接体的大小和形状,用直径 1.0mm 的蜡线形成网状连接体。

5. 邻面板

(1) 紧密贴合型:邻面板与基牙整个邻面完全紧密贴合,具有较强的导向作用。

(2) 部分贴合型:邻面板与基牙邻面近𬌗 1/3～1/2 部分紧密贴合,近基牙颈部 1/2～2/3 形成自然间隙。

6. 固位体 - 卡环

(1) 三臂卡环:又称正型卡环,用于基牙支持式义齿和基牙 - 黏膜混合支持式义齿,是义齿修复中应用最为广泛的卡环。三臂卡环由颊、舌两个卡环臂和𬌗支托组成,包绕基牙的 3 个面和 4 个轴面角,小连接体和𬌗支托连接。卡环末端的厚度,前磨牙约 0.6mm,磨牙约 0.7mm,卡环末端的宽度前磨牙约 0.8mm,磨牙约 0.9mm。卡环末端进入倒凹的深度 0.2～0.3mm,卡环臂末端进入基牙倒凹的长度为全臂长 1/3。

(2) 双臂卡环:此卡环只有颊、舌两个卡环臂,无𬌗支托,多用于牙松动但可保留的基牙或牙周组织健康较差的基牙以及口腔内只有唯一的中间基牙。由于此卡环无𬌗支托,受力时卡环会随义齿下沉,不利于牙周组织的健康。故其卡环臂进入倒凹区的深度、长度应根据具体情况而定,此卡环主要用于黏膜支持式义齿。

(3) 环形卡环:又称圈形卡环,多用于上颌或下颌远中孤立磨牙,且伴有向近中及颊(或舌)侧倾斜。上颌磨牙的卡环末端多设置在颊侧近中,下颌磨牙的卡环末端多设置在舌侧近中。卡环臂进入倒凹区的深度一般为 0.3mm。整个卡环包绕基牙牙冠约 7/8。

（4）对半卡环：此卡环是由颊、舌两个相对的卡环臂及近、远中边缘𬌗支托（或横贯式支托）所组成，用于基牙前后均有缺失的孤立前磨牙或磨牙上。卡环臂的厚度、宽度以及末端进入倒凹区的深度、长度要求与正型卡环相同。

（5）联合卡环：多用于游离端缺失另一侧基牙牙冠短、相邻两牙有自然间隙的间接固位体。卡环臂末端的厚度、宽度及进入倒凹区的长度要求同正型卡环，进入倒凹的深度为 0.2mm。卡环具有修复自然间隙、防止食物嵌塞等作用。

（6）回力卡环和反回力卡环：主要用于远中游离端缺失，基牙为前磨牙或尖牙，其牙冠较短或者是锥形牙。

1）回力卡环：卡环的固位臂尖端部分位于基牙唇、颊侧倒凹区，绕过基牙的远中面与𬌗支托相连接，再绕向舌侧非倒凹区形成对抗臂，并在基牙近中舌侧通过小连接体与腭（舌）杆相连接。

2）反回力卡环：卡环的固位臂尖端部分位于基牙舌侧的倒凹区，卡环臂与远中𬌗支托相连并转向颊侧，于近中通过小连接体与金属支架相连接，适用于舌侧严重倾斜的下颌基牙。

回力卡环和反回力卡环两者均由于远中𬌗支托不直接与基托相连，𬌗力先通过人工牙和基托传到黏膜和牙槽嵴，再迂回传至基牙，这就减轻了基牙的负荷，具有应力中断作用。

（7）长臂卡环：又称延伸卡环，此卡环用于基牙松动，但又不宜拔除的、可保留的前磨牙或前牙。近基牙卡环臂位于导线（倒凹线）之上，远基牙卡环臂进入倒凹区。进入倒凹区的长度为全臂 1/3，卡环末端进入倒凹的深度为 0.3mm、卡环末端的宽度与厚度比例要求同正型卡环。

（8）连续杆式卡环：卡环的适应范围同长臂卡环，近基牙杆式卡环末端位于导线（倒凹线）之上，远基牙进入倒凹区，进入倒凹的深度、与基牙唇面接触的长度以及卡环厚度、宽度要求同杆式卡环，但当基牙及基牙周围组织有严重倒凹以及颊系带附丽过高时不能设计此类卡环。

（9）杆式卡环：杆式卡环具有体积小、与基牙接触少、金属暴露少、美观、不损伤基牙、维持基牙的生理动度、减少龋病发生等优点。卡环臂起于网状连接体或连接杆（板）上。卡环末端多位于基牙唇（颊）侧的中心近颈部，与基牙长轴平行。卡环连接体应避开组织倒凹及系带，距基牙龈缘不低于 3mm。卡环末端进入倒凹区的深度为：前牙、前磨牙 0.2mm，磨牙 0.3mm。卡环末端的宽度前牙、前磨牙约 1.0mm，磨牙约 1.3mm。进入倒凹区（即与牙体组织的接触）长度约 2mm 左右。杆式卡环不能用于基牙本身倒凹过大及周围组织倒凹过大者。

杆式卡环有多种变异形式，常用的有"V"形、"T"形、"L"形、"C"形等。同时，杆式卡环亦可与其他类型的卡环混合使用。

（10）RPI 卡环组：此卡环组是由近中𬌗支托、远中邻面板及杆式卡环组合而成。此杆式卡环的末端的宽度、厚度以及进入倒凹的深度、长度要求同杆式卡环。

（11）RPA 卡环组：此卡环组与 RPI 卡环组不同点是以圆形卡环臂代替 I 型杆式卡环。圆环形颊侧卡环臂末端的厚度、宽度以及进入倒凹的深度、长度要求同正型卡环颊侧臂。患者口腔前庭的深度不足，系带附丽较高，基牙组织或基牙周围组织存在较大倒凹不宜使用 RPI 卡环组时可采用此卡环组。

（12）RⅡ卡环组：此卡环组是由近中支托、颊、舌杆式卡环所组成，用于远中孤立的上、下颌磨牙。杆式卡环由连接杆（或板、网状连接体）伸出，达基牙的远中颊、舌侧，卡环末端的宽度、厚度之比以及进入倒凹的深度、长度要求同杆式卡环。

（13）尖牙卡环：主要用于尖牙上，设计近中切支托，卡环由切支托顺舌面近中边缘嵴向下，至舌隆突，方向上转，沿舌面远中边缘嵴至远中切角，反折至唇面，卡环臂在唇面进入近中倒凹区。

（14）间隙卡环：多用于远离缺牙区的基牙或不能设置其他类型卡环时的基牙。卡环末端的宽度、厚度及卡环臂进入倒凹区的长度要求同正型卡环，卡环臂端进入倒凹区的深度为 0.2mm。

（15）倒钩卡环：常用于倒凹区在𬌗支托的同侧下方的基牙上，又称下返卡环。当有软组织倒凹区无法使用杆形卡环时更为常用。

（16）美学卡环：美学卡环是一类侧重于美观与功能相平衡的卡环，一般放置于美学区域牙位上（通常为前磨牙，少数为尖牙或第一磨牙），由基牙上隐蔽的美观固位区提供固位；戴入患者口内，在进行说话微笑等日常功能活动时，不暴露或不易暴露卡环金属，不影响美观，不对颊黏膜造成损伤，由于对基牙覆盖量小，不易引起磨损和龋坏；并且要求美学卡环具备达到临床要求的固位、稳定与支持作用。

1）短颊侧固位臂卡环：可将其看成为由三臂卡环改良的卡环，它缩短固位臂的长度，一定程度上减少颊侧卡环的暴露，更加美观。此种卡环适用于影响美观的前磨牙上，缺隙前后都有基牙的牙列缺损病例。要求基牙颊面远中有适宜的倒凹，不宜用于远中游离缺失的末端基牙。

2）舌侧固位短颊臂卡环：此卡环特点是颊侧短对抗臂位于基牙颊轴嵴远中。一般多用于前磨牙上，适用于缺隙前后都有基牙的情况，与远中基牙其他类型卡环联合使用，也可用作间接固位体。

3）联合短臂卡环：联合短臂卡环可看成是由普通联合卡环的改良，缩短了暴露于颊侧卡环臂的长度，增大了颊侧邻间隙类似邻间钩的结构。此卡环适用于单侧缺失，基牙牙冠短稳固或相邻两牙之间有间隙者。

4）"C"形卡环：该卡环是圈型卡环的改型。适用范围广，特别适用于远中游离缺失的病例，用于影响美观的前磨牙和磨牙，用于尖牙可能会显露少量金属卡环臂。

7．组织终止点

（1）义齿游离端缺失部位的设置：网状连接体面积不大时，只需设置一个组织终止点。若面积大时，可分别在颊舌侧或颊腭侧各设置一个。

（2）大面积网状连接体的设置：当网状连接体较大时，为起到良好的抗变形作用，可增加支点。

（四）铸造支架蜡型的制作方法

支架蜡型的制作有两种方法，一种为滴蜡成型法，其制作方法是用蜡刀将熔化的铸造蜡，按支架蜡型设计要求将蜡滴在磷酸盐耐高温模型上，经修整后形成所需要的支架蜡型；另一种制作方法为成品蜡件与滴蜡相结合的成型法，此方法也是临床工作中最常用的方法。首先将各种预成的基托蜡片、网状蜡、卡环蜡、连接杆、蜡条等软化后，按设计要求贴附在耐高温模型相应的位置上,然后采用滴蜡法制作支托、蜡型的边缘和需要加厚处,修整后形成支架蜡型。

(五)铸造支架蜡型制作的注意事项

1. 支托应紧贴于支托窝内,呈匙状。

2. 支托不宜过长、过宽、过厚,以免影响咬合。

3. 下颌金属基托的上端要止于余留牙导线(倒凹线)以上,前牙在舌隆突以上,以封闭倒凹防止食物积聚,也可起到间接固位的作用。

4. 支架蜡型的各部分与模型表面紧密贴合,否则会导致支架适合性不良。

5. 铸件的质量主要是取决于制作的支架蜡型质量,要求操作要十分精细和规范。

四、金属-树脂交界面的设计原则

金属-树脂交界面又为内外终止线,是铸造支架大连接体与树脂部分结合的界区,是受应力作用大的区域之一。其设计原则:

1. 内外终止线应有适当的错位,以利于此处抗应力的强度。

2. 内外终止线设置的位置应首先保证支架的强度,同时还应兼顾与树脂基托能形成自然的移行衔接,不能形成明显的阶梯。

3. 内外终止线的角度应小于90°,最佳角度为45°,以增强与树脂的嵌合作用,防止由于外力、口腔温度变化及树脂吸水等因素,而造成金属与树脂之间产生间隙。

【技能要求】

一、绘制铸造支架设计图

将石膏工作模型放置在观测仪的观测台上,根据就位道决定因素,调整模型的倾斜角度和方向来确定好共同就位道后,用分析杆上的铅笔芯绘出各基牙上的观测线。选择卡环的类型,确定卡环臂进入倒凹的深度。用有色铅笔在模型上画出固位体的位置和形态、卡环臂的走向、殆支托的位置和大小;画出大连接体、小连接体、网状的位置;画出基托的边缘线。最后将翻制的磷酸盐耐高温模型放回观测台上,把石膏工作模型支架设计转移在耐高温模型上,再用有色铅笔,绘制出支架蜡型的设计图(图3-4-1)。

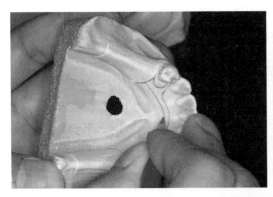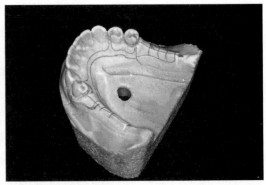

图3-4-1 将工作模型的设计图转移到耐高温模型上

二、铸造支架蜡型的制作

（一）耐高温模型的检查

制作前首先检查耐高温模型是否与原工作模型一致，有无复模变形。耐高温模型表面是否光滑，边缘强度是否足够，细节是否良好。复制的耐火模型应完整、准确、清晰，再进行下一步的制作。

（二）网状的制作

将一块预成网状蜡放入温水中浸软或在酒精灯上烤软，放置缺牙区的牙槽嵴顶，用湿纱布压贴，使网状蜡与耐高温模型紧密接触。用雕刀按设计的范围修去多余部分，然后用热蜡刀滴蜡将舌、腭侧靠近终止线处 2mm 的蜡网眼填平，形成加强带，根据设计要求并在网状蜡上做固位钉或其他固位装置。

（三）腭板或舌板（金属基托）的制作

选用厚度为 0.5mm 左右的橘皮蜡或光面蜡片，加热软化贴于耐高温模型上腭板或舌板处，注意压贴时不要用力过大而减小了厚度或者使预成蜡型破裂。用热蜡刀将边沿烫贴合并做修整，最后在网状蜡与腭板或舌板交接处，用蜡形成一个内外阶台角度为 45° 的终止线，作为充填树脂与金属的结合线。

（四）连接杆蜡型的制作

可以用半成品蜡条加以修整而成，也可以用滴蜡法完成（图 3-4-2）。

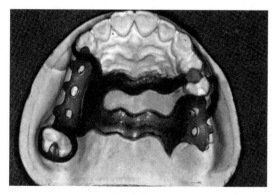 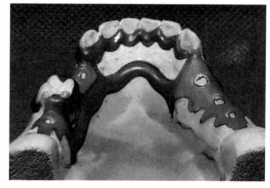

图 3-4-2A　滴蜡法完成上颌支架蜡型　　　　　图 3-4-2B　滴蜡法完成下颌支架蜡型

1．前腭杆　选用厚度 1.0mm，宽 4～6mm 的蜡片，加热变软后，贴于耐高温模型的设计线上，再用加热蜡刀将两端与支架其他部分连接杆相连处稍烫一下使其成为整体。

2．后腭杆　选用 3.0～5.0mm 的扁圆形成品蜡型，经加热变软，贴于耐高温模型的设计线上，用加热的雕刀对蜡型做修整，使后腭杆蜡型中份的厚度约为 1.3～1.5mm，两端稍薄并适当加宽。

3．中腭杆　选用 3.0～5.0mm 的扁圆形成品蜡型，经加热变软，贴于耐高温模型的中腭杆处，轻压贴后对蜡型做修整，使中腭杆蜡型中份的厚度约为 1.3～1.5mm，宽度约为 5～8mm。

4．侧腭杆　选用厚度为 1～1.5mm 的蜡条，加热变软后置于耐高温模型上侧腭杆处，轻压贴后，修除多余部分蜡使其宽度为 3～3.5mm，而腭杆边缘应止于腭皱襞凹沟内。

5. 舌杆 用宽度为 3～4mm 的半梨形成品蜡条，加热变软后置于耐高温模型的设计处，轻压贴后，修除两边多余部分蜡，使舌杆中份的厚度约 2mm，两端稍薄。

6. 舌隆突杆（连续卡环） 取宽约 1.5mm 的蜡条，加热变软后，将其一端贴于下颌尖牙的舌隆突上，再依次贴于侧切牙、中切牙直至另一侧尖牙的舌隆突上。连续卡环的蜡型应进入舌外展隙，避免压入相邻牙的倒凹区内，否则会影响铸件就位。

7. 双舌杆 先在下颌舌侧将连续卡环和舌杆按各自的制作方法将其蜡型制作完成，然后在连续卡环双侧尖牙处向下加蜡条，形成连接体与舌杆相连，最后再将连接连续卡环处和连接舌杆处用熔蜡连接牢固形成双舌杆。

连接杆的制作也可用滴蜡法完成。

（五）金属𬌗垫的蜡型制作

按蜡𬌗记录所确定的垂直距离，将耐高温模型上于𬌗架上，取与后牙𬌗面大小相同的铸造蜡片，加热变软后轻压于𬌗面上，关闭𬌗架，用手指将蜡片压贴合，修去颊、舌侧多余的蜡，检查上下颌牙的咬合接触，不足处补加蜡。最后雕刻出𬌗面外形，用细蜡条在舌侧形成连接体，与支架连接体相连成一整体的支架蜡型。

（六）支托蜡型的制作

将宽为 1mm 半圆形蜡条放入温水或酒精灯上加热，变软后一端放入耐高温模型基牙的支托窝内，另一端与支架的连接体蜡型相连。用蜡刀在酒精灯上加热，蘸上少量的蜡滴到支托凹的蜡条上，并将轴面与𬌗面连接处稍加宽、加厚，避免该处过薄易折断。然后用微热的雕刀修整支托外型，使其成匙形。最后用对颌模型检查支托蜡型厚度，是否影响咬合。也可用热蜡刀通过滴蜡成型法形成𬌗支托蜡型，再用蜡线条形成连接体部分。支托与卡环相连的部分稍厚，但不能影响咬合。

（七）卡环蜡型的制作

选用与模型设计一致的成品卡环蜡件，将其加热变软，贴与耐高温模型基牙所画的卡环线处，再用热蜡刀在卡环体和𬌗支托的连接体相连处稍烫下使其成一整体。

若采用滴蜡法制作应使卡环臂和卡环体呈内扁外圆的半梨形，内扁可增加与基牙的接触面积，加大摩擦力，利于固位；外圆可减少与口腔软组织的摩擦，易自洁美观。卡环的粗细应与基牙牙冠大小相协调。卡环的固定部位和连接体不能进入倒凹区，由卡环臂向卡环尖应逐渐变细，以防应力集中。

（八）小连接体蜡型的制作

用滴蜡法形成小连接体使之与支架蜡型各部件交接处牢固相连，连接处圆缓。

（九）蜡型整体修整

支架蜡型完成后，再次做整体精修整，同时检查蜡型，是否各部分分界清楚，过渡自然、平顺，最后用酒精喷灯喷光表面。完成的支架蜡型各部分与模型表面紧密贴合，表面光滑，精致美观（图 3-4-3）。

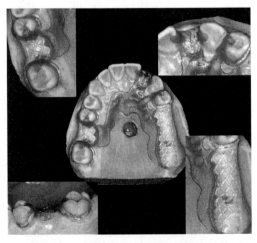

图 3-4-3 用成品蜡件完成上颌支架蜡型

第二节　制作基托蜡型

【相关知识】

一、全口义齿基托伸展范围及制作要求

（一）伸展范围

通常在不妨碍义齿周围组织正常活动情况下，基托边缘尽量延伸。上颌基托唇侧即上颌前弓区为基托边缘非抗力区，应尽量延长；颊侧基托边缘伸至黏膜反折处，后缘包过上颌结节伸至颊间隙内，以利义齿固位；上颌基托的腭侧后缘止于两侧翼上颌切迹与腭小凹连线后约 2mm。下颌基托的唇、颊边缘应伸至黏膜反折处，颊翼缘区面积较大，基托可充分延伸，颊翼缘区之后为远中颊角区，基托不能伸展过多，以免咀嚼肌活动造成义齿脱位；基托舌侧边缘止于舌侧口底，远中应伸入舌翼缘区，以利义齿固位；后缘盖过磨牙后垫的 1/3～1/2。

（二）制作要求

基托蜡型的厚度为 1.5～2mm，基托蜡型的边缘、翼上颌切迹，磨牙后垫为 2.5～3mm。唇侧的厚度以适应患者唇、颊丰满度为准。基托蜡型的后缘应与后堤区一致，以保证密封区对组织有一定的压力。硬区基托蜡型可适当加厚，以便在相应的组织面做缓冲。在颌弓主承托区、副承托区的基托蜡型组织面应与黏膜紧密贴合。基托边缘尽量延伸，唇、颊、舌系带为基托边缘抗力区，上下基托应避开唇、颊、舌系带。

（三）全口义齿蜡型的制作方法

采用制备蜡条、压蜡、烫蜡、雕蜡、喷蜡的方法进行。在制备蜡条、压蜡、烫蜡的基础上，雕刻出蜡基托磨光面的外形。

二、基托磨光面外形的雕刻方法

1. 牙龈外形雕刻方法　在人工牙唇、颊面雕刻出与天然牙相似的龈缘线和牙龈外形。龈缘线的位置、形态应参考患者的年龄和性别。年轻者可适当少暴露牙冠，而年老者牙冠应多暴露。男性龈缘形态多为方圆形，女性为尖圆形。在龈乳突以下适当内收，形成龈外展隙。龈外展隙越深，牙冠立体感越强，但易使食物滞留，且不易抛光，故龈外展隙应深浅适中。雕刻的龈缘形态要自然，整个牙列龈缘线对称、清晰。

2. 牙根外形雕刻方法　在基托唇、颊面相当于人工牙牙根的部位，顺着各个牙齿的自然趋势，使根部微微突起形成牙根外形。前牙根部外形以上颌尖牙最长，中切牙次之，侧切牙最短；下颌前牙为尖牙最长，侧切牙次之，中切牙最短。后牙根部外形不宜太明显，前磨牙处几乎无突起，磨牙形成短、浅的根部外形。在雕刻成型时根部外形切忌太长、太突，过于人工化反而会失去真实感，同时也影响磨光面固位形的形成。舌侧应参考天然牙牙颈部的位置雕刻，在人工牙舌侧和牙龈缘的衔接部位，形成不使舌产生异物感的圆钝浅凹形态。

3. 固位形雕刻方法　在人工牙唇、颊、舌、腭面基托龈缘与基托边缘之间形成凹面使基托外形与唇、颊、舌肌的作用方向相适应，以利于义齿的固位。

4. 腭皱外形雕刻方法　在上颌基托的腭侧模拟形成腭皱，不仅符合生理要求，而且有利于发音和增加真实感。由于腭皱处凹凸不平，不易抛光，应特别注意腭皱处不能粗糙。

【技能要求】

一、制作可摘局部义齿的基托蜡型

制作游离端义齿的基托蜡型采用滴蜡加铺蜡法，将完成的支架固定好排完人工牙后，在支架下面滴上一层薄薄的蜡。然后，用一块基托蜡片在酒精灯上烤软，铺在设计的基托范围内，用雕刻刀修除多余的部分，按常规进行基托外形的雕刻和修整，直至达到应有的要求。由于远中游离端局部义齿，主要靠基托支持𬌗力，因此，制作的基托蜡型必须要具备一定的厚度和抗挠曲强度，避免受力时折断，蜡型的厚度不应小于2mm。上颌远中游离端的局部义齿，基托蜡型的后缘伸至翼颌切迹，远中颊角覆盖上颌结节。上颌后牙全部缺失的患者，义齿基托蜡型的腭侧边缘伸至软硬腭交界处稍后的软腭上。如果患者的牙槽骨丰满，不适应大面积的伸展，腭侧基托蜡型可适当缩小。下颌远中游离端的局部义齿基托蜡型，其后缘应覆盖磨牙后垫的1/2或2/3，使义齿既能获得良好的封闭，又可增加支持𬌗力的作用（图3-4-4）。

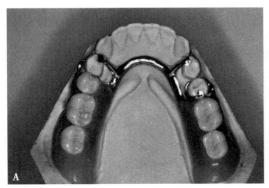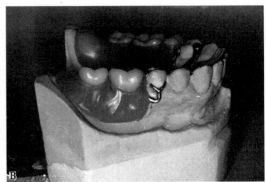

图3-4-4　基托蜡型完成

二、全口义齿基托蜡型的制作

1. 制备蜡条　上蜡之前首先将长10cm，宽厚各为6mm的蜡条放入恒温烤箱中烘软备用。通常恒温为43～47℃，使蜡条保持软化、可塑而不熔化状态。也可将成品蜡片在酒精灯上烘烤软形成软条状。

2. 压蜡　排好的牙列用蜡在模型上固定位置后，将烘软的蜡条取出，一手持蜡条并控制压入模型上的蜡量，另一手协助将蜡压入牙间隙内，包住牙颈部，按基托大小范围和厚度要求从一侧往对侧挤压。颊侧压完后再压舌侧，使磨光面初具外形。

3. 烫蜡　压蜡完成后，立刻用电蜡匙将基托边缘和龈缘处蜡封牢，并烫出基托磨光面的固位形、牙龈外形和根部外形的轮廓，趁蜡尚软时采取压、烫结合的方法成型。

亦可用铺蜡法与滴蜡法形成蜡基托，其操作方法是先将已排好的牙列用蜡在模型上固定位置后，用基托蜡片在酒精灯上烘烤软，铺在整个基托伸展的范围内，然后用蜡刀蘸上蜡，滴在正对人工牙的龈缘和根部的基托上，形成基托磨光面的固位形、牙龈外形和根部外形的轮廓，最后用雕刻刀精修出基托外形的各部分。

三、基托磨光面外形的雕刻

1. 龈缘线外形　手持尖头雕刻刀先从𬌗 - 龈方向,将雕刻刀与牙面成 15°角,从一侧雕刻到另一侧;然后从龈 - 𬌗方向,前牙雕刻刀与牙面成 60°角,后牙雕刻刀与牙面成 45°角,舌侧雕刻刀与牙面舌侧成 20°角,逐个雕刻出基托向颈缘 0.5mm 处形成逐渐变薄向下呈斜坡的龈缘线。

2. 牙根外形　用雕刀在两牙之间雕出龈乳突和略微凹陷的龈外展隙。用长弯刀及小刮勺雕出各牙的根部外形,同时形成固位形。

3. 固位形　用雕刀在上颌人工牙唇、颊侧基托龈缘与基托边缘之间形成向上向外的凹面,腭侧形成向上向内的凹面,下颌唇、颊侧形成向下向外的凹面,舌侧形成向下向内的凹面。

4. 腭皱外形　采取典型腭皱模型复制或用雕刻成型和滴蜡成型的方法。

5. 整体处理　先用雕刀修整基托的厚薄使其一致,缓冲区蜡基托可适当加厚。然后雕刻基托边缘位置线,使边缘形状呈圆钝状,避让开唇、颊、舌系带且与模型贴合。

6. 喷光　将人工牙表面多余的蜡刮除干净,切记不能使人工牙移位而影响上下𬌗的位置关系。然后用酒精喷灯对蜡型表面进行喷光处理,使基托磨光面光滑、自然。在使用喷灯时先点燃酒精灯芯,然后用手压缩橡胶皮球,所产生的压缩空气吹动酒精火焰进行蜡型表面的喷光。使用酒精喷灯时,掌握好火焰的大小、距离和方向。火焰尖端应尖而细,喷灯距蜡型表面不宜太近,以免将人工牙喷焦、变色。火焰方向在牙间隙处应垂直走向,边缘和腭侧应水平走向,使整个蜡型表现呈熔而不流状,既保证磨光面的光滑,又能保持良好的外形(图 3-4-5)。

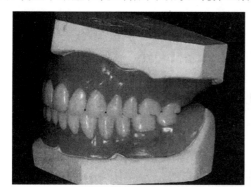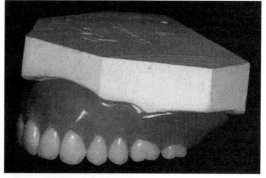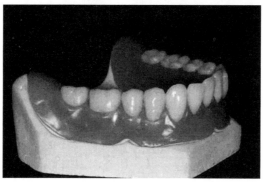

图 3-4-5　基托蜡型完成

（周　敏　任　薇　董　博　杨兴强）

第五章 上𬌗架、排牙和雕牙

第一节 上 𬌗 架

【相关知识】

一、可调式𬌗架的种类

（一）半可调式𬌗架

半可调式𬌗架的髁导和切导斜度均可调节，与患者的实际情况相对应。通过面弓转移将患者铰链轴与上颌之间的关系转移到𬌗架上，极大减少了垂直距离少量改变带来的整体𬌗的误差；如果不做面弓转移，则不能在𬌗架上进行垂直距离的调整。

半可调𬌗架模拟下颌前伸和侧方𬌗较准确，操作简便，是目前最适合于义齿修复应用的𬌗架。半可调式𬌗架的典型代表是 Hanau H 型𬌗架。

（二）全可调式𬌗架

全可调式𬌗架对下颌运动的模拟比半可调式𬌗架更精确，𬌗架的髁间距可调节，可模拟迅即侧移等下颌运动特征，还可利用运动面弓将患者下颌三维运动特征转移至𬌗架上，在𬌗架上建立可准确模拟患者髁道特征的个体化髁导。

二、可调式𬌗架的结构

（一）上、下颌体

均呈"T"形，中部有螺丝固定的架环用于固定上下颌石膏模型，上颌体前端连接切导针，后部横向部分分别连接两侧的髁杆和髁球。下颌体前端为切导盘，后部两侧连接左右侧柱和髁导盘。

（二）侧柱与髁导盘

髁球位于髁导盘上的髁槽内，可旋转、前后滑动。旋转髁导盘可调节髁槽倾斜角度，即前伸髁导斜度。两侧侧柱与髁导盘可水平旋转，用于调节侧方髁导斜度。

（三）切导针与切导盘

切导针与上颌体前端连接，下端支撑于下颌体前端的切导盘上，调节上下颌体之间切导针的长度，可改变上下颌开闭的程度（垂直距离），通常将切导针置于零刻度位置，使上下颌体平行。切导盘的倾斜角度可调节，可根据需要确定下颌前伸和侧方运动时的切导斜度。

三、可调式𬌗架参数的获取方法

其参数设定依据下颌三维动态的记录。除前伸、侧方髁导斜度等数值调整外，通过对于髁间距、髁球运动轨迹、迅即侧移等调整，最大限度地模拟患者个性化功能运动特征。在多数半可调节式𬌗架，非工作侧侧方髁导斜度值是根据 Hanau 的经验公式（L=H/8+12）由前伸髁导斜度值推算确定的。可调式𬌗架可以按照个体参数设置前伸髁导斜度、侧方髁导斜度、切导斜度，而且配有运动面弓，能将实测得的患者铰链轴位置转移到𬌗架。除髁导斜度外，𬌗架的髁球间距亦可调节，也可模拟迅即侧移等下颌运动特征，即可将患者所有的相关参数转移至𬌗架上。

【技能要求】

一、可调式𬌗架参数的调整方法

1. 固定切导针上刻线与上颌体上缘平齐的位置。
2. 旋转、调整、固定切导盘参数。
3. 调整髁球间距。
4. 旋转、调整、固定髁导参数。
5. 调整迅即测移值。
6. 扭紧固定正中锁；使架环紧贴于上下颌体上。

二、上可调式𬌗架的方法步骤

1. 调整好𬌗架。
2. 面弓转移，调拌石膏固定上颌模型于上𬌗架环上。
3. 转移颌位关系记录 根据正中颌位记录固定上下𬌗托于一起，将其复位于上颌终模型上，在终模型底面复位槽涂抹凡士林等分离剂，用白石膏固定下颌模型与𬌗架下颌体。涂抹分离剂的目的是将来全口义齿基托成型时，能够顺利将蜡型与终模型从𬌗架上取下，而不损伤架环的白石膏底座，保证后续二次上架的精确性。

三、上可调式𬌗架的注意事项

1. 检查上下模型的咬合关系是否正确无误，上下模型的前后中线是否一致。
2. 按照模型修整的方法，在模型修整机上修整模型，使上下颌模型的高度在𬌗架上下颌体的高度范围内，但是模型底座不能修整太多，必须保持模型要有一定的抗压强度。
3. 模型修整完成后，在模型底座上用雕刻刀刻出固位槽以增加固位，同时在上下模型后壁的中线位置划线，以利于上𬌗架时模型正确对位，然后将模型放在水中浸湿以备上𬌗架。
4. 检查切导针与切导盘是否接触。
5. 检查𬌗架各部位残留的石膏是否去除干净。

第二节 可摘局部义齿排牙或雕牙

【相关知识】

可摘局部义齿人工前牙的形态、大小和颜色等，对恢复义齿及牙列的美学特性非常重要，因此在选择人工牙时要综合慎重考虑，应以与余留的邻牙及对侧同名牙相协调为主要原则。目前选用最多的是成品树脂牙，若成品树脂牙不合适，则需雕刻蜡牙冠。

1. 形态 前牙的形态与面部的形态和颌弓的形态是协调一致的。前牙缺失又有同名牙存在时，应选择形态与同名牙相似，与邻牙相协调的人工牙。前牙全部缺失时，可参照患者拔牙前的照片、记存模型或原有的旧义齿做选择。在无参照条件时，可参考患者的面形、颌弓的形态等。男性多选方形牙，唇嵴要明显，侧切牙要偏大，尖牙粗大颈部突起，人工牙要体现男性的阳刚之气；女性多选卵圆形牙，切缘切角圆钝，侧切牙尖牙较细小，唇嵴不明显，以体现女性的柔美之形。再根据年龄不同选择颈缘外露多少，年龄大的颈缘外露多些。老年人随着年龄的增长，天然牙均有不同程度的磨耗，人工前牙在选择时应根据前牙切缘和牙尖的磨耗情况，在人工牙上适宜地反映出来，给人视觉上的真实感和老年面容的协调感。

2. 大小 前牙大小的选择应参考口腔内缺失牙间隙的大小和余留牙或对侧同名牙的大小。若个别前牙缺失，可参照对侧同名天然牙；若缺隙过宽或过窄，可将人工牙适当地加大或扭转排列；若上前牙全部缺失，选择时则应与下前牙相协调；若上、下前牙均缺失，可参照患者拔牙前的照片、记存模型或原有的旧义齿；也可参照蜡堤上口角线间堤唇面弧线距离作为上颌六个前牙的总宽度，参照唇高线至𬌗平面的距离作为上中切牙的切 2/3 高度，唇低线至𬌗平面的距离为下中切牙的切 1/2 高度。在选择前牙时还应考虑患者对前牙大小的要求。

3. 颜色 少数前牙缺失时，以余留相邻牙和同名牙的颜色作为主要选择参照。多数前牙缺失时，颜色的选择是根据与患者的肤色、年龄相适应的原则。根据不同患者的牙齿色调选择相似人工牙，选色过程中要考虑颜色的色调（色相）、明度、饱和度（彩度）和透明度等四维特性。通常从中切牙到尖牙，牙齿颜色有逐渐变深的倾向。此外，天然牙的增龄变化非常明显，年龄增大，牙齿明度降低，饱和度增加明显，选色时需体现年龄的真实性。选色时常用比色板，人工牙的比色选色应在自然光线下进行。用比色板上湿润的塑料牙，以余留牙为依据，进行颜色的选择。

【技能要求】

一、可摘局部义齿人工前牙的排列

1. 多个前牙缺失，排牙前先将模型缺隙区涂以分离剂或将模型在水中浸湿，以便排牙后可将人工牙连同蜡型基托取下后在患者口内试戴，同时也不会损坏模型。

2. 取小块基托蜡片，烤软后铺于缺隙区，修去蜡片多余部分，用热蜡刀烫软基托蜡。

3. 将选好的人工牙固定在上面，以中线为准，分别对称排列左右中切牙、侧切牙和尖牙，并按要求调整至合适的位置。

4. 在患者口内试戴排好的人工牙后，再继续完成义齿制作。

注意蜡刀不宜过热，以免将蜡过度熔化而粘于模型上，使蜡基托不易取下，而且易损坏模型。

二、可摘局部义齿人工后牙的排列

1. 远中游离缺失，单侧或双侧多数牙游离缺失　后牙应排在牙槽嵴顶上，根据上下颌缺牙区牙槽嵴顶间𬌗关系来确定后牙排列。若上颌牙槽骨吸收较多，嵴顶腭向移位时，应排成𬌗关系，否则，在牙槽嵴上过偏颊侧排列，会加速牙槽嵴吸收，影响义齿固位，且易造成基托折裂。

2. 单颌后牙多数缺失　应根据缺隙及余留牙的情况进行排牙。

（1）若缺牙间隙正常，对𬌗天然牙排列位置正常：宜选用型号合适的成品树脂牙进行排列，但需对树脂牙的𬌗面及盖嵴部进行磨改，使其与对𬌗天然牙建立良好的𬌗关系，并与支架连接部吻合。

（2）若对𬌗天然牙伸长，形态特殊或排列不齐：排列成品牙有困难，可根据对𬌗牙的咬合印迹雕塑蜡牙后，再置换成树脂牙或铸造牙。

3. 上下牙均有游离端缺失　应按全口义齿排牙原则进行排牙，𬌗平面应平分颌间距离，要求有适当的纵、横𬌗曲线，并与前牙协调，才能达到前伸𬌗和侧方𬌗平衡。

第三节　全口义齿排牙

【相关知识】

一、全口义齿人工牙的𬌗型

全口义齿后牙的𬌗型按照所选用人工牙的牙尖斜度分为解剖式／或半解剖式、非解剖式两大类。为了降低全口义齿功能状态下的侧向力，增加义齿稳定，实现功能状态下义齿作用力均匀同时地作用在尽可能多的支持组织上，从20世纪40年代起，对人工牙的𬌗面形态进行了许多改良，这些人工牙的外形与天然牙略有不同，如舌向集中𬌗、杵臼𬌗、线性𬌗、长正中𬌗等。改良𬌗型（modified occlusal scheme）通过不同方式改造人工牙的𬌗面形态，降低了侧向力，有利于义齿的稳定和支持组织的健康，另外改良𬌗型人工牙在正中𬌗咬合时有更大的自由度，适用于上下颌骨关系异常，或牙槽嵴条件较差者。

（一）解剖式牙

人工牙𬌗面形态与天然牙相似，美学效果较好，有牙尖和窝沟，在正中𬌗上下牙可形成有尖窝交错的广泛接触关系，咬合时可产生一定导向作用，以产生最佳牙间咬合。在非正中𬌗可以实现平衡咬合。解剖式牙的咀嚼效率高，在咀嚼食物时只需较小的咀嚼力。解剖式牙牙尖斜度约为30°，一般适用于上下颌位置关系正常，牙槽嵴情况较好的患者。解剖式牙会产生较大水平推力。

（二）半解剖式牙

牙尖斜度大的解剖式牙侧方咬合时，牙尖斜面相互接触产生较大的侧向力，为了减少总义齿功能状态下侧向力，将人工牙的牙尖斜度降低为20°左右，又称为半解剖式牙。当患者对侧向力耐受不足时比如牙槽嵴低平或呈刃状者，可考虑选择半解剖式牙。

（三）无尖牙

人工𬌗面形态与天然牙不同，𬌗面仅有窝沟而无牙尖，上下后牙为平面接触而不是点接触。无尖牙排牙工作较简单，所需工时少。由于不存在斜面，所以只产生较小的水平推力。它较容易适应水平和垂直方向的变化。此类牙切碎能力较差，且在侧方𬌗时由于不均匀接触，仍会存在较大侧向力。

（四）舌侧集中𬌗

又称为舌向集中𬌗或舌尖接触𬌗，该𬌗型的𬌗接触集中在舌侧、舌向，均为上舌尖与下牙窝的接触。经典的舌侧集中𬌗是将解剖式𬌗型的上颌后牙颊尖外翻上抬，颊尖舌斜面与下牙颊尖离开 1～2mm，仅保留上后牙舌尖与下后牙𬌗面窝底或边缘嵴接触，下后牙正常排列。上后牙舌尖与下牙建立最广泛的𬌗接触，如果需要调𬌗，则动下牙窝而不动上舌尖。

舌侧集中𬌗正中𬌗时，上后牙牙尖咬在下后牙的中央窝和／或边缘嵴上。侧方𬌗时，工作侧上舌尖顶或者舌斜面与下舌尖的颊斜面接触滑动，上颊尖的舌斜面不与下牙接触；平衡侧上舌尖顶或者颊斜面与下颊尖的舌斜面同时接触滑动。前伸𬌗时，下颌前牙切端与上颌前牙𬌗面同时接触滑动，上颌后牙舌尖顶或者后斜面与下颌牙中央窝的后斜面同时接触滑动。

舌侧集中𬌗通过将人工牙𬌗面的咬合力点向舌侧偏移，使作用力方向更加偏向支持组织，减少了侧向力，增加了义齿稳定性；舌侧集中𬌗相对于解剖式𬌗增加了颊舌向宽容度；对于上下颌关系轻度不调患者，可以避免排列反𬌗，增进了美观。适合于牙槽嵴低平以及轻度反𬌗患者。

（五）杵臼𬌗

杵臼𬌗是 Gerber 教授设计的𬌗型。他认为人的磨牙越磨耗越像关节结构，所以将人造磨牙的外形设计成了小关节窝与小髁突的外形对应关系，这样增加了义齿的宽容度；在上下颌牙齿存在食物时，保持义齿的稳定依然非常重要，提出"多局部自治性咬合稳定性"理论，也就是（后牙）每一功能单位单独受力时义齿都应是稳定的，所以强调通过严格定位将人工牙支持尖（或窝）准确地排在牙槽嵴顶上。

（六）线性𬌗型

线性𬌗的刃易于穿透食物，从而可以降低𬌗力，降低对支持组织的压力；无论是正中𬌗还是非正中𬌗接触时，只产生垂直向𬌗力，可以把义齿受到的侧向力降到最低点，从而增加义齿的稳定性；有刃的舌侧有食物压碎区，帮助提高咀嚼效率。

（七）长正中𬌗型

其工作原理是，患者可由确定水平颌位关系时所确定的最后退接触位这一可适位自由回到正中𬌗位的最适位，不产生近远中向侧向力，复查时不需调𬌗，不需适应性磨耗便可回位，因而不产生近远中向义齿的移位。戴牙后，患者可毫不困难地找到最适位，与最后退接触位之间没有任何障碍。让每一次咬合产生的𬌗力尽可能均匀地同时分布于全部承托区。

二、排牙参考线

排牙是以𬌗托上的标志线为参考，或者以无牙颌模型及模型关系为参考进行的。𬌗托和模型上的一些参考标志和参考线对于合理的排牙有重要的指导意义。

（一）𬌗托上的𬌗面与唇颊面是排牙的重要参考

1. 𬌗面　𬌗托就位后，可以通过上下颌牙槽嵴顶线的延长线末端在模型上的标记点，两点确定一条直线,用直尺和雕刀刻画转移到殆堤的殆面。

2. 唇颊面　口内试戴时刻画的面中线、口角线、唇高和唇低线。殆托上的面中线和腭中线存在不一致时应以面中线确定牙列的中线。此外,殆托已确定了上唇丰满度,应作为上牙排列的参考。

（二）模型上的殆面和侧面也是排牙的重要参考

1. 殆面　上颌包括腭中线（牙列中线参考线）、牙槽嵴顶线及向前后端的延长线（投射转移到殆堤表面作为上后牙舌尖顶连线）、切牙乳突轮廓线（其中点之前约 8mm 为中切牙切端的唇向位置）,黏膜唇侧反折线（上牙唇面位置）,腭皱襞外侧轮廓（之外 10.5mm 应为尖牙唇面）;下颌包括中线,牙槽嵴顶线及向前后端的延长线（可以投射转移到殆堤表面作为下后牙中央窝连线）,磨牙后垫轮廓线（后牙舌尖颊舌向位置、殆平面后端高度参考）,黏膜唇侧反折线（下前牙唇面位置参考）。

2. 侧面殆托就位后,牙槽嵴被遮盖,为了判断排列的牙齿与牙槽嵴顶平行的关系,上下颌模型侧面均需要标记牙槽嵴顶的平行线（殆平面参考）、牙槽嵴顶的最低点位置（第一磨牙咀嚼中心位置）、磨牙后垫前缘（最后一颗后牙远中面最远能够排列的位置）。

三、人工牙的选择原则

（一）人工前牙的选择

选择人工前牙的原则:主要以美学为依据。前牙的牙形和牙色的选择应与患者协商。患者往往希望前牙大而美且呈白色,这一要求往往与患者的年龄有矛盾。从一般意义上讲,义齿美学所追求的目标是使人工牙与天然牙尽量一致。也就是说,面孔特征和牙形牙色应与患者的年龄和肤色一致。年龄越大,牙齿颜色越暗;女性肤色较白者,牙齿颜色通常也较白;年龄大且肤色暗者,不宜选择较白的人工牙。当今的商品化的人工前牙有很好的美学外观和多种形状,因此选择合适的牙是比较容易的。最后还应向患者讲清楚,排好前牙并在口内作检测试戴后,方能确定最终效果。

（二）人工后牙的选择

人工后牙的选择主要依据功能需求。选择时考虑的因素包括殆面宽度、牙齿殆龈向高度、四颗后牙的近远中向总长度。人工后牙的大小指其颊面高度及其殆面的近远中宽度。人工后牙的颊舌径通常小,以减小义齿支持组织受力。

人工后牙的作用主要是行使咀嚼功能,这导致多种殆面外形的出现。在临床决定选择哪种殆型时,应考虑美学需求和患者牙槽嵴的情况综合决定。生理殆型能够允许前后牙排列出类似于天然牙的美观的覆殆覆盖,但侧向力大牙槽嵴负担较重;平衡殆时,下颌前伸时,后牙也能一定范围发生接触,咬合力可以分布在足够大的范围内,不会造成对牙槽嵴过大的压力,而且侧向力小,义齿稳定性好,但美学性差;介于两者之间的舌侧集中殆,牙齿能形成覆殆覆盖,如果形成平衡殆其可以在保持生理殆的美学优点的同时简化其操作,如果排成与平面牙接触的平面殆,则可以形成美学覆盖的同时,发挥平衡殆保护牙槽嵴的优势,同时上颌的解剖/半解剖式牙又能提高传统平衡殆的咀嚼效率。因此自从舌侧集中殆概念提出以来,临床应用非常成功而且使用日渐广泛,逐渐成为全口义齿常用的咬合设计方式。后牙颜色应和前牙协调一致。

四、排牙的基本原则

（一）美观原则

患者总是希望佩戴全口义齿之后能变得年青和充满活力，一般情况下，美学考虑占有重要地位。因此在排列人工前牙时应尽量努力使患者面容真正得到恢复，使患者在佩戴了全口义齿后对生活重新充满信心。

1. 恢复面部丰满度 人工牙特别是上前牙排列位置应能够支撑唇颊侧软组织，尤其当在吸收的上颌牙槽嵴上排列牙齿时显得尤其重要。因为，当上颌牙齿拔除以后，其唇颊侧组织的缺损程度通常要大于腭侧，结果牙槽嵴的中心会偏向腭侧。因此，拔除牙齿后的牙槽嵴要比拔除牙齿前的牙槽嵴更小且外形不再相同，天然牙很少处在所谓的牙槽嵴中央位置上，因此，排牙的时候需要将其放在与天然牙所处位置尽可能相近的位置上，这些位置才是构成美观和促使人工牙发挥功能的位置。

在确定前牙排列的位置时可以参考以下几点。

（1）上中切牙唇面至切牙乳突中点的距离：一般为 8～10mm，年龄大、牙槽嵴吸收严重者，切牙乳头会前移，此距离会适当缩短；两侧上尖牙牙尖顶连线通过切牙乳突中点或后缘（年老者及牙槽嵴吸收严重者）；上尖牙唇面与腭皱的侧面通常相距 10mm；上前牙唇面与前庭沟和切缘连成的平面平行；上前牙切缘在唇下露出 2mm，年老者、上唇长者露出较少。

（2）牙槽嵴和唇黏膜反折线：对于功能缘主模型来说，牙槽嵴和唇黏膜反折线十分清楚，上下颌前分的唇侧面应基本平分黏膜转折线，或轻微突出该线，这是因为模型的功能缘代表了牙槽嵴固定黏膜过渡移行到唇颊部肌肉可动的区域，那么功能缘周围的石膏堤自然可以代表唇颊部肌肉，而前牙最重要的突出要求就是要恰好地支持唇部肌肉组织，所以用此方法可有效地辅助上下前牙的前后定位，而且还可预防前牙过分外突。

（3）上切缘连线：是由六个上颌前牙的切缘连线组成，并平行于下唇的内侧弧线，平行于瞳孔连线和面中线垂直。年轻人在微笑时 80% 都会暴露整个上颌前牙。在上唇处于休息状态时，女性暴露的上颌中切牙长度（3.5mm）几乎是男性（1.9mm）的两倍。

（4）下颌中切牙外露程度：年轻人群下颌中切牙外露相对较少，男性和女性显露的多少正好和上颌相反（分别是 1.2mm 和 0.5mm）。随着年龄的增长和磨耗的加重，口腔周围组织逐渐松弛，上颌切牙外露的量减少，下颌切牙的增多。老年患者的上唇中切牙和上唇平齐，而下颌切牙外露近 3.0mm。

（5）上颌中切牙位置：上颌中切牙位置的确立对于前牙的排列至关重要。它们在前牙中牙冠最宽，尖牙的宽度居次，而侧切牙的最窄。然而，牙齿排列后，从正面看，所能见到的牙齿自牙齿中线向远中逐渐变小。人们发现这种尺寸上的减小应当接近黄金比率（0.618），并以之作为牙齿修复的指南。参照这一比率，要求从中线开始，每一个前牙应当比之相邻的近中牙可见性将近窄 40%。通常，当以与天然牙大致相同的角度排定中切牙时，会处于稍微偏离垂直的倾斜位置，且切缘与𬌗平面相接触。侧切牙颈部向内的倾斜度一般稍大于中切牙的倾斜度，侧切牙切缘也会比𬌗平面高出约 1mm，尖牙的排列通常颈部更为突出并垂直于𬌗平面，同时牙尖接触𬌗平面。

（6）上颌前牙倾斜程度：从前牙唇面观察，上颌中切牙的长轴与中线近似平行或稍向远中倾斜，切缘呈水平方向，上颌侧切牙牙颈部向远中倾斜，上颌尖牙牙长轴向远中倾斜的幅度大于中切牙，但小于侧切牙。

2. 体现患者的年龄、性别和其他个性特征　人工牙列的弧度应与颌弓形态一致，颌弓型和面型一致，也可分为方圆形、尖圆形和卵圆形三种。

在方圆形牙弓中进行排牙时，通常就是指两个中切牙放在方圆形牙弓前方的近乎直线上，接着侧切牙以几乎露出整个唇面的方式紧靠中切牙排上，目的是使侧切牙在远中面上很少旋转，尖牙则也以自然少许的远中旋转排列到相应位置，在典型方圆形排列中，可视效果是尖牙到尖牙的很直的排列。其中中切牙和侧切牙会显得比较突出，这四个切牙很少发生旋转，而且往往在矢状面上也呈直上直下不会倾斜，也不存在拥挤或重叠。六个前牙唇面全部或几乎全部的暴露将给人一种很宽的印象，而这恰好与方圆形脸相协调。

在尖圆形牙弓中，中切牙通常比其他类型牙弓中的中切牙更远离尖牙。尖圆形牙弓中牙齿排列的一个特点是中切牙在远中侧绕牙长轴旋转，这种旋转或多或少会使两个牙齿形成一定角度，从而造成了尖圆形排列结果。由于尖圆形牙弓比其他弓型的间隙小，因此经常会看到很明显的牙齿旋转与重叠，拥挤更是不可避免。牙齿的拥挤和旋转将减少其唇面暴露量，典型的尖圆形排列看起来不会像其他牙列排列一样宽。这种尖圆形一般与尖圆形脸下颌的可见部分相协调。尖圆形排列的其他典型特征是侧切牙高于𬌗平面较多，中切牙和侧切牙的切缘向唇侧倾斜，同时尖牙的颈部通常很突出，尖牙的牙尖通常与侧切牙切缘同高。

卵圆形牙弓中的牙齿排列有明确的曲线。卵圆形牙弓前部的中切牙通常朝向尖牙，中切牙的位置介于方圆形牙弓和尖圆形牙弓中切牙位置之间，卵圆形牙弓中的牙齿排列很少倾斜。所以，它典型的排列就会表现出两个尖牙间前牙唇面的完全外观。这种与卵圆形牙弓对应的排齐与排列形成了宽且圆的效果，与卵圆形脸相协调。

柔和度直接影响着天然牙列中单个牙齿的排列和美观。牙列中的柔和度决定于牙齿的和谐形态和是否在需要的地方使用较小的侧切牙和中切牙。就牙齿的排列与选择而论，柔和度还意味着要按照牙齿的可见外观磨改唇面。如果牙齿具有圆润的近远中曲线和卵圆形的轮廓，那么看起来就要比近远中平直且棱角分明的牙齿更为柔和。

另外一种具有强壮，有力特征的脸需要使用尺寸明显的牙齿并将其排齐。为了实现这种粗犷效果，排牙时就要选择尺寸相对较大的侧切牙和尖牙并作出平直的排列。柔和度和力度是由牙齿的大小和形态，及与脸的关系及牙弓中牙齿的布局决定的，牙齿唇面外露越多，牙列看上去就越厚实。按正常情况排定两中切牙后，从前面看时，会看到两个牙齿大小适中或彼此相互依存。在另一种布局中，两个中切牙的近中缘排的稍微外凸而远中缘则向内倾斜，这使得整体外观看上去较小。在第三种排列中，对等放置的两颗中切牙使两个牙齿的整体外观更大从而构成了强壮或粗犷的面容。出现这种效果是因为近中切缘向内倾斜，远中切缘向外倾斜面展示了更多的唇面，如果再将中切牙后的侧切牙稍加倾斜，就会加重牙齿排列的强壮和粗犷效果。

人工牙排列还可参考患者拔牙前记录或照片，尽量模仿原有天然牙排列，可排列成有轻度拥挤、扭转，有一定的磨耗，以及改变颈缘位置等处理方式，过分追求两侧牙齿的形态和位置排列完全对称一致将使得排列的牙齿毫无生机、呆板，一看就知道患者佩戴了"假牙"，这就是常见的"义齿面容"。但也有一些技师不考虑患者个人特点而把牙排得过分不规则，多数患者会拒绝接受这种效果。牙齿的排列位置应与患者的面部、唇部相协调。以左右侧平衡观点看，具有左右侧脸真正对称的人极少。很多人的脸都是乍一看非常对称，但仔细观察时却发现左右侧脸存在细小的差别。

相似的是，天然牙的排列也存在着细致而微小的差别。排牙时前牙和后牙的大小可以形成不对称，这是一种极微细的因素，细到左侧或右侧任一尖牙在龈面上稍微倾斜或下沉就可以创造这种不对称；更多情况下侧切牙也可以在大小、形态上互不相同；同时侧切牙唇面也可比中切牙唇面稍向内收以产生层次落差感，并可通过使侧切牙与中切牙邻接面的巧妙接触来产生视觉上的重叠感。个别情况下，甚至可以在排中切牙时让一个中切牙稍高一点以形成同样的不对称效果。一般来说中切牙要更加谨慎地使用这种不对称；与此相反，侧切牙和尖牙恰当地绕自身长轴旋转，有时会获得十分好的美学效果。这种轻微不对称应与患者的面部和唇部组织的不对称相适应，也可以说在美学方面没有什么特定的排牙规律，牙的位置、形态、颜色和切缘方面特点均应因患者而异。

（二）组织保健原则

人工牙的排列位置与咬合接触关系是影响义齿支持组织受力的重要因素。因此，为保护支持组织健康，防止义齿对支持组织产生异常作用力，人工牙的排列应满足以下原则。

1. 人工牙的排列应不妨碍唇、颊、舌肌的功能活动 在天然牙存在时，唇、颊、舌肌力量相互平衡，保证天然牙的稳定，当天然牙脱落后，原有天然牙所占的空间依然存在，这个天然牙所占的空间位置，称为中性区。当人工牙位于中性区时，人工牙所受唇、颊、舌肌的内外作用力相互平衡。当人工牙偏离中性区时，在临床上可能会受到颊舌向脱位的作用力，中性区的位置可以在患者口内制取出来，以便于指导排牙。单纯在模型上无法准确分辨中性区的位置，但是根据解剖标志可以大致推断，天然牙一般是位于下颌骨内外斜线之间。由于一般情况下下颌支持能力差于上颌，全口义齿排牙时以照顾下牙为主，可以考虑将人工牙排在下颌内外斜线中央，必要时可以向舌侧移动，但是不可越过内斜线，否则可能会干扰舌的运动。

2. 人工牙列的𬌗平面应大致平分颌间距离或者与下颌磨牙后垫中 1/2 平齐。对于牙列缺失多年、牙槽骨均匀吸收的患者，一般要求上下后牙𬌗平面均分颌间距离。但是对于牙槽骨吸收不均匀患者，有时后牙人工牙𬌗面并不均分颌间距离。在模型上，一般𬌗平面与下颌磨牙后垫中 1/2 平齐，在上颌一般距离翼上颌切迹大约 5mm，在口内检查𬌗平面应当与患者微张口时舌侧缘平齐，后者对于判断𬌗平面的位置更加重要。

3. 人工牙的排列位置在垂直方向上应尽量靠近牙槽嵴顶 全口义齿所受的作用力作为一个整体，由下方的剩余牙槽嵴来承担，与天然牙相比全口义齿固位力相对不足，因此人工牙排列当尽量位于支持组织（剩余牙槽嵴顶）上方，如果偏离支持组织，则会导致义齿出现摆动、翘动等一系列问题。当人工后牙的𬌗力中心 - 功能尖位于牙槽嵴顶上时，可使𬌗力易于在垂直方向传导至牙槽嵴。人工牙排列过于偏向牙槽嵴顶的唇颊侧，义齿行使功能时会产生以槽嵴顶为支点的侧向力矩，损害牙槽嵴健康，导致牙槽骨过度吸收。

4. 上下人工牙要建立平衡𬌗 平衡𬌗在功能状态下要求前牙接触，后牙也同时接触，工作侧接触，平衡侧也接触，这样可以避免全口义齿的翘动。这种平衡需要建立至少 3 个不在一条直线上的平衡接触点，根据平衡接触点的多少分为三点𬌗平衡、多点𬌗平衡和完善的𬌗平衡。

5. 前牙形成浅覆𬌗、浅覆盖，正中𬌗前牙不接触 前牙覆𬌗覆盖如果过大，可能会导致支持力相对薄弱的上下颌前牙受力过大，因此一般建议采用浅覆𬌗、浅覆盖关系。覆𬌗覆盖关系决定了切道斜度,如果切道斜度过大的患者建立殆平衡,根据五因素十定律,需要较大的牙尖斜度或者补偿曲线曲度与之相适应,过大的牙尖斜度或者补偿曲线曲度可能产生较大的侧向力,所以要控制切道斜度。为了更容易建立殆平衡,常按照覆殆覆盖 1/3 的比例进行排牙。另外临床上浅覆殆,浅覆盖最大范围是 3mm,所以接照 1/3 的关系当覆殆为 1mm 时,覆盖为 3mm,当覆殆为 0.5mm 时,覆盖为 1.5mm。在正中殆时前分不接触,可避免上颌前部牙槽嵴受力过大,特别是对于上颌后缩或下颌前突、人工牙排列偏上颌牙槽嵴顶唇侧的患者。

(三)功能原则

在保证支持组织健康的前提下,全口义齿人工牙的排列应尽可能地恢复患者的咀嚼功能,提高咀嚼效率。一般应选择带有牙尖的后牙,增加义齿稳定性及有效接触面积以便轻松地咬碎食物。同时也要考虑到牙尖斜度越大所产生的咬合水平推力也越大,为了义齿的稳定和减小咬合水平推力,保持正中殆最广泛的尖窝接触关系和殆平衡,增加义齿的咬合便利性和适宜的食物排溢道。

【技能要求】

一、牙槽嵴顶线的描画方法

牙槽嵴的最高部分称之为牙槽嵴顶,后牙区牙槽嵴顶点相连形成的线就是牙槽嵴顶线,标出的两侧的牙槽嵴顶连线要延伸至模型边缘,以便于将来做参考。由于后牙区牙槽嵴顶线常为弧线,不便于根据其延伸线来判断位置,有时以第二前磨牙和第一磨牙区域的牙槽嵴顶点相连的直线向两侧前后延伸到基托外,作为牙槽嵴顶线。后牙区的牙槽嵴顶连线,是制作殆托及排牙的重要参考标志。

基本步骤:①用铅笔标出下颌磨牙后垫至尖牙的牙槽嵴顶;②用直尺把这条线延长到模型前后边缘的标区。

二、全口义齿殆平面确定的方法

人工牙列的殆平面应大致平分颌间距离或者与下颌磨牙后垫中 1/2 平齐。对于牙列缺失多年、牙槽骨均匀吸收的患者,一般要求上下后牙殆平面均分颌间距离。但是对于牙槽骨吸收不均匀患者,有时后牙人工牙殆面并不均分颌间距离。在模型上,一般殆平面与下颌磨牙后垫中 1/2 平齐,在上颌一般距离翼上颌切迹大约 5mm,在口内检查殆平面应当与患者微张口时舌侧缘平齐,后者对于判断殆平面的位置更加重要。

后牙的殆面定位于下尖牙与磨牙后垫中部 1/2 的连线上,在舌体上缘水平,殆平面应大体平行下颌牙槽嵴顶的平面,如果前牙区低、后牙区高会使上颌义齿产生向前滑动的趋势。

三、后堤区的制作

全口义齿良好的固位依赖于良好的边缘封闭,当义齿前牙受力后,义齿后部常会出现翘动,导致边缘封闭的破坏,同时常规树脂基托聚合时会出现收缩变形,收缩一般会向厚的部位,因此在义齿基托后部有时会出现不密合,这些都需要在义齿后部对于一些具有一定动度的软组织加压,可以减少由于基托变形或者前牙受力后出现的义齿后部的翘动所造成的边缘封闭的破坏。这种在义齿后缘制作一些结构来给可变形组织适当压力以保障边缘封闭的区域称为后堤区。患者口内前部是硬腭，后部为软腭，软硬腭之间为颤动线，在解剖上是腭腱膜的位置，这个部位具有一定的让性，且没有过大的动度，适于后堤区的制作。临床上常在颤动线部位制作后堤区，制作方法有两种：

一是在制取印模时直接用塑性材料压出后堤区，再灌制模型。具体方法是先在口腔内用变色笔画出可压缩组织的范围，检查相应部位的可压幅度（该区域被义齿基托压迫而不会产生不适感的适当深度），再用塑性材料添加在相应个别托盘局部，获得后堤区，一般压缩量大致为可变组织的变形量的一半。

另一种方法是先灌制模型后再在模型上刮出后堤区。可以根据患者口内所画出的可压缩组织的范围及幅度直接在模型上按照相应范围和深度刮出相应后堤区（可压缩量的一半），也可以在模型上根据经验数据确定后堤区范围及深度，直接用刀刮出。常用后堤区范围一般由一侧翼上颌切迹颊侧 2mm 开始，经翼上颌切迹至腭小凹后 2mm 到达另一侧翼上颌切迹颊侧。一般在翼上颌切迹和中线部位能被压缩约 0.5mm，在其他部位能被压缩 1mm 深。具体做法就是沿此线做 V 字形切迹，深度为 1～1.5mm，然后沿此切迹向前 5mm 范围内，将石膏模型部分刮除，越向前、越近中线和牙槽嵴，刮除越少，形成弓形后堤区。

四、全口义齿排牙的步骤

传统的四步排牙法至今仍是全口义齿排牙工作的基础。

（一）上颌前牙的排列

排列前牙的前提条件是选择在形态、大小和色度上都适合患者的人工牙，因此，前牙的排列方法也千差万别。常规方法是单独排列牙齿，每排定一个牙齿，需要按惯例检查牙齿切缘与上颌𬌗堤和下颌𬌗堤的排齐关系。

定位或排定前牙时需考虑的因素包括前后位置，前牙的唇舌方向倾斜度，近远中向倾斜度，切缘水平位置，绕牙体长轴的旋转等。

步骤：①在主模型上画出中线，切牙乳突以及第一腭皱襞等重要的排牙参考线；②将主模型涂上分离剂或做泡水处理，然后将上颌𬌗堤固定到模型上；③首先削去𬌗堤上一侧中切牙位置上的蜡，接着用加热蜡刀将蜡软化，然后把中切牙放在其切缘接触所选𬌗平面的位置上。上颌中切牙的牙颈部应稍许向舌侧和向远中倾斜，同时也应注意中切牙近中面应与𬌗堤中线相重叠。然后用同样的方法排列对侧中切牙。上颌中切牙关系到中线的位置，唇部的丰满度、露唇度、义齿的美学效果，是最重要和最难排的牙；④把侧切牙放在其切缘高于𬌗平面约 1mm 的位置上，其牙颈应向舌侧且长轴向远中倾斜，其唇面比中切牙排列稍偏舌侧；⑤把尖牙放在其牙尖接触𬌗平面的位置上并使其比其他牙要凸出一些，且颈部偏向颊侧。在正常情况下，如果排列得当，从正前方来看，向远中倾斜的中切牙和侧切牙似乎由尖牙来支撑着，使前牙看上去十分稳定。尖牙对于天然牙的美观起着重要的作用。

（二）下颌前牙的排列

1. 下颌前牙应按照塑形后的𬌗堤唇面形状从前向后排列。同时应根据牙槽骨的吸收程度将人工牙尽可能排在接近天然牙的位置上。

2. 下颌前牙的切缘应超出𬌗平面约 1mm。中切牙的长轴几近垂直，其切缘稍向唇侧外倾。侧切牙的长轴在颈部稍向远中倾斜，尖牙的长轴在颈部稍向远中倾斜，两侧下颌尖牙使下前牙看上去非常稳固。

3. 前牙排成 1~1.5mm 的覆殆。为了避免相对前牙间的殆干扰，即使天然牙列时上下前牙相互有接触，在全口义齿时也应排成前牙无接触。排成这种水平覆盖后，切导斜度减小，全口义齿的稳定性也得到改善。

4. 对于前牙的上下位置来讲，在说话或微笑时上下分应显露均等。

（三）后牙的排列

1. 先排上颌后牙，后排下颌后牙　此方法的步骤为：①常规排列上颌前牙；②排列下颌前牙；③排列上颌后牙。

（1）排列上颌后牙：①把上颌第一前磨牙以长轴垂直殆平面的方式放好，其中该牙的颊尖应接触殆平面，舌尖离开殆平面 0.5mm。②以相似方式排出第二前磨牙，该牙长轴垂直于殆平面，其中该牙的颊、舌两个尖都应接触殆平面。③让上颌第一磨牙的近中舌尖接触殆平面，近中颊尖离开殆平面 0.5mm。远中颊尖离开殆平面 1.0mm，远中舌尖离开殆平面 0.5mm，颈部微向近中和腭侧倾斜。④上颌第二磨牙近中舌尖离开殆平面 1.0mm，近中颊尖离开殆平面 1.5mm，远中舌尖离开殆平面 1.5mm，远中颊尖离开殆平面 2.0mm，颈部向近中和腭侧倾斜。⑤另外，可以用直尺来排齐尖牙唇侧嵴和第一前磨牙的颊侧嵴及第一磨牙的近中颊嵴。第一磨牙的远中颊嵴和第二磨牙的颊嵴连线应以小的角度向内倾斜。

（2）排列下颌后牙：①打开殆架，用蜡将下颌第一磨牙装到大致正确位置但要稍高一点；②小心关闭殆架，使下颌磨牙回到正确位置；③指导其与上颌第一磨牙和上颌第二前磨牙形成正确的咬合关系；④殆架轻轻做侧方运动，并调整上下第一磨牙的角度，以消除工作侧和平衡侧干扰；⑤以同样方式排列下颌第二前磨牙、第二磨牙和第一前磨牙；⑥再次从舌侧检查正中咬合状态；⑦完成义齿排列。

2. 先排下颌后牙，后排上颌后牙　现在人们已经发现先排下颌后牙有优势。这是因为下颌的舌侧线以及磨牙后垫等解剖标志十分清楚和准确，对后牙的准确快速定位有重要的参考价值。如果先排上颌后牙，则有可能出现牙齿定位错误或不准。所以已将这一步改为先排列下颌后牙，这样做有利于下颌义齿的稳定和固位。

（1）用铅笔标出下颌磨牙后垫至尖牙的牙槽嵴顶。

（2）用直尺把这条线延长到模型前后边缘的标区。

（3）画出磨牙后垫及其 1/2 高度线。

（4）按下颌尖牙与磨牙后垫的连线作为殆平面或者按照已成形好的上颌蜡堤作为下颌后牙殆面高度的确定标准。

（5）下颌后牙的舌尖位置应不超过磨牙后垫舌侧缘与下尖牙近中面连线。

（6）为了建立平衡殆，在排下颌后牙时应参考上颌蜡堤的殆平面，沿着前后及侧向的补偿曲线排列。

（7）用与排第一磨牙相同的方法，依次排列上颌第二前磨牙，上颌第一前磨牙和上颌第二磨牙。

（8）在非正中殆调整牙倾斜角度时，很可能破坏的上颌后牙在正中殆的关系，所以，从舌侧观察并确认上颌后牙与下颌后牙在正中殆时保持正确接触。

（刘洪臣　李鸿波）

第六章　树脂成型和打磨抛光

第一节　树脂成型

【相关知识】

一、三单位以上的可摘局部义齿和全口义齿树脂充填的注意事项

1. 树脂充填（装胶）前需要再次检查型盒内部的各个装置的位置是否准确，并洗净双手。

2. 根据说明书调拌基托树脂，不同品牌的树脂粉液比例略有差异。

3. 实际操作时是将定量的树脂粉中加入单体中直至完全浸透，随即搅拌均匀，以免出现颜色深浅不一。单体放置不宜过多，以免树脂中出现气泡和体积收缩过大的现象。

4. 树脂调拌好后，调胶杯要加盖，防止单体挥发。

5. 在树脂处于面团期时进行装胶，过早或过晚均不适宜。

6. 装胶时注意用力不要太大避免破坏石膏阴模，同时树脂应集中在型腔内，不要展开面积过大。

7. 树脂充填量应较实际用量稍多一些，并防止杂质掺入。

8. 对于游离端义齿基托、牙槽嵴低平或牙槽嵴缺损的义齿基托，树脂充填后可关闭上下型盒适当加压后打开，再次适量加入树脂以防充填不足。

9. 充填完成关闭上下型盒时，确保型盒位置准确，避免发生偏移。

二、装盒、树脂充填中的问题及原因

（一）卡环、人工牙、连接体、基托等部件发生变形、移位、丢失的原因

1. 石膏强度不够，石膏包埋不实、出现空腔。

2. 装上型盒时，振动力量过大或义齿的某些部件固定不牢固。

3. 冲蜡时造成某些部件的丢失。

4. 工作模型过薄、型盒加压时压力过大、受力不均匀或下型盒底盖发生移动。

5. 树脂充填量过多或树脂过硬。

6. 热处理时间不够，以至于树脂未完全完成聚合、开盒时型盒过热未完全冷却。

7. 开盒方法不对，导致义齿部件发生折断或变形。

8. 上、下型盒装胶时组合错误。

（二）义齿完成后出现咬合异常的原因

1. 装胶时树脂充填过硬、过多。

2. 型盒加压不足或受力不均匀。

3. 型盒内石膏的强度不够，在型盒加压时使人工牙发生移位。

4. 热处理时间不够以至于树脂未完全完成聚合、开盒时型盒过热未完全冷却。

5. 上、下型盒装胶时组合错误。

（三）义齿基托颜色不一致的原因

1. 树脂调拌不均匀或树脂质量差。

2. 装胶时机不佳导致装胶树脂过硬，或单体过度挥发。

3. 装胶前操作者未清洁双手。

4. 装胶时反复多次添加树脂。

5. 热处理的操作不规范，没有按照使用说明操作。

（四）人工牙与基托结合不牢固的原因

1. 装胶时操作时间过长，单体挥发严重。

2. 装胶不足。

3. 装胶前人工牙表面的分离剂未被清理干净。

4. 型盒未压紧，没有达到足够的压力。

5. 小连接体或人工牙体积过大，树脂占有空间相对过小。

（五）义齿的树脂部分与石膏产生粘连的原因

1. 装胶前没涂抹分离剂或者分离剂没有在模型上形成一层有效的分离隔膜。

2. 冲蜡时模型上的蜡没有冲刷干净，造成分离剂涂抹困难。

3. 树脂、石膏或者分离剂质量差。

三、基托出现气泡和变形、折断的原因

（一）义齿基托中出现气泡的原因

1. 树脂充填不足或充填时机过早，会产生散在性的小气泡。

2. 热处理速度太快，在基托腭侧最厚处，常见有较大气泡。

3. 单体用量过多或调拌不均，当单体聚合后因其体积收缩，会在基托表面产生气泡，其特点是气泡形状不规则。

4. 型盒加压不足也会导致基托表面或内部出现气泡，降低了树脂基托的强度。

5. 树脂粉质量差，其中"含泡聚合体"或催化剂等的含量过多，更易导致出现气泡。

（二）基托发生变形的原因

1. 义齿中结构位置、形状等设计不当。

2. 型盒压力过大。

3. 装胶时机过迟。

4. 热处理升温过快或型盒冷却过快。

5. 基托厚薄差异过大。

6. 开盒时型盒温度过高。

7. 打磨抛光时产热过高，亦可致基托变形。

【技能要求】

一、对三单位及以上缺失的可摘局部义齿和全口义齿进行树脂充填

具体操作方法参考四级的混装法树脂充填。

二、装盒、树脂充填中、树脂聚合后出现的问题及解决方法

（一）卡环、人工牙、连接体、基托等部件发生变形、移位、丢失的处理方法

1. 型盒包埋时注意保证石膏强度，避免出现倒凹或包埋角度过大。
2. 型盒包埋时石膏灌注速度不宜过快，避免石膏内出现空腔。
3. 做好装胶前的检查工作。
4. 控制好树脂充填时机和聚合时间。
5. 控制好开盒的温度和方法。

（二）义齿完成后出现咬合异常的处理方法

1. 充胶时避免树脂过硬、过多。
2. 保证型盒加压充足，受力均匀。
3. 保证型盒内石膏具有足够的强度。
4. 确保上、下型盒完全就位。

（三）义齿基托颜色不一致的处理方法

1. 使用符合要求的正规品牌树脂，调拌要均匀。
2. 调拌后加盖防止单体挥发，在树脂面团期及时充填。
3. 装胶前清洁双手。
4. 禁止装胶时反复多次添加树脂。
5. 按照说明书规范进行热处理操作。

（四）人工牙与基托结合不牢固的处理方法

1. 注意装胶时操作时间，避免时间过长，单体挥发严重。
2. 装胶时多充填一部分，避免充填不足。
3. 装胶前清理干净人工牙表面的分离剂。
4. 型盒压紧，达到足够的压力。
5. 当小连接体或人工牙体积过大、树脂连接空间较小时，适当增加树脂占用空间。

（五）义齿的树脂部分与石膏产生粘连的处理方法

1. 装胶前涂抹分离剂，使分离剂在模型上形成一层有效的分离隔膜。
2. 冲蜡时模型表面的蜡冲刷干净，避免分离剂涂抹困难。
3. 使用质量符合要求的树脂、石膏、分离剂。
4. 使用专用试剂浸泡树脂基托，去除石膏。

三、分析基托出现气泡和变形的解决方案

（一）义齿基托中出现气泡的解决方案

1. 热处理升温避免过快、过高。否则会在基托内部形成许多微小的球状气孔，分布于基托较厚处。

2.严格按照说明书的粉液比操作,若牙托水过多,聚合体积收缩大且不均匀,可在基托各处形成不规则的大气孔或空腔;牙托水过少,牙托粉未完全溶胀,可形成微小气孔。

3.在面团期进行树脂充填,充填过早,容易因黏丝而人为带入气泡,并且流动性过大不易压实,容易在基托各部形成不规则的气孔;充塞过迟,树脂变硬,可塑性和流动性降低,可形成缺陷。

4.型盒加压时压力充足,若压力不足会在基托表面和内部产生不规则的较大气孔或孔隙,尤其在基托细微部位形成不规则的缺陷性气孔。

(二)基托发生变形的解决方案

1.型盒加压时避免压力过大。

2.在面团期及时充填,避免装胶过迟。

3.热处理时严格按照升温要求操作,避免升温过快。

4.基托蜡形制作时确保基托厚度符合要求均匀一致。

5.煮盒完成后,按要求进行型盒冷却和开盒操作。

6.打磨抛光时注意速度和力度,避免产热过高。

第二节 打磨抛光

【相关知识】

一、打磨抛光金属支架的常见问题、原因和解决方案

(一)飞边

1.现象 飞边又称毛刺,是熔模经包埋、铸造后,在铸件边缘处形成的非原熔模部分,有时会造成铸件失败。

2.产生的原因

(1)耐火模型处理不当,耐火模型浸蜡(或涂布的表面增强剂)过厚会导致铸件上出现飞边,有时甚至将网状连接部位的网眼封锁住。

(2)包埋材料中的粉液比例不当。

(3)铸型烘烤焙烧方式不正确,升温适当过快或保持温度时间不足,导致铸型发生龟裂,铸件产生毛刺。

(4)铸型的热冲击强度弱,包埋材料的厚度和强度不足以抵抗铸造压力。

3.预防措施

(1)选择优质的耐火材料,保证耐火模型和包埋材料的正确水粉比例,并使用真空包埋机进行调拌。

(2)耐火模型厚度要适中。

(3)耐火模型硬化处理、熔模脱脂处理操作正确。

(4)保证茂福炉有正确的升温过程。

(二)粘砂

1.现象 粘砂是指包埋材料中的某些物质与铸件表面牢固黏附的现象,可分为化学性粘砂和热力粘砂(图3-6-1)。化学性粘砂:是由于石英在高温条件下与合金中的碱性氧化物(氧化铁、氧化镁等)发生化学作用。热力粘砂:是合金在铸造时由于温度过高而包埋材料

的耐火度不够，在热力的作用下使包埋材料烧结在铸件表面。

2．原因

（1）包埋材料质量有问题，耐高温程度不高或其纯度不高。

（2）合金被过度熔化，铸入铸模腔的合金温度过高破坏了包埋材料原有的性质。

（3）烧圈的温度过高，破坏了包埋材料本身的性质。

（4）脱脂后脱脂液没完全干燥就包埋，使脱脂液与包埋材料发生化学反应。

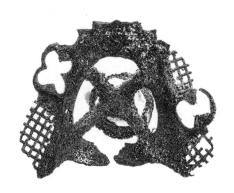

图 3-6-1　粘砂

3．预防措施

（1）选择优质材料与相关机器设备。

（2）熔化合金时切勿延长时间，防止合金过度氧化。

（3）按说明书调拌包埋材料。

（4）铸造后的铸圈间不要靠太近，以免影响热量的散发。

（三）铸件表面粗糙

1．现象　铸件表面粗糙表现在铸件表面有较多微小的瘤状物或结节、小凹陷、小毛刺、麻点等不光洁的现象。

2．原因

（1）铸件表面粘砂所致。

（2）蜡型表面光洁度不佳。

（3）包埋前没有经过脱脂处理。

（4）包埋材料调拌比例不对、抽真空不好或包埋材料质量差。

（5）铸圈焙烧时间和温度不够或过度。

（6）铸造时熔金温度过高。

（7）电烤箱升温速度过快，或烧圈的初始温度过高。

3．预防措施

（1）防止化学性粘砂的发生。

（2）确保蜡型表面的光洁度。

（3）选择高质量的包埋材料，调拌比例与操作方法要正确。

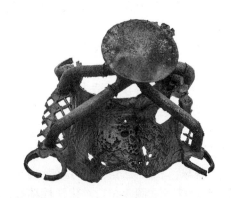

图 3-6-2　缩孔

（4）正确掌握铸圈焙烧时间、温度和熔金温度，选择恰当时机铸造。

（四）缩孔

1．现象　缩孔是指合金凝固后，由于体积收缩在支架表面或内部留下空穴的现象，多发生在铸件较厚部分、转角处或铸道针安插处（图 3-6-2）。

2. 原因　铸件凝固时体积收缩未得到充分的补偿,在铸件表面或内部形成的孔穴。

3. 预防措施

(1)制作蜡型时,各部位厚薄差异不可过大,尽量达到厚度、宽窄过度均匀一致。

(2)选择正确位置安插铸道,适当增大铸道直径和制作储金库。

(3)提高铸造压力,选择适量金属,避免铸造合金过度熔化。

(五)砂眼

1. 现象　砂眼是由于铸型腔内壁有脱砂或有异物进入,使砂粒留在铸件表面或位于铸件内部而形成的孔穴(图3-6-3)。

2. 原因

(1)铸型腔内壁包埋材料破碎。

(2)铸道腔和铸型腔表面不光滑或有悬突,导致在铸造压力下包埋材料发生脱落。

(3)烧圈时有异物进入铸模腔。

(4)坩埚质量差或没清理干净,有异物混入金属中。

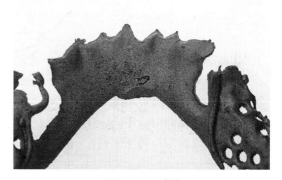

图 3-6-3　砂眼

3. 预防措施

(1)选择高质量包埋材料并按比例调配,以提高材料的机械强度和韧性。

(2)铸道安插或连接时避免形成尖锐角或悬突,并保证表面光滑。

(3)焙烤铸圈及熔铸过程中,应防止砂粒、异物等落入铸型腔内。

(4)选择高质量的坩埚,并在铸造前清理干净。

(六)支架铸造不全(包括冷隔现象)

1. 现象　合金在熔化后铸造时,由于一些原因影响了熔金的流动,金属发生过早的凝固使铸件缺损,支架铸造不全常常发生在支架的远端和薄弱处(图3-6-4)。冷隔是铸件表面的金属未熔接在一起并形成流痕,主要发生的原因是由于铸造压力不够或铸造温度低。

2. 原因

(1)铸圈熔烧温度不够,使熔金流速减慢过早凝固。

(2)合金熔化温度偏低,使熔金流动速度过小。

(3)合金用量不足或铸造机压力偏低,降低了浇铸时的铸造压力。

(4)蜡型的某些位置过薄、过细,熔金在充盈前过早发生凝固现象。

(5)铸道的方向、角度、直径、位置、长度设置不当,使熔金产生回流现象。或主铸道设计不当,影响了熔金流速。

(6)包埋材料透气性差或没有设计排气孔,使铸腔内有过多的残留气体影响了熔金的铸入。

3. 预防措施

(1)蜡型厚度要达到设计要求。

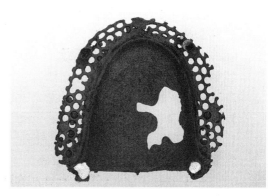

图 3-6-4　支架铸造不全

（2）根据需要设置排气道和放置储金库。

（3）合理选择包埋材料和包埋方法,合理安插铸道利于熔金的铸入。

（4）铸圈焙烧的温度需达高熔合金的铸造要求。

（5）选择烧圈与铸造设备,掌握最佳的浇铸时机。

（七）支架变形与断裂

1. 现象　当铸造支架戴入时出现就位困难、翘动、固位力差等现象,通常是由于铸件发生变形所致。铸件的断裂主要发生在铸件铸造后的收缩期,另外在开圈时受到过大外力,或者支架使用一段时间后也会发生此现象。

2. 原因

（1）复制的耐火材料模型不准确。通常是由于材料质量原因或操作不当造成铸件变形。

（2）蜡型制作不合理。例如:蜡型的薄厚、宽窄过渡太明显或有些地方蜡型太薄造成合金收缩时发生支架变形与断裂。

（3）铸道安插位置不当,引起支架变形与断裂。

（4）包埋材料与铸金不匹配,没有完全补偿铸金的收缩造成支架变形。

（5）合金熔化温度过高,分子间距离被过度拉大,这样金属在收缩时收缩也会增大,使铸件的变形量加大或断裂。

（6）开圈、喷砂、打磨时方法不当(加工压力过大),引起支架发生机械性变形与断裂。

3. 预防措施

（1）按操作要求准确复制模型。

（2）选择与铸金相匹配的包埋材料,以便合理补偿铸金收缩。

（3）按要求制作支架蜡型,严格控制蜡型厚度,在适当的位置制作加强线,使蜡型的薄厚、宽窄过度均匀。

（4）正确掌握铸件开圈、喷砂及打磨等方法,避免引起变形与断裂。

二、打磨抛光树脂基托常见问题的原因

（一）树脂基托与模型不密贴的原因

1. 未按照树脂基托打磨方法进行操作。

2. 打磨工具使用不当。

3. 打磨部位选择不当。

4. 打磨抛光过程中速度过快,用力过猛导致基托缺损和变形。

5. 树脂基托厚度不均。

（二）树脂基托抛光不良的原因

1. 树脂基托上有气泡。

2. 未严格按照树脂基托的打磨抛光顺序操作。

3. 打磨过程中未注意打磨方向的一致性,粗磨或细磨不到位。

4. 使用橡皮轮、砂纸轮、纱布卷打磨时未完全清除细打磨纹路。

5. 抛光时用力过猛,残留细小纹路。

（三）打磨过程中树脂基托折断变形的原因

1. 基托内部有较大气泡,充填不足。

2. 基托厚度不均匀。

3. 树脂充填时部分石膏脱落、移位影响基托强度和厚度。

4. 打磨抛光过程速度过快或用力过大。

【技能要求】

一、金属支架与模型不贴合的原因及解决方法

1. 原因

（1）冷却过程中的收缩：金属铸件在冷却过程中会出现收缩，需要利用包埋材料的结固膨胀和加热膨胀来补偿。若两者相匹配，则金属支架与蜡形一直可与模型较好的贴合。但包埋时的水粉比例、包埋材料温度、搅拌方法、烧圈时的温度控制和时间都会对包埋材料的膨胀产生影响，导致最终支架与模型不贴合。

（2）翻制耐火模型材料的影响：因为翻制耐火模型阴模的常用材料是琼脂，不同品牌间差异较大，另外若翻制阴模后不及时灌制，琼脂易发生变形，影响支架的精度。

（3）熔模在铸圈中位置的影响：熔模在铸圈中的不同位置会导致铸件有不同的收缩量，因此在包埋时熔模应位于铸圈上部 2/5 处，避开热力中心，并与铸圈周边保持等距离。

（4）金属支架变形：蜡型的薄厚、宽窄过度过于明显或有些地方蜡型太薄造成合金收缩时发生支架变形与断裂；铸道安插位置不当；开圈、喷砂、打磨时方法不当（加工压力过大）均会导致支架变形，使金属支架和模型不贴合。

（5）铸圈的焙烧：支架蜡型包埋后，铸圈需静置约 1h 后可进行脱圈、烧圈的预热工序。铸圈过早的加热会导致包埋材料发生猛烈的化学反应，使铸圈发生裂纹。一般的铸圈升温过程大致分为三个阶段，此外不同种类的包埋材料有其特殊的升温要求，有时与使用的茂福炉有一定关系。

（6）电解时间过长、电解液温度过高或电流过大。

2. 解决方法

（1）按操作要求准确复制模型。

（2）选择包埋材料要与铸金匹配，以补偿铸金收缩。

（3）按要求制作支架蜡型，严格控制蜡型厚度，在适当的位置制作加强线，使蜡型的薄厚、宽窄过度均匀。

（4）正确掌握烧圈、开圈、喷砂、打磨方法，避免引起变形与断裂。

（5）控制好电解工序操作。

二、金属支架抛光不良的原因及解决方法

1. 原因

（1）金属支架上有砂眼、缩孔等问题。

（2）未严格按照金属支架打磨抛光顺序操作。

（3）打磨过程中未注意打磨方向的一致性，粗磨或细磨不到位。

（4）橡皮轮打磨时未完全清除细打磨纹路。

（5）抛光材料使用不正确或用量不足。

（6）抛光时用力过猛，残留细小纹路。

2．解决方法

（1）使用激光焊接技术修补砂眼、缩孔，重新抛光。

（2）严格按照金属支架打磨抛光顺序操作。

（3）打磨过程中注意打磨方向的一致性，粗磨或细磨不到位。

（4）橡皮轮打磨时应完全清除细打磨纹路。

（5）正确使用足量的抛光材料。

（6）抛光时用力适当避免出现新的纹路。

三、金属支架打磨过程中折断或变形的解决方法

1．按正确操作方法复制耐火模型和包埋。

2．合理制作蜡型和安插铸道。

3．按正确方法焙烧、开圈、喷砂、打磨。

四、树脂基托与模型不贴合的解决方法

1．选择合适打磨工具。

2．选择和确认正确的打磨部位。

3．控制打磨过程中的速度和力度。

4．制作蜡型时控制好基托厚度。

五、树脂基托抛光不良的解决方法

1．浅表的较大气泡，可以磨除表面树脂并移形，使用自凝树脂充填后重新抛光。

2．严格按照树脂基托的打磨抛光顺序操作。

3．打磨过程中注意打磨方向的一致性，粗磨或细磨不到位。

4．橡皮轮打磨时应完全清除细打磨纹路。

5．抛光时用力适当避免出现新的纹路。

六、树脂基托打磨过程中折断或变形的解决方法

1．树脂充填时严格按照树脂充填要求操作，注意粉液比，型盒加压力度和热处理速度。

2．基托蜡形制作时注意保证相应的厚度，装胶时避免型盒加压力度过大。

3．装盒时保证石膏包埋的厚度和强度。

4．打磨抛光过程速度适中，避免用力过大。

第三节 基 托 修 理

【相关知识】

一、基托折断的原因

1．树脂基托充填或热处理不当。

2. 基托过薄或应力集中区未作加强处理或加强措施不当。

3. 基托与黏膜不密合,造成基托折断。

4. 未掌握好取戴方向,义齿没有完全就位就咬合。

5. 义齿基托受到较大外力造成基托折裂或折断。

6. 基托材料性能差。

7. 开盒力量过大。

8. 装胶前,工作模型过薄。

9. 基托打磨抛光时力量过大。

10. 型盒压力过大。

二、卡环变形和折断的原因

1. 弯制时损伤卡环、𬌗支托或经过磨改后过细、过薄。

2. 义齿使用或摘戴方法不当。

3. 卡环材料质量差。

4. 铸造卡环内部存在铸造缺陷。

三、人工牙折断、脱落的原因

1. 人工牙材质有缺陷。

2. 树脂人工牙盖嵴部未磨粗糙面或牙面污染。

3. 后牙咬合紧,𬌗龈距小。

4. 前牙深覆𬌗,金属基托与人工牙连接装置设计欠佳。

5. 开盒时,操作不当。

6. 咬过硬食物、咬合力过大或失落跌断。

7. 义齿下沉或𬌗面严重磨损造成低𬌗情况。

四、基托与黏膜不贴合的原因分析

1. 由于牙槽嵴吸收、基托与组织面出现间隙。

2. 印模或模型不准确。

3. 热处理后开盒过早。

4. 打磨抛光时产热过高致基托变形而使基托与组织不密合。

五、自凝树脂口外重衬的方法

（一）自凝树脂口外重衬的方法

1. 调和自凝树脂于黏丝早期涂布于组织面。

2. 在患者口腔义齿覆盖区黏膜上涂以液状石蜡（减少对黏膜的刺激）,立即将义齿戴入口内,使之完全就位,嘱患者作正中咬合及肌功能性整塑,使多余树脂从基托边缘挤出,形成良好的边缘封闭。

3. 在自凝树脂未完全硬固之前,从口内取出义齿,置于 50℃左右热水中浸泡数分钟,待树脂完全硬固后,取出义齿磨除多余树脂,按常规方法打磨抛光。

（二）自凝树脂口外重衬的注意事项

1. 调和时，应沿杯壁缓慢平稳搅动，一次调匀，以避免将空气带入树脂内部。

2. 通过适当的加温或降温措施，控制树脂的聚合时间，既保证充足的操作时间，又使固化时间不致过长。

3. 树脂成形前，模型表面涂布分离剂，使石膏和树脂不致粘连，同时也可以避免干燥的石膏模型大量吸收单体，造成基托组织面的粗糙和微小气泡。

4. 用自凝树脂在口内直接进行重衬或修补时，应考虑口腔黏膜的耐受能力。在接触自凝树脂组织上事先涂以油脂，可以起到一定的保护作用。

5. 注意自凝树脂垫底必须在树脂未完全硬固之前从口内取出义齿，否则树脂进入倒凹区变硬后，无法从口内取出。

6. 自凝牙托水应密闭于深色容器内，注意避热、避光。

六、热凝树脂间接法重衬的方法

（一）热凝树脂间接法重衬的方法

1. 将义齿洗刷干净擦干，将组织面均匀磨去一层，并磨除边缘倒凹。

2. 将弹性印模材料放于基托组织面，戴入口内取咬合印模，待弹性印模材料硬固后，连同义齿一起从口内取出，按常规方法装盒。

3. 按常规方法完成树脂充填。

4. 树脂充填完成后进行热处理。

5. 待型盒冷却后开盒，将基托打磨抛光。

（二）热凝树脂间接法重衬的注意事项

1. 避免热处理升温过快、过高，会在基托内部形成许多微小的球状气孔，分布于基托较厚处。

2. 严格按照说明书要求的粉、液比例进行配比　牙托水过多，聚合体积收缩大且不均匀，可在基托各处形成不规则的较大气孔或空腔；牙托水过少，牙托粉未完全溶胀，可形成微小气孔。

3. 在面团期及时充填　充填过早，容易因黏丝而人为带入气泡，并且流动性过大不易压实，容易在基托各部形成不规则的气孔；充填过迟，调和物变硬，可塑性和流动性降低，可形成缺陷。

4. 压力不足　会在基托表面和内部产生不规则的较大气孔或孔隙，尤其在基托细微部位形成不规则的缺陷性气孔。

5. 避免基托厚薄差异过大，导致基托变形。

6. 避免型盒冷却过快，导致基托变形。

7. 避免打磨抛光时产热过高，引起基托变形。

【技能要求】

一、用自凝树脂或热凝树脂修补折断的基托

将义齿洗净拭干，确认基托与黏膜密合，对已破折的裂缝，在磨光面上用 502 胶或粘蜡

粘接,然后在基托组织面灌注石膏形成模型。石膏固定后,将损坏的义齿与模型分离,修去模型上接缝处可能出现的线状突起。用轮状石将折断处两侧基托磨去 3～5mm,形成粗糙面。弯制加强丝横跨裂缝,可用自凝树脂或热凝树脂修补。义齿修理好后,应戴入患者口内检查,若基托与黏膜不密合或咬合不平衡,应进行重衬和调殆(图 3-6-5、图 3-6-6)。

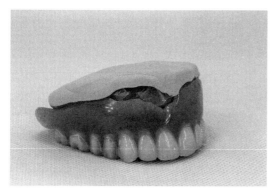

图 3-6-5　基托修复前

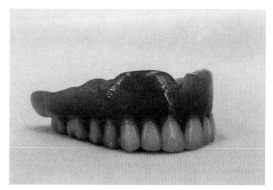

图 3-6-6　基托修复后

二、更换变形或折断的卡环、支托

将残留的卡环、殆支托和连接体磨除,义齿缺损处用蜡暂时封住,将义齿戴入口内取模后灌注工作模型。制作弯制或铸造卡环及殆支托(必要时可将义齿从石膏模型上取下),用自凝树脂或热凝树脂完成基托成型(图 3-6-7、图 3-6-8)。

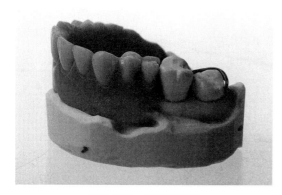

图 3-6-7　卡环修复前

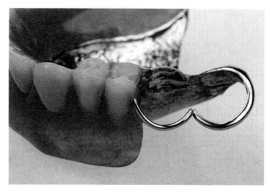

图 3-6-8　卡环修复后

三、修理或增补折断、脱落、咬合过低的人工牙

(一)修补折断、脱落的人工牙

1. 修补方法　修理人工牙折断或脱落的义齿,可磨除义齿上的残留牙冠及舌侧基托,但注意保存基托唇侧龈缘。选择人工牙,应注意其颜色、大小、形状必须合适。也可利用脱落的原人工牙,磨改人工牙盖嵴部使之粗糙,或预备出固位倒凹。在人工牙的盖嵴部和相应的基托部分滴单体溶胀,调整好咬合关系,用自凝树脂修理(图 3-6-9、图 3-6-10)。

2．增补方法

（1）将缺失基牙处的卡环磨除，将义齿戴入并保持义齿稳定的前提下在口内取印模，灌注模型。

（2）在模型上完成卡环、支托确保与基托其他装置无障碍。

（3）准备增加人工牙处基托磨成斜面。

（4）排列人工牙，在人工牙的盖嵴部和相应的基托部分滴单体溶胀，调整好咬合关系，用自凝树脂修理或热凝树脂进行处理。

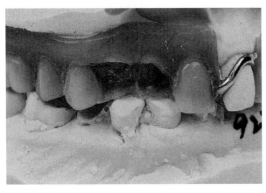

图 3-6-9 人工牙折断、脱落修复前

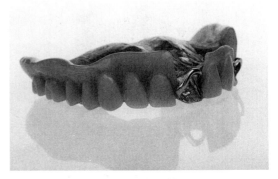

图 3-6-10 人工牙折断、脱落修复后

（二）修理咬合过低的人工牙

1．临床重新取模型，确认咬合关系。

2．重新上𬌗架，更换相同型号和颜色的人工牙。

四、用自凝树脂口外重衬

详见相关知识自凝树脂口外重衬的方法

五、用热凝树脂间接法重衬

详见相关知识热凝树脂间接法重衬的方法

（周永胜　佟　岱　王　兵）

第七章 颌面外科和正畸治疗装置制作

第一节 活动矫治器、固定矫治器、治疗性矫治器的制作

【相关知识】

一、箭头卡环

1. 制作方法　箭头卡环（图 3-7-1）是矫治器的常用部件，主要起到固位作用。其制作方法为使用 0.8mm 钢丝和弯丝钳弯制。

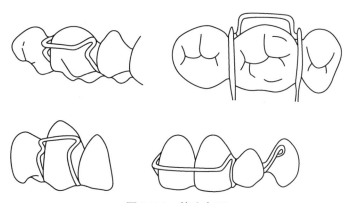

图 3-7-1　箭头卡环

2. 功能　有两个类似箭头的突起，卡在基牙颊侧的近远中倒凹处，以达到固位的目的，常用于第一恒磨牙，也可设计在前牙和前磨牙上。箭头的长度和宽度应适当。两箭头间的横臂梁为直线形与牙列颊侧平行，与基牙颊面应有一定的距离，以便焊接颊管等附件。连接部分末端可以与模型组织面呈直角，完全包埋在基托内后不会旋转，能产生较好的固定作用。

3. 要求　①箭头不能卡在牙齿的邻接面；②箭头宽度不能过大，但也不能过度压缩；③箭头长度应当适当，不能过短，如箭头长度过短，会使卡环失去作用；④连接箭头的横梁应呈直线，不应将其弯曲来调节两箭头间的距离；⑤横梁部分应离开牙体及龈缘。

4. 注意事项　箭头卡环有两个箭头，75° 弯曲的箭头应置于近中，55°～60° 弯曲的箭头必须位于远中。

二、分裂簧

1. 制作方法 分裂簧是矫治器的常用部件，主要起到加力作用。上颌常用 0.9～1.0mm 的不锈钢丝，而下颌用 0.8mm 不锈钢丝弯制。弯制时可使用日月钳或梯形钳。

2. 要求 可弯成单菱形、双菱形或"U"形等。其大小根据所放位置和作用而不同。弯曲处应圆钝，两侧要对称。

3. 注意事项 分裂簧的开口位置，根据作用不同有以下几种情况：

（1）若全牙弓扩大，可制作两个分裂簧，相对放置在腭盖正中部，一个开口位于第一前磨牙部位，另一个开口位于第一恒磨牙与第二恒磨牙之间。

（2）若双侧扩大上牙弓前中段，可设计一个分裂簧，其开口位于第一前磨牙区，并分别在侧切牙与尖牙间放置邻间钩，以增加固位力。

（3）若需单侧扩大上牙弓，分裂簧应偏向扩大侧放置，同时于抗基侧增加固位装置，且抗基侧基托大于扩大侧。分裂簧的开口位置依情况而定。

（4）若需增加牙弓长度，推磨牙向后，分裂簧开口应放于第二前磨牙与第一恒磨牙之间。

三、上颌平面式导板矫治器的要求与注意事项

要求上颌平面导板应位于上前牙腭侧基托的前缘。注意当下前牙咬合在平面导板上时，上下后牙离开 1.5～2mm，导板与𬌗平面平行，下切牙应均匀接触导板。

上颌平面导板矫治器及以下各个矫治器的制作方法和相关器械的理论部分，参照第四篇第七章第一节概述。

四、下颌连冠式斜面导板矫治器的要求与注意事项

要求下前牙树脂联冠斜面导板（图 3-7-2）为树脂制成的楔形结构，戴在牙齿上，切端有斜向后上的斜面导板。注意斜面导板的角度与下切牙长轴的交角应小于45°，若导板过平，不能起到矫治反𬌗的作用，反而压低下前牙形成开𬌗，对下前牙牙冠过短，固位不佳者，可加基托和固位装置，以加强固位。

五、导弓式矫治器的要求及注意事项

要求导弓式矫治器能使下颌后移，同时内收下前牙，能够达到同时矫正上下颌的目的。邻间钩、单臂卡、改良箭头卡作为固位装置。导弓、双曲舌簧、平面𬌗垫作为作用装置。导弓为作用于下颌前牙的倒"U"形唇弓。外形与双曲唇弓接近，双曲舌簧置于上颌反𬌗牙的舌隆突处。基托将整个矫治器连为一个整体，𬌗垫从基托延伸出来，垫高前牙。注意𬌗设计为平面式，以不对下颌产生不利诱导作用为原则。

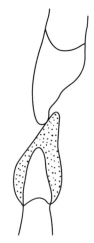

图 3-7-2 下颌连冠式斜面导板矫治器

六、慢速扩大器的要求及注意事项

慢速扩大器用于扩大上颌牙弓。常采用各种卡环和双曲唇弓作为固位，常用的加力部件有分裂簧、扩弓螺旋簧等，近年来逐渐以扩弓螺旋簧为主。要求利用分裂簧或扩弓螺旋簧产生的力量使牙弓扩大，推前牙向唇侧移动，推后牙向颊侧或远中移动。注意使用扩弓螺旋簧一般每隔 2～3d 加力 1 次，每次旋转 90°（1/4 圈）可开大 0.2～0.25mm 间隙。

七、翼板的要求及注意事项

翼板为后牙腭侧基托的延伸，向下伸至下颌后牙舌侧并与下颌后牙舌面相接触。要求厚度为 2～3mm，从基托至腭翼板边缘，逐渐由厚变薄，但应注意不要形成刃状边缘。要求在正中𬌗，翼缘与下颌后牙舌侧龈缘平齐，不刺激龈组织。

八、丝圈式保持器、阻萌器、导萌器的要求及注意事项

丝圈式保持器（图 3-7-3）、阻萌器、导萌器属于缺隙保持器，均由带环及钢丝部分组成，在制作方法上注意需要使用鹰嘴钳等带环制作工具弯制带环。并将带环与钢丝部分焊接。

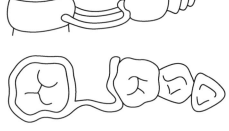

图 3-7-3　丝圈式保持器

1. 丝圈式保持器

（1）钢丝曲的水平部颊舌侧互相平行。

（2）钢丝曲垂直部的顶点位于邻牙接触点的正下方。

（3）侧面观时，钢丝曲的顶端略呈一凹形，与缺失牙邻牙的邻面外形相适应。钢丝的弯制还应不妨碍牙槽部的生长发育，离开牙槽嵴 1～2mm。

（4）𬌗面观时，所弯制的钢丝曲的颊舌侧应位于缺失牙区域之内，应比恒牙牙冠的宽度略大一点。

（5）固定住钢丝曲做常规焊接。

（6）打磨完成，为了不伤及钢丝曲，在打磨时应加以注意焊接部的牙颈侧与牙龈的关系。

2. 阻萌器

（1）取 0.8～0.9mm 不锈钢丝一段，作为阻挡丝，从带环颊面或近中面弯制，钢丝高度与被阻萌的牙齿牙冠高度一致。

（2）钢丝可弯制成丝圈状、单臂弯曲状，只要能阻止牙齿萌出的目的均可。

3. 导萌器　由带环及引导丝组成，要求戴入导萌器后，引导丝必须与第一恒磨牙的近中边缘嵴接触。

九、横腭杆、舌弓、Nance 弓的要求及注意事项

1. 横腭杆　主要用来加强上颌磨牙的稳定和支抗，一般要求采用 0.9～1.0mm 不锈钢丝弯制，并在磨牙带环的近中舌侧线角处焊接，注意横腭杆可离开腭侧黏膜 1.5～3mm 横跨

于磨牙之间,将两侧磨牙连为一体。在近腭中缝处形成"U"形曲。

2. Nance弓　是固定矫正治疗中支抗常用的一种辅助装置,要求采用0.9~1.0mm不锈钢丝弯制,两侧和磨牙带环舌侧焊接为一体,前部向前延伸并在硬腭上有一个树脂托与腭部抵触。

3. 舌弓　主要用于保持牙弓长度,也可用于加强支抗,常采用0.9mm直径的不锈钢丝弯制而成。一般情况下要求从一侧下颌第一磨牙沿下牙弓的舌侧延伸到对侧第一磨牙,前部与下前牙舌侧颈1/3接触,有时可在舌弓第二乳磨牙部位加上调节弯曲,以利于下牙弓的少量调节。

十、唇挡的要求及注意事项

要求唇挡位于上下唇系带两侧至尖牙处,并于系带处相连接。上颌唇挡的上缘至移行皱襞处,下缘在上前牙龈缘上3mm处,两侧唇挡的末端有不锈钢丝弯制的弓丝,弓丝末端插入抗基牙固位体的颊面管。也可以直接固定在基托内,或焊接在唇弓"U"形曲上,下颌唇挡与上颌基本相同。

十一、舌习惯器的要求及注意事项

用于纠正吐舌舔牙等不良习惯,多用于上颌,在舌习惯矫治器中,配合箭头卡、邻间钩等固位。要求使用1mm不锈钢丝弯制舌挡丝。

十二、前方牵引式口内装置的要求及注意事项

包括固定和活动两大类,分别是固定矫治器和活动矫治器的零部件,要求配合口外牵引装置使用,如在活动矫治器上,箭头卡环上焊圆管以及牵引钩或牵引环,固定矫治器主弓丝上各种类型的牵引钩、磨牙带环上的颊面管等。

十三、口外弓的要求及注意事项

由内弓和外弓组成,外弓与口外支抗部件相连,内弓通常与上颌后牙接触并施加向后的作用力。内弓是用直径1mm的不锈钢丝弯制而成的粗唇弓,要求与牙弓形态相一致。外弓是用直径1.5mm的不锈钢丝由口内伸向口外的一对连接臂,钢丝的中心段与内弓的前牙段的形态一致呈弧形,在两侧切牙远中于口裂线平齐处弯向两侧,形成与口角、面颊部形态相一致的弧形臂,两末端弯成与面颊平行或垂直的环圈,以便挂橡皮圈与头帽相连,外弓的中部弧形段与内弓相应部分位焊接成一体,即形成完整口外弓。

十四、冠状式斜面导板的要求及注意事项

冠状斜面导板矫治器用于个别反殆的恒切牙。要求反殆牙上的带环及与金属导板焊接为一体。金属导板用于打开反殆的反锁结关系。

十五、夜磨牙殆垫、运动护齿等矫治器的要求及注意事项

1. 夜磨牙殆垫是一种覆盖下颌殆面的解剖式殆垫。
2. 运动护齿是一种戴在牙上的保护装置,运动时佩戴使牙齿和颌面部在受到外力作用

时得到缓冲,减少局部受力,降低口腔颌面部外伤的发生率和减轻伤害程度。由树脂制作而成,要求具有一定的缓冲、抗震功能。注意不影响呼吸和语言功能。

【技能要求】

一、制作箭头卡

(一)确定箭头卡位置和走向

1．先用雕刻刀刻去石膏模型上基牙颊侧近远中邻间隙相当于龈乳头处的石膏,深约0.5mm。

2．取一段钢丝,一般认为横梁7mm的箭头卡适合于基牙颊面近远中径11mm的磨牙。

3．用铅笔在钢丝上相应部位作记号,然后用梯形钳沿记号内侧将钢丝两端向上方弯曲使其角度略小于90°。

(二)弯制箭头卡

1．在两条垂直边上,距上横线部约3mm处(含钢丝直径)各作一记号并将弯丝钳的圆喙朝外夹紧钢丝,向上将钢丝向反方向弯曲180°,形成两箭头,再用钳喙夹住近中箭头平面,使其弯曲,与横梁形成75°夹角。再用同样方法弯制远中箭头,但箭头与横梁的夹角应比前述稍小,一般下颌磨牙为55°,上颌磨牙为60°。

2．将卡环放在模型上,使两个箭头与𬌗平面形成60°夹角,并与最大倒凹点接触。

3．将梯形钳的方喙放在距箭头顶部2mm处,夹紧钢丝向下弯曲,使箭头的轴线与钢丝垂直。将卡环再次放在模型上,此时钢丝的末端指向𬌗面,这是箭头与连接体之间的中间段钢丝的方向。

4．在钢丝与𬌗面接触处作标记后弯制钢丝,通过𬌗外展隙进入舌侧,形成与𬌗面平行的连体,离开模型0.5mm埋入基托内。

二、制作分裂簧

(一)确定分裂簧的位置和走向

根据设计,确定分裂簧在模型上的位置及开口位置,参照【相关知识】第一节分裂簧的注意事项部分。

(二)弯制分裂簧

弯制时先用日月钳或梯形钳形成菱形的尖端,然后根据大小在钢丝两端对称处用铅笔作记号,分别将钢丝两端弯向内形成菱形,再将两侧钢丝各向外弯曲,形成菱形开口。钢丝的末端向外弯成波浪状后弯成小圈形连接体。连接体伸入两侧基托内约2/3以增加固位。分裂簧各部分应离开黏膜1~2mm,同时分裂簧应充分暴露于基托外3~4mm,以便于调节加力。

三、制作上颌平面式导板矫治器、下颌连冠式斜面导板矫治器

1．制作平面式导板

(1)确定𬌗关系上𬌗架,首先将深覆𬌗的上下颌石膏模型按照其咬合关系对好,再用水浸湿模型,调好石膏固定于简单𬌗架上,将𬌗架的升降螺丝转动数周使上下前牙切嵴间的

垂直距离为 2～4mm。

（2）固位装置的制作，可设计在上颌双侧第一磨牙单臂卡或箭头卡，前磨牙邻间钩，根据需要可于上颌模型弯制双曲唇弓，有增强固位的作用。

（3）涂分离剂：用红蓝铅笔于上颌模型腭侧画出基托的伸展范围，并且均匀地涂上一层分离剂。

（4）取适量自凝树脂粉液调拌均匀，丝状期涂布于基托范围内，并在前牙腭侧黏膜区域内形成一半月形的平面板，其前后径宽度应以下颌正中咬合最后退位时仍能咬合在平面导板上为宜，为 7～8mm（临床实际应根据前牙覆盖大小而决定）左右达两侧尖牙之远中，使该平面板与𬌗面板平行。然后关闭𬌗架进行咬合。使下前牙咬在平面板上，致上下后牙𬌗面之间打开 1.5～2.0mm 间隙，用蜡刀沾上单体修整平面板与基托，使之均匀光滑边缘清楚。

2．制作连冠式斜面导板　带咬合记录上𬌗架，画出基托范围，涂布分离剂，在下颌 6 个前牙时制作树脂联冠斜面导板矫治器。斜面导板与上切牙轴小于 45°角，斜面导板与上颌切牙舌面接触，高度稍大于前牙反𬌗的深度，使前牙与斜面导板有 2mm 的覆𬌗。

四、制作导弓式矫治器

1．在𬌗记录的基础上，模型上𬌗架。

2．弯制钢丝部件，导弓选用 1.0mm 不锈钢丝弯制（乳牙𬌗为 0.9mm 钢丝）。弯制时首先形成一弧形，使之与下颌前牙中 1/2 处与牙齿接触，在两侧尖牙近中将钢丝垂直向上弯制成直角，再于上颌尖牙颊侧弯制倒"U"形曲，均匀离开颊侧黏膜 1mm，在尖牙及第一前磨牙之间伸向舌侧，形成连接体埋入基托。

3．按常规方法，涂布分离剂、固定钢丝，涂塑树脂，打磨抛光。

五、制作慢速扩大器

以螺旋扩弓簧的制作方法为例，在模型上画出基托范围，弯制钢丝固位部件，涂布分离剂，选择适合的螺旋扩弓簧，并用蜡固定在合适的位置。调拌自凝树脂将螺旋簧与钢丝部件连接，暴露螺旋孔，打磨抛光。

六、制作翼板

使用红蓝铅笔于模型上画出翼板的范围，并涂布分离剂，调拌自凝树脂按翼板形态的要求涂布，打磨抛光。

七、制作丝圈式保持器、阻萌器、导萌器

1．丝圈式保持器　按照要求制作带环，弯制阻挡丝并焊接，打磨抛光。

2．阻萌器　制作带环，根据基牙条件弯制阻挡丝，焊接并打磨抛光。

3．导萌器　制作带环，根据基牙条件弯制引导丝，焊接并打磨抛光。

八、制作横腭杆、舌弓、Nance 弓

制作横腭杆矫治器，舌弓矫治器，Nance 弓矫治器时，按照要求弯制钢丝部件，并将其

与带环焊接（图 3-7-4）。

九、制作唇挡

1．先用蜡将模型的唇挡部位垫 2～3mm 厚，并使蜡表面光滑平整。

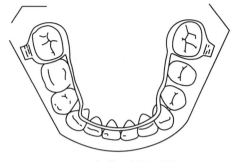

图 3-7-4 与带环焊接后的舌弓

2．用直径 1.2mm 的不锈钢丝弯制唇挡支架，注意支架在切牙处弯成波浪形，（绕过唇系带）在尖牙处形成约 90° 弯曲，斜向至第一前磨牙龈缘处，再沿牙弓外形弯至第二恒磨牙远中。

3．在支架相当于第二前磨牙近中处形成制动结构，如"U"形曲或焊一小栓。

4．将支架插入颊面管并用蜡固定，使唇挡部位钢丝离开衬垫蜡约 1mm。

5．调和室温固化型树脂涂塑唇挡，使中央厚 3mm，边缘稍硬，打磨抛光完成。

6．可摘性唇挡树脂部分的制作。用红蓝铅笔画出唇挡的范围，唇挡支架的"U"形弯曲开口离开系带两侧，离开下方软组织 1.5mm 左右，离切缘 2mm，离黏膜转折处 2～3mm，两侧位于尖牙的近中或中份，用蜡把唇挡钢丝固定在石膏模型上，使其前部离开唇侧黏膜 3～4mm，并位于唇系带和龈缘之间，唇挡支架的上缘离黏膜转折处 4～5mm，在牙龈上方约 4mm。调拌自凝树脂，在丝状期按照所画的范围分层雕塑，使唇挡厚度约 2mm，待树脂完全凝固后，打磨抛光。

十、制作舌习惯器

制作方法：采用单臂卡，邻间钩固位，将不锈钢丝按上前舌面及牙龈的形态弯成弧形，并离开前牙舌面 5～7mm 使咬合时不妨碍对颌牙，根据开𬌗的范围常以 4～6 根舌档丝为主，间距为 5mm 左右，长度应达对颌牙的牙龈缘处，以防舌从挡丝下伸出，弯制时先形成连接体部分，再用日月钳弯成弧形，长达对𬌗牙龈，剪去过长的部分后尖端磨钝。将弯好的舌挡丝先用自凝树脂固定在石膏模型上，再进行基托的涂塑。

十一、制作前方牵引式口内装置

按要求制作个性化带环、弯制钢丝，后通过焊接或基托涂塑，与口外装置配合使用。

十二、制作口外弓

口外弓近年来以预成部分居多。手工弯制则应按要求弯制钢丝并焊接。以焊固式为例，采用直径 1.0～1.2mm 钢丝制成：①在颌内唇弓的上颌前牙区两侧侧切牙牙弓外加焊口外弓，用细铜丝捆紧焊接。要求熔化均匀，无砂眼。②与上颌两侧侧切牙远中处伸出口外，长度以达到上颌两侧第一磨牙位置为准。

十三、制作冠状式斜面导板

模型保持𬌗位记录关系上𬌗架，制作带环，取白合金片对折为一体修剪成扇形作为金属导板，与带环舌侧焊接固定为一体，打磨抛光。

201

十四、制作夜磨牙殆垫、运动护齿

全牙列夜磨牙软殆垫制作时将 2～3mm 厚的透明树脂片置于修整好的上颌石膏模型上,用加压成型机加热,加压成型,修剪边缘,保留牙列及 5～10mm 牙龈部分即可。运动护齿制作方法与全牙列夜磨牙殆垫类似,具有良好的缓冲抗震功能。

(李靖桓　韩晓希　刘　畅)

第二节　外科辅助修复体制作

【相关知识】

一、夹板(导板)的作用

当颌骨损伤发生骨折或因肿瘤部分摘除后,一般采用夹板(也称导板)帮助骨断端复位与固定,以防止咬合错乱、颌面畸形。下颌骨在正常情况下,咀嚼肌群的作用是均衡的,因而能保持正常位置。当下颌骨骨折或部分骨质缺损,断端受到肌群作用,向后向内移位,因此须做夹板防止移位,直到伤口愈合,此夹板可保持下颌骨的正常位置和功能,常用的有:龈上夹板、斜面导板(翼状殆导板)、上颌带翼夹板、下颌翼状导板、冠套夹板、连续卡环夹板。

上颌带翼导板是在上颌龈上夹板后牙区的腭侧基托的一侧或双侧有向下伸出的翼与下颌后牙的舌面相接触。适用于下颌骨骨折并伴有骨质缺损者或者下颌骨因肿瘤部分切除只有少数天然牙存在;或牙有松动、不宜制作斜面导板者。利用夹板向下伸出的翼,可以阻止断骨或余留下颌骨向舌侧移位,使与对颌保持正常的殆关系,保持患者咀嚼功能,为以后植骨创造有利条件。

斜面导板是位于一侧下颌后牙上的部分龈上夹板,在夹板的颊侧有向上伸出的翼,与上颌后牙颊面贴合。适用于一侧下颌骨切除者,可以防止健侧下颌骨向患侧移位。

二、腭护板与上颌护板的作用

腭裂手术后,应用护板可保护创面,防止感染,局部放置敷料,还能起到加压止血的作用,因此在手术前应先制作好腭护板,手术后即戴上。可分为儿童腭护板、成人腭护板。上颌护板用于上颌骨切除术后,其作用与腭护板相同。

三、成形器的作用

手术后用以恢复缺损或变形部位的形态与功能,为进一步矫形修复创造条件的一种矫治器。可分为唇再造术成形器、眼窝成形器。

上颌前部唇缺损与部分颌骨缺损,需做唇再造术。这种情况多发生于战伤与走马牙疳症。因局部无颌骨,唇再造后无硬组织支持,不能恢复原来丰满度,而且皮管或皮瓣易收缩,以致口裂变小,不易做修复体,故需在术前制备成形器,恢复唇部丰满度与外形。制作前应与颌面外科医师共同制订设计方案。

眼球摘除后,因眼窝浅或下穹窿浅而固位形不好者,需做眼窝再造术,术后以利装戴义眼。为防止所植之皮收缩，需做成形器，术后用以保持眼窝的形态。

【技能要求】

一、龈上夹板的制作

龈上夹板适用于颌骨骨折线在牙列范围内，无骨质缺损，两侧断骨易于复位或已用外科方法复位的患者。制作方法为：

1. 检查患者的咬合情况，前磨牙区有无天然间隙。若无间隙存在可在 14-13、23-24 或 15-14、24-25 之间预备一能通过 20 号钢丝的间隙。

2. 常规取模后，在模型上划出夹板伸展的范围及支架钢丝的位置。

3. 按照模型设计弯制支架。钢丝包埋于塑料内的部分与模型之间应保持 0.5mm 间隙，以免基托组织面显露钢丝，对黏膜产生压痛。钢丝的末端在颊舌面均应伸出蜡型表面约 1cm，以便装盒时能包埋于石膏内，去蜡充填时支架才不会移位，也可将支架钢丝用自凝塑料固定。

4. 用一层软蜡片，铺于模型所有牙冠的唇、颊和舌侧及部分牙龈组织。用蜡刀将蜡边缘烫于模型上，再将整个蜡型加至 1.5~2mm 厚。蜡型覆盖牙冠颊舌面的高度，以不影响咬合为原则。

5. 蜡型完成后，常规完成塑料夹板。打磨时，应将露出夹板磨光面的钢丝磨除。

龈上夹板制作简单，对颌骨骨折有良好的制动效果，藏在口内不影响咬合及下颌的开闭运动，并可定期取下清洁。

二、上颌带翼导板的制作

1. 按前面的方法，完成上颌龈上夹板的蜡型。若上颌天然牙稳固，牙冠外形正常者，可在两侧第一前磨牙和最后磨牙上制作卡环固位。

2. 将上、下颌模型按咬合关系固定于𬌗架上。

3. 取两层大小合适的蜡片，烤软后加附于导板后牙区腭侧基托上，趁蜡片尚软时，在上、下颌模型咬合位时，将其压贴于下颌后牙的舌面，并适当伸向龈组织表面约 5mm。此翼不宜伸展过长，以免压伤口底黏膜。若余留下颌骨上无牙存在，则可作成𬌗垫式翼。𬌗垫位于下颌牙槽嵴上。在𬌗垫组织面，最好衬一层软塑料或硅橡胶。

4. 常规完成塑料导板。

三、斜面导板（翼状𬌗导板）的制作

1. 常规取模后，在下颌模型上弯制钢丝支架。

2. 按前法完成夹板部分蜡型。

3. 上、下颌模型按咬合关系相对，用两层软蜡片加于蜡型的颊侧，并使之与上颌后牙颊面贴合。

4. 常规完成塑料夹板。斜面导板应在手术前制作，并在口内试戴修改合适。手术后立即戴入，效果较好。

四、上颌护板的制作

1. 了解手术切除的范围,在余留天然牙上设计卡环放置的位置,作好牙体预备常规取上下颌印模及灌注模型。

2. 常规方法在模型上完成卡环的弯制及制作恒基托。在口内试戴恒基托,调改咬合。

3. 恒基托戴在口内取全上颌印模,使恒基托翻至印模内,并灌注模型。按照咬合关系将上、下颌模型固定在𬌗架上。

4. 在模型上,按照手术切除范围,刮去手术区的牙齿和牙槽嵴,使其呈无牙颌的牙槽嵴形状。完成手术侧的蜡基托,并与健侧恒基托连成整体。

5. 在蜡基托上,根据𬌗架的咬合关系,雕塑或排列人工牙。蜡型完成后的步骤与可摘义齿相同。

这种上颌护板,由于健侧部分在术前已于口内试戴合适,所以术后不需修改或只略加修改,即可顺利戴入。

五、腭护板的制作

1. 成人腭护板的制作

(1) 用油纱布轻轻填于腭部裂隙内。用弹性印模材料取印模时,腭部中份材料不宜堆放过多,以免材料压入鼻腔及咽部,引起患者不适。

(2) 常规灌注模型,用石膏将模型腭部裂隙处填平,并将腭部填高约 5mm,为术后放置敷料留出空隙。在距牙齿腭侧颈线约 5mm 内,不能填石膏,以免影响腭护板的固位。牙冠腭侧的倒凹应填塞,否则影响戴入。

(3) 用二层蜡片烤软后,放于患者口内下颌天然牙𬌗面,嘱在正中𬌗位闭合,以记录上、下颌牙的咬合,并上𬌗架。

(4) 用一层蜡片烤软后,覆盖模型的整个腭部及牙冠,使蜡型边缘烫贴于模型上,修整出蜡型边缘及𬌗垫外形。

(5) 按常规完成塑料腭护板。

2. 儿童腭护板的制作

(1) 取印模的方法与成人相同。由于乳牙冠较小,缺乏倒凹,故只在模型腭部填石膏。

(2) 蜡型应包至唇颊侧组织倒凹区,以利固位。若估计固位有困难,则可在蜡型的颊侧加方形管,利用口外轴固定于头帽上。其制作方法为:

1) 取一段直径约 4mm 的铝丝,将其末端的 2cm 磨成四方形。

2) 剪一块白合金片,包绕铝丝的四方形头,捶打成一方形管,接头处用锡焊接。

3) 将制成的方形管,埋于 A6、B6 颊侧蜡型内。常规完成蜡型后,在方形管内插一废砂石针柄。

4) 常规装下层型盒,但蜡型应完全暴露在外。伸出方形管两端的柄,以后可被上层型盒的石膏固定。去蜡后,方形管为柄所固定,这样充胶时才不致移位。

5) 常规完成塑料腭护板,抽出方形管内的金属柄,用自凝塑料封闭方形管远端的开口。

(3) 口内试戴腭护板,调改咬合后,根据患儿牙弓的形状及口角位置,用 4mm 直径的铝丝弯制口外轴,并在轴的口外部分焊 2～3 个拉钩,以便固定于头帽上。

六、唇再造术成形器的制作

1. 口腔检查,基牙制备。

2. 取印模,用印模膏先取得初印模,在其印模组织面均匀刮除一层,再以弹性印模料衬印,取得准确印模。

3. 在模型上弯制卡环与制作蜡基托,装盒,充填。亦可用自凝塑料制作恒基托。用恒基托在口内排牙,并以蜡恢复缺损区外形,唇侧外形略较原外形凸些,以补偿皮管或皮瓣的收缩。蜡型完成后的步骤同常规。

4. 手术前试戴修复体,以备手术后即时戴上成形器。待伤口愈合后,再做永久性修复体。

七、眼窝成形器的制作

1. 取印模,用蜡片制作个别托盘,弹性印模料放于托盘上将其置入再造的眼窝内,取得眼窝印模。

2. 制蜡眼球,将印模灌注模型,在模型上用蜡制成蜡眼球。在眼球虹膜处做一凸出蜡柄,便于取戴,当加压时,皮片受力不易收缩,保持原形态。

3. 试戴蜡眼球,合适后可将其改制成中空蜡眼球或塑料眼球。戴入眼窝后,外以眼罩加压(在眼罩内加5～6层纱布),此时患者感觉稍有压力,则可保持所植之皮片不致收缩。

（张春宝　白石柱）

第八章　种植修复体制作

按组成牙数目和修复方式，一般可以将种植义齿分为单个牙种植义齿、多个牙种植义齿和全口种植义齿。口腔技师的大多数操作都是在石膏模型上完成，无论哪种类型的种植义齿，在进行修复体制作前，一般均需要由临床医生制取印模，然后由医生或技师灌注出石膏模型。在口腔技术室里，模型是非常重要的。无论是单个牙缺失还是多个牙缺失进行种植义齿修复，临床上制取多个牙缺失种植义齿的印模方法会有不同，但对于制作模型的步骤基本是一致的。因此，本章将单个牙缺失的种植义齿模型制作，和多个牙缺失的种植义齿模型制作合并在一起编写。

第一节　种植义齿印模的消毒及检查

【相关知识】

口腔技师的大多数操作都是在石膏模型上完成的，而石膏模型多是从医生在患者口腔里制取所得印模灌制得来。其中涉及严格控制交叉感染的问题，这也是口腔技术室确实存在的重要风险，工艺流程中涉及的工作人员均应认真对待。

一、种植义齿印模或模型的消毒

种植义齿的印模或模型更易携带有患者的唾液、血液或体液，所以口腔技师仍应谨慎处理，一定要严格消毒以减少交叉感染风险。制作完成的手术导板、修复体等，多与患者血液直接接触，因此需灭菌处理。

印模或模型的常见消毒方法及内容，详见基础知识第八章。

二、种植义齿印模检查的必要性

口腔种植义齿的上部结构制作对精度要求很高，从医生到技师的各个操作环节都会涉及是否影响义齿精度的问题，特别是近年来常用的种植体和种植印模帽的连接部位常位于龈下，且多数都采用了防止回转的结构，一旦出现偏差，容易产生连接不到位等问题。口腔技师并不直接面对患者，直接面对的是牙医提供的印模或模型，在口腔修复体制作室对印模进行详尽的二次检查，以确认其正确性很有必要，如果一旦发现有问题，应建议医生重新制取印模。

【技能要求】

一、种植义齿印模或模型的消毒步骤

相关消毒方法及步骤,详见基础知识第八章。

二、种植义齿印模的检查方法及处理措施

种植修复印模的制取方法比传统天然基牙的印模制取方法复杂,如果这一步出现疏漏,工作模型以及后续种植上部结构的精度都将下降,最坏的情况下需要从头开始重新制取印模。种植义齿印模的完整性和相关部件在印模内的稳定性非常重要,其检查方法及相应处理措施描述如下。

1. 印模材料的卷入　这是种植修复印模制取中最具代表性的错误,其原因是印模帽连接不到位,表现为印模材料卷入印模帽和种植体连接处。技师检查要点:肉眼或放大镜下观察,印模中暴露在外的印模帽及种植体连接处,是否有印模材料的残留或卷入。一般来说,医生应通过拍摄 X 光片来确认连接是否到位,或从患者口中取出印模时应立即进行检查。

处理措施:一旦发现这类问题发生,应及时重新制取印模。

2. 印模帽的露出　还要注意另一种印模帽连接不良的情况,那就是印模帽与邻牙接触,表现为本应埋在印模材料中的印模帽上端或侧面,从印模中邻牙的邻面处露出来。技师检查要点:重点观察与种植体印模帽相邻的牙齿印模,看此处是否有印模帽暴露。同样,医生应通过拍摄 X 光片来确认连接是否到位,医生也可在临床上印模帽就位后,使用牙线来检查印模帽与邻牙之间的接触关系。

处理措施:一旦发现印模有此类问题,应当建议医生重新制取印模。

3. 确认印模帽的稳定状态　除了印模帽连接不良导致印模错误之外,还有可能因印模制取方法不当,造成印模帽周围没有充满印模材料,导致印模帽在印模中出现晃动的可能。技师检查要点:重点观察种植体及印模帽周围的印模材料是否有明显缺失,也可用镊子夹住印模帽,或种植替代体,轻轻摇晃以检查其稳固性。

处理措施:①如发现印模帽周围缺失印模材料较少,印模帽在印模中仍稳固,可以考虑直接灌制模型,而不用重新制取印模;②如发现印模帽周围缺失印模材料较多,印模帽在印模材料中出现晃动,应当建议医生重新制取印模。

第二节　种植义齿模型的制作

【相关知识】

制作种植义齿模型所需的材料

一般情况下,由于需要对基牙模型进行修整,以明确显示出基牙肩台的位置,天然牙修复的工作模型需要制作可卸代型。但对于种植体上部结构的工作模型而言,因每一个植体的肩台均是规定尺寸的成品,一般不需要制作可卸代型。由于植入牙槽骨内的种植体没有牙周膜,因此对种植体上部结构的精度要求很高,在不做代型的整体模型上,其种植体与邻

牙的位置关系会更准确。与普通的固定义齿工作模型相比,种植义齿的工作模型有一些特殊性。下面介绍一下制作种植体上部结构的工作模型所需的材料。

1. 种植替代体 种植替代体是指类似于种植体或种植体+基台形状,用以在工作模型上替代种植体的特殊配件,其作用是连接种植体印模帽,并埋在石膏模型内,从而将口腔内种植体的位置再现在工作模型上。制取印模的方法主要有开窗式和非开窗式印模两大类,但目前临床使用的种植体系统众多,各系统的替代体也有不同规格,但各种植系统的替代体之间的形态很有可能比较相似,一定要注意区分。因此,医生有必要将临床上的种植体相关信息提供给技师,以避免出现选择失误。

将替代体与埋在印模内的印模帽相连接,然后用以灌注石膏模型。如果替代体有损坏的话,制作出来的上部结构的精度也将会受到影响。因此,在灌制模型之前,一定要预先确认替代体与印模帽的稳定连接且没有受损。

2. 硅橡胶牙龈形成材料 种植修复体制作过程中,为了有效地反映种植体周围软组织的牙龈下形态,需要使用既能与替代体结合,又能被取下的硅橡胶牙龈形成材料,又称为软组织模拟材料或人工牙龈。其主要成分是硫化聚乙烯硅橡胶,主要用于种植转移模型时制作人工牙龈,具有抗撕裂强度高、塑形性好的特点。

操作要点:首先在需要填充人工牙龈的印模位置涂抹硅橡胶分离剂;使用便于填充的注射枪头在替代体周围注入硅橡胶牙龈形成材料,要注意避免产生气泡,该步骤的要求是一定要完全覆盖印模帽和替代体的连接部位;按照厂家说明,等待硅橡胶牙龈形成材料完全凝固;待硅橡胶牙龈形成材料完全凝固后,可以使用手术刀,或专门的刻形刀修整人工牙龈呈一定形态,特别是天然邻牙为基牙也需要进行修复体制作时,不能影响邻牙的肩台边缘线。

3. 石膏 模型石膏材料,详见基础知识第五章第二节内容。

4. 种植义齿模型材料的选择 种植义齿的制作精度是各类义齿制作中要求最高的义齿之一,种植义齿上部结构的精度不足,可能会反过来对已经植入在牙槽骨内的种植体产生应力作用,造成影响。从印模到最终修复体完成的各个制作环节,人为因素、材料性能、操作环境等,均有可能对种植体上部结构的制作精度造成主观或客观的误差影响,口腔医生和技师应时刻留意所有可疑因素,尽量避免误差的产生。

检查好印模无误之后,技师应选择硬度、强度尽量高,凝固后膨胀率尽量小的Ⅳ型代型石膏材料,用以灌制种植义齿的工作模型。目前还有些厂家可以提供环氧树脂等有机高分子材料,用于制作或打印工作模型,这种树脂类模型材料在凝固时往往会产生一定量的体积收缩,而不是石膏类材料的膨胀。这种收缩的工作模型,将严重影响后续种植义齿上部结构的精度,因此,树脂类模型材料并不适合用于制作种植义齿的工作模型。

【技能要求】

一、在印模上连接种植替代体

口腔技师应首先获取医生提供的信息,明确相应种植体系统的规格、型号等信息后,可由医生或技师选择相应的种植替代体,可以准备向印模上连接种植替代体。此时应谨慎操作,注意不要因为手法的问题产生精度上的误差,特别是在使用开窗式托盘印模法的时候。

在印模上连接种植替代体的基本原则如下：

1. 封闭式托盘印模法中种植替代体的连接

（1）如采用塑料成品印模柱和印模帽制取的印模，此时印模柱及印模帽是包埋在印模材料内，将相应型号的种植替代体与印模上的塑料件之间准确对位，连接后不会晃动、旋转即可。

（2）如采用金属印模帽制取的印模，应将固定在口内的印模帽卸下，先行与种植替代体连接后，对准印模上的阴模形态进行准确复位。

2. 开窗式托盘印模法中种植替代体的连接　采用开窗式托盘印模法时，印模帽是被固定在印模内，印模帽与替代体之间是通过导针螺丝连接的。这时，一定要注意不能对导针施加过大的力量，否则印模帽容易在印模中发生微小的旋转等误差。为避免这类误差，连接种植替代体时不应直接握持印模，而应一手握持在种植替代体、一手使用种植螺丝刀加力。

二、人工牙龈的制作方法及要求

1. 涂布硅橡胶分离剂　在需要填充人工牙龈的印模位置涂抹硅橡胶分离剂。

2. 注射人工牙龈材料　将人工牙龈材料用混配枪或手工调匀后，使用便于填充的注射枪头，在替代体周围注入硅橡胶牙龈形成材料，要注意避免产生气泡，该步骤的要求是一定要完全覆盖印模帽和替代体的连接部位，注射高度一般为需高出印模帽与替代体接缝处2mm左右。

3. 人工牙龈的基本要求

（1）人工牙龈的注射范围在近远中向以邻牙为界，要避免将人工牙龈注射到邻牙区。

（2）唇舌向要求覆盖牙槽嵴顶区。

（3）应特别注意在边缘形成一定厚度，太厚不能保证石膏的强度和替代体在石膏内的固定，太薄则容易在摘带过程中导致人工牙龈破裂。

（4）注射完成后，可以用镊子夹饱和的酒精棉球，在人工牙龈上方轻轻按压形成平面。

（5）修整形态：待人工牙龈凝固（一般来说3~5min）后，可以用尖刀片修整边缘，在唇舌向边缘形成45°斜面，增加人工牙龈的稳定性，切削近远中面，形成上窄下宽的外形，以利于人工牙龈的取戴。

三、灌注种植义齿工作模型的方法及注意事项

1. 种植义齿印模围模法　制取精准的种植义齿印模，并灌注出精确的工作模型，是成功制作精确种植修复体的关键，操作过程中任何一项操作不当，在模型上制作的修复体都将无法准确复位到患者口内。原则上，建议种植修复工作模型采用围模法灌注。

（1）围模法灌注种植义齿工作模型的优点：①围模提供印模材料支撑。在将印模翻转放置在石膏基座上的时候，如果石膏基座过硬，有可能造成印模材料的变形，尤其是在印模材料没有足够的支撑情况下；②确保工作模型的表面硬度。倒置灌注模型时，石膏凝固过程中，石膏中的水分会逐渐上升至模型表面，从而造成模型表面的强度降低。印模灌注模型时使用围模技术，可以避免这些潜在的误差，因为在围模条件下灌注工作模型，因印模无须翻转，在石膏凝固过程中，模型的组织面应位于模型的底部。

（2）围模法灌注种植义齿工作模型的缺点：①费时，需要使用额外时间用蜡进行围模；②可能会损伤印模边缘，在围模时可能造成印模边缘的损伤。

（3）种植义齿印模围模法的基本方法

1）用软蜡条围绕印模外周一圈，距离前庭沟约3mm，用蜡封闭将其固定在印模上。

2）沿印模边缘的蜡条用蜡片围绕一圈形成箱形，下颌印模还需要在印模中心区用蜡封闭。

2．种植义齿印模灌制石膏工作模型的注意事项

（1）调拌石膏材料时，应严格根据厂家提供的水粉比进行调拌，水、粉比例将影响操作时间、凝固时间、材料强度、硬度以及凝固后的膨胀率等重要指标。

（2）应在允许的操作时间内，对水和石膏粉进行充分搅拌，以保证水、粉的充分均匀混合。

（3）自来水中的离子成分，有可能影响石膏类材料的物理、化学性能，影响工作模型的精度，因此为确保模型的精度，应使用蒸馏水进行调拌。

（4）如确有必要需加快石膏的凝固时间，调拌时可适量添加氯化钠、硫酸钠等促进石膏凝固的溶液，往往用于石膏印模或上𬌗架时。

3．灌注种植义齿工作模型的方法　种植修复的工作模型，是制作后续修复体的基础，所以在灌注时应格外小心，应选择表面硬度高、强度也高的Ⅳ型石膏灌注模型，以尽量减少工作过程中的模型损伤或磨损模型的风险。

灌注种植义齿石膏工作模型的步骤及注意事项：

（1）对印模进行围模处理，应避免损伤重要的解剖结构及印模边缘。

（2）如不使用围模法，可采用成品硅橡胶分模盒灌注工作模型，此时最好在分模盒上架两根钢琴线，以支撑起印模的重量，避免其压迫替代体造成误差，从而影响模型的精度。

（3）选择Ⅳ型石膏，严格按照厂家提供的水粉比，称取石膏粉并量取相应量的蒸馏水。

（4）将蒸馏水和石膏粉倒入搅拌罐，短时快速搅拌几次后，使用真空搅拌机在负压状态下搅拌30s。

（5）现将少量调拌好的石膏放于工作印模的非工作区域，将托盘紧紧抵住振荡器，或将托盘抵住搅拌罐边缘手动振荡，让石膏流入印模表面的细节部位。

（6）灌注模型时，不要让石膏快速流入印模中，应先灌注一薄层石膏材料，以免在模型材料与印模材料之间混入空气。

（7）持续加入石膏直到印模灌满，并在分模盒内灌入石膏，然后将印模放置到分模盒上。

（8）灌注的模型至少应放置45min后再脱模，围模法需去除围蜡与蜡条。

（9）脱模前，如采用开窗式印模法的印模，应先用螺丝刀松开所有印模帽上的导针螺丝。

（10）脱模时，应先破坏印模与模型之间的边缘封闭，然后从模型前牙区沿垂直方向脱模，脱模时不应扭动，否则容易造成模型损伤。

（11）最后，使用模型修整机修整模型，步骤如下：①先修整模型后缘，使后缘与模型的中线垂直；②再将模型竖立打磨以降低底座厚度，使底面磨平并与牙槽骨或𬌗平面平行，注

意厚度不能过薄，要防止腭顶或前庭沟处穿孔；③再将模型底座放平，修整模型外缘，保留模型外缘的石膏宽度约 2～3mm，以保护模型表面并易于区分印模和模型边缘；④最后打磨或用石膏刀修整模型锐利的边缘，要避免损伤模型。

（蒋欣泉　徐　侃　黄庆丰　傅远飞）

第九章 数字化修复体制作

第一节 CAD/CAM 冠的制作

【相关知识】

一、CAD/CAM 技术的基础概念和原理

（一）CAD/CAM 技术的基础概念

口腔数字化修复，也称口腔修复计算机辅助设计与计算机辅助制作（CAD/CAM），是一种集光电子技术、计算机技术、数控机械加工技术、先进材料技术于一体的综合应用技术。应用数字化修复工艺设计制作口腔修复体，可在计算机软件中精确设计调整修复体的功能形态，再通过高精度的数控"切削"或"打印"方式完成修复体制作。相较于传统修复工艺，口腔数字化修复技术能显著提高修复体的制作效率并缩短制作周期，降低人工成本，实现对修复体全工艺流程整体精度的精确控制。

口腔修复 CAD/CAM 系统通常由三部分构成，分别是数字化印模设备、数字化修复 CAD 软件及数字化修复 CAM 设备。三者协同配合，分别进行数据采集、修复体设计和修复体制作，共同构成数字化修复 CAD/CAM 系统。

（二）CAD/CAM 技术的基础原理

口腔数字化修复 CAD/CAM 系统的基础原理包括三维扫描原理、数字化修复体设计原理与数字化修复体加工原理。

1. 三维扫描原理 用三维扫描设备（也称数字化印模设备）进行数据采集是数字化修复工艺流程的输入环节。其原理是借助各种三维扫描技术，采集牙颌石膏模型、印模、口内牙列及其对应的上下颌位关系并转换成计算机中三维可视化的数字模型。这种三维数字模型是修复体 CAD 的数据基础，可在数字修复 CAD 软件中实现三维观察和编辑，通常是一种开放格式的三角网格曲面模型，常见格式为 STL（standard triangulation language）格式。

三维扫描技术包括接触式扫描技术、光学扫描技术、影像学技术，三种技术原理如下：

（1）接触式扫描技术：接触式扫描技术的原理为将测量探头（即传感器）与被测物体表面接触，感应探头反馈接触点位置信息，获得被测物体接触点的三维坐标值，探头扫描被测物体表面即可侦查分析并获得其立体几何形状和结构信息。

使用接触式扫描技术，所获取的数据可靠性和准确性较好，细节表现力较好。但由于接触方式原因，测量探头需扫描全部模型表面，因此扫描速度不高，且只能扫描硬质的模型表面。此外，由于测量探头大多为球形或针形，在扫描具有复杂表面形态的模型时存在扫

描盲区。因此,接触式扫描技术适用于形态相对简单的单牙位冠桥预备体代型扫描。

（2）光学扫描技术:光学扫描技术可细分为点光扫描技术、线光扫描技术和面光扫描技术,其原理均基于光学三角测量原理。光学扫描技术是现今口腔修复工艺三维扫描设备应用的主流技术,其各自的原理和优缺点在之后单个牙冠模型扫描原理部分详细说明。

（3）影像学扫描技术:影像学扫描技术的原理为,颅颌面部软、硬组织经 CT、CBCT（cone beam CT,锥形束 CT）、MRI 等扫描成像后形成有序排列的体层数据,每层的组织数据信息由二维灰度图像表示,灰度图像中像素点的灰度信息反映了该点组织的密度。将影像学扫描所获得的灰度信息体数据进行三维可视化,即借助各种图形重建及显示算法,将灰度信息体数据转换成具有真实感的三维图像并显示出来。

影像学扫描的方法获取信息全面,运用于口腔医学的 CBCT 技术,可获得颅颌面部各种软、硬组织（包括骨骼、牙齿、肌肉、脂肪、神经和关节盘等）三维信息及其相对空间位置关系,有利于进行综合全面的分析诊断。但其不足之处是获取的数据精度有限。

2. 数字化修复体设计原理　用数字化修复 CAD 软件进行修复体设计是口腔修复 CAD/CAM 系统的设计环节。其工作原理为利用三维扫描设备采集并建立的口腔数字模型后,借助软件中的修复体数据库和智能化的建模算法,实现对修复体的高精度数字化设计。相比于传统手工制作,数字化修复体 CAD 软件将口腔修复工艺知识、经验与计算机程序化、自动化、数字建模相结合,在其各项设计功能中蕴含了大量的修复体设计经验与特征参数。因此,在整个修复体设计环节中,数字化修复 CAD 软件可有效提高技师的设计水平及工作效率。

3. 数字化修复体加工原理　口腔修复体 CAD 数据的数字化加工是口腔修复 CAD/CAM 系统的输出环节,其实现手段需依靠各种 CAM 设备。口腔修复体 CAM 设备的主要功能是将 CAD 软件设计出的修复体数据,借助 CAM 设备的数控程序精确控制成形,完成满足临床精度要求的口腔修复体的制作。

CAM 技术按原理可分为两大类:增材技术和减材技术。增材技术即快速成型（rapid prototyping,RP）技术,又称为加法加工、三维打印等,运用粉末状材料通过逐层堆叠累积的方式来构造口腔修复体。减材技术即数控加工（numerical control machining,NC 加工）技术,又称为减法加工,通过数控铣床（computer numerical control,CNC）的去除成型方式制作口腔修复体。

相较于传统制作工艺,CAM 加工技术所覆盖的牙科材料范围较广,涵盖了各种主流牙科金属、陶瓷及复合树脂,以及一些传统制作工艺难以加工或是无法加工的材料,例如氧化锆等。此外,CAM 技术能大幅降低生产成本,缩短生产周期,从而提高生产效率和修复体质量。

（三）数字化修复体制作常用修复材料

口腔数字化工艺中一个组成部分为口腔数字化修复材料,包括可数控切削材料块和快速成形的材料。口腔数字化修复体常用的修复材料可分为三类,即树脂类、金属类、陶瓷类。

1. 树脂类修复材料　口腔修复用复合树脂是一种颗粒增强型聚合物基复合材料,是一种高分子复合材料,由有机树脂与无机填料组成。复合树脂具有质轻、可塑性强、耐腐蚀等诸多优点。随着纳米填料的应用,纳米陶瓷颗粒显著改善了复合树脂的性能,拓宽了其用途。用于数控加工的复合树脂可切削性能优异，具有均匀一致的聚合程度，不存在聚合收缩问题，通常预成制作用于间接修复。用于快速成形的光固化复合树脂是一种含有光敏材料的复合树脂液体。可用于制作诊断或铸造模型。

2. 金属类修复材料　口腔修复用金属材料主要包括镍铬合金、钴铬合金、金合金、钛和钛合金等。口腔修复金属材料既可用于数控加工，又可用于快速成形。3D打印口腔金属材料是更为常用的一种方式，直接对金属粉末进行层层叠加成形。形成各类修复体或部件。3D打印金属材料精度较高，效率高，稳定性好，远期成本低。其中，选择性激光熔融制造是主要的金属快速成形技术之一。

其中，钛和钛合金材料具有密度低、强度高、耐腐蚀、熔点高的优点，并有着较好的生物相容性，被视为理想的3D打印材料。钴铬合金是一种以钴和铬为主要成分的高温合金，具有优异的抗腐蚀性能和机械性能，也是口腔医学领域常用的3D打印材料。

3. 瓷类修复材料　用于口腔数字化加工技术的陶瓷类材料主要有玻璃陶瓷、氧化锆陶瓷等。目前，陶瓷类修复材料主要以数控加工为主，3D打印陶瓷工艺仍在探索研究之中。氧化锆陶瓷发展迅速，成为常用的数字化修复材料之一，具有生物性能好，力学性能佳等优点。

（四）数字化修复体制作常用的软件和设备

1. CEREC系统　CEREC系统是由瑞士苏黎世大学发明的世界上第一套商品化的牙科CAD/CAM系统，也是最早进入我国的商品化口腔修复CAD/CAM系统，属于典型的椅旁系统，可由医生操作完成，理论上患者一次就诊就可以完成全部修复。CEREC系统目前分为椅旁系统（Chairside）和口腔修复体制作室系统（InLab）两个子系统。CEREC椅旁系统采用口内扫描的方式，扫描速度为每张图像0.2s，通常需要喷涂反射剂以提高扫描效果。CEREC系统的口外扫描单元为InEos，采用8个角度照相后进行三维重建，其扫描时间：1～3，单位为10s，单颌为60s。

CEREC系统临床全冠的设计主要包括4个步骤：切割代型（trim），颈缘线提取（draw margin），确定修复体就位道（define insertion axis），自动生成修复体外形并自动调整咬合及邻接关系。其高度自动化并结合交互式三维设计的模式，简化了操作流程，可快速设计全冠、嵌体和高嵌体等，还可断层显示设计结果。CEREC的InLab系统中的CAD组件是面向口腔技师操作的，具备各种固定修复体的设计组件，主要有Frame Work 3D（基底冠桥）、V-In-Cr-On 3D（贴面、嵌体、全冠）、WaxUp3D（虚拟蜡刀自动或交互式编辑蜡型）。

CEREC系统的加工单元高度集成化，非常小巧，采用双主轴并行加工及夹持材料块的旋转组合加工，效率高，加工时间为5～50min，加工精度为60～100μm，其刀具为平、圆头双金刚砂车针，磨损可以进行补偿。

CEREC系统的配套材料块主要有长石瓷尖晶石、氧化铝、氧化锆等牙科陶瓷，如：Vita Mark Ⅱ、Enamic（含树脂复合陶瓷）、Suprinity（氧化锆增强型二硅酸锂陶瓷），Ivoclar Vivadent公司的Empress CAD陶瓷块（白榴石增强型陶瓷）和e.max CAD瓷块（二硅酸锂增强型陶瓷），以及3M公司的树脂材料块。

2. Everest系统　Everest系统是德国KAVO公司开发的面向牙科技师的口腔修复体制作室系统。早期Everest系统为封闭式系统，采用渐变条纹的投影光栅扫描技术扫描口外模型或蜡型，模型底座可旋转、倾斜，扫描范围60mm×80mm，扫描精度20μm，扫描时间

3min/单牙位。自 2012 年开始，Everest 系统逐渐兼容了开放式的激光扫描设备，其设计软件也采用了与扫描设备配套的开放式 CAD 软件，可设计嵌体、贴面、全冠、基底冠、桥、支架等。Everest 系统最大的特色是其五轴（双旋转轴与三平移轴）数控加工单元、超长工作路径和超大区域，大大提高了口腔修复体制作室义齿制作的加工效率。与众不同的坯材包埋技术，特种蜡包埋后加工组织面，然后同种材料灌注该面，再加工磨光面或烤瓷面，可以确保颈缘部分的安全和准确。可加工材料主要有软质氧化锆、硬质氧化锆、玻璃陶瓷、硅酸盐锆石、纯钛等。

3. Cercon 系统　德国 Degussa 公司的 Cercon 系统也是面向牙科技师的口腔修复体制作室系统。早期的 Cercon 系统没有修复体的 CAD 单元，采用扫描技师制作的修复体蜡型同步加工陶瓷修复体的技术方案，类似日常生活中的电子配钥匙的过程，也称为"仿型制作"。

新一代的 Cercon 系统包含了修复体的 CAD 模块，由三维线激光模型扫描仪（Cercon Eye）、CAD 软件（Cercon Art）以及数控加工单元（Cercon Brain）组成，并提供专用的氧化锆瓷块与配套的饰面瓷粉以及烧结炉（Cercon Heat）。基底冠的三维设计在扫描数据的基础上可自动设计得到。固定桥桥架的桥体和连接体也可自动生成，并可针对基底冠厚度，粘接剂空间，代型隙料空间分布，桥体的位置、形态、大小，龈面类型，连接体位置、角度等进行参数化调节，使支架达到理想位置和形态。

4. ZENOTEC 系统　ZENOTEC 系统是德国 Wieland 公司的牙科 CAD/CAM 系统，其扫描部分兼容丹麦 3 Shape 扫描仪与加拿大 DENTAL WING 扫描仪。其特色在于拥有桌面型的五轴铣削设备，在修复体切削过程中刀具与原料块同时相对运动，与人手制作的方式非常相似，加工精度可达 10μm，前牙氧化锆全冠切削速度约为 8min。除常规修复体外还可制作种植基台、冠桥基底支架、全解剖冠等复杂形态修复体，可切削材料包括陶瓷、软质金属（需要后期再次烧结）、临时冠树脂和模型树脂等。

5. 3 Shape 设计系统　3 Shape 系统是丹麦的牙科 CAD 系统，主要提供牙科专用三维扫描仪及修复 CAD 软件，可应用于牙科修复与种植修复。其开放式的 D700/D800/D900 科激光扫描仪机械结构可实现三个自由度的旋转、平移和倾斜，扫描精度为 20μm，预备体扫描时间小于 25s/单牙位，可扫描代型、蜡型、咬合记录、对颌模型等。

3 Shape 的牙科 CAD 软件是典型的口腔修复体制作室系统设计软件，在现有商业化的牙科 CAD 软件中技术比较成熟、功能比较全面，可用来设计冠、桥（包括长桥）、嵌体、贴面、桩核、套筒冠、全解剖冠、种植个性基台、杆卡、可摘局部义齿支架等，最新版设计软件还加入了全口义齿等复杂义齿的设计功能。3 Shape 系统是一个口腔修复体设计系统，其加工可采用开放的数控加工单元，公司同期推出的 CAMBRIDGE 工艺设计软件可兼容市场上各类型 NC 与 RP 设备，为开放式加工单元提供工艺规划软件服务。

6. 3M Lava 系统　CAD/CAM 全瓷修复是 3M Lava 系统的特色。涉及的全瓷材料主要包括氧化锆与玻璃陶瓷两大类：氧化锆产品包括 Lava 氧化锆与 Lava 超透氧化锆；玻璃陶瓷包括 Lava DVS 数字饰面瓷。

3M Lava 系统可用于制作单冠、多单位桥体、固定修复体内冠、底层支架、马里兰桥、嵌体桥、种植体个性化基台和全解剖形态义齿，义齿设计制作的边缘适合性较好。3M Lava 系统的设计软件还可以制作数字化饰面瓷，在 Lava 切削设备中用特殊切削工具制作完成，可用于修复体的少量修整及色彩调节。

此外 3M Lava 系统还采用了较先进的口内扫描设备，通过在口腔内喷粉扫描、口内端摄像机连续拍摄获取口内牙列形态与色彩信息模型。扫描数据传输至与其建立网络连接的 LANA 加工中心，由后者完成虚拟模型的切割代型、计算机辅助设计和计算机辅助加工。也可将获得的口内数据信息传输至三维打印机，打印出树脂模型，实现整个过程的数字化。

7. Exo CAD 系统　Exocad 成立于 2010 年，从世界上著名的德国弗劳恩霍夫协会组织独立出来。在那时，弗劳恩霍夫的牙科 CAD 平台技术已经转给了 Exocad，其软件的研发一直在进行中。一直以来 Exocad 的工程师和研究团队一直持续不断地致力于为牙科行业提供最先进的技术创新。

Exocad 涉及设计、种植规划、正畸、生产加工、扫描和交流，为数字化牙科提供完整的软件解决方案。快捷的工作流程，提高熟练程度通过运行功能强大的高性能软件可以节省时间，即使在处理大型和复杂病例设计时都是如此。快速响应时间和最佳使用性有助于加快日常设计工作。Exocad 易于使用达到更高的设计要求，复杂病例设计可以变得更加简单和高效，Exocad 具有极大的灵活性，通过 Exocad 模块化和开放方式体验最大的灵活性和自由选择性。

Exocad 有众多设计模块，包括种植模块、杆卡模块、模型编辑、咬合夹板模块、临时冠模块、活动支架模块、全口义齿模块、TruSmile 技术、虚拟咬合架模块、颌骨运动数据导入、DICOM 预览、牙形数据库。随着 Dental CAD 2.3 Matera 的发布，Exocad 为其领先的牙科 CAD 软件用户引入了新一代美学设计规划，提供真正的设计过程中进行微笑设计。Smile Creator 通过结合患者照片、牙齿轮廓线和真实 3D 情况，实现易于使用、节省时间和结果可预测的高度美学修复虚拟设计。微笑设计模块具有高度可预测的美学和功能性完美整合的结果。Smile Creator 可作为独立模块单独运行或作为 Exocad Dental CAD 软件的附加模块。

（五）CAD/CAM 技术优势

目前 CAD/CAM 技术广泛应用于口腔修复体的加工制作，运用数字化技术制作单冠，可精确扫描预备体，在计算机软件中精确设计调整修复体的功能形态，通过高精度的数控加工工艺完成修复体的制作。减少了传统工艺中烦琐的步骤，显著提高了修复体的制作效率，提高了制作精度，提高修复体质量，降低了人工成本，缩短了制作周期，数字化技术可以实现对修复体全流程的精确把控，有效减少患者就诊时间和次数，减轻患者痛苦，提高患者就诊体验，有利于医患沟通，减少医患纠纷。利用 CAD/CAM 技术制作单冠可以实现椅旁快速完成，大大提高了单冠制作的效率。

二、单个牙冠数字化制作的基本流程

自 CAD/CAM 技术引入到口腔修复领域以来，已经有 30 多年的历史。数字化技术以其高效率、高精准性等诸多优点在修复工艺制作领域中得到了日益广泛的应用。义齿制作由失蜡技术通过基于印模／模型的 CAD/CAM 过渡到半数字化；又由半数字化过渡到将临床数字印模通过网络传递给设计制造车间的全数字化义齿制作。从半数字化和全数字化两个方向分析单个牙冠的数字化制作流程。

（一）单个牙冠半数字化制作的基本流程

1. 数字化修复牙体预备。

2．印模的制取和模型的制作。

3．三维扫描。

4．数字化修复体设计

（1）数字模型获取。

（2）预备体颈缘线提取。

（3）确定就位道方向（去除倒凹区）。

（4）粘接剂层设计。

（5）修复体形态设计。

（6）修复体咬合、邻接关系设计。

5．加工（3D 打印 / 切削）。

6．后处理

（1）去支撑与应力释放。

（2）烧结或再结晶。

（3）打磨抛光。

（4）上饰瓷或染色。

（二）单个牙冠全数字化制作的基本流程

1．口内扫描。

2．数字化修复设计。

3．加工（3D 打印 / 切削）。

4．后处理。

三、单个牙冠模型的扫描方法

（一）单个牙冠模型预备体的标准要求

1．按 CAD/CAM 材料供应商提供的预备量要求，保证足够的牙体预备量。

2．预备体轴面无倒凹，并具有适当的聚合度，以保证获得良好的扫描效果。

3．预备体肩台内角圆钝。

4．预备体边缘清晰明确，便于扫描后边缘的准确提取。

（二）单个牙冠模型的扫描原理

常见的三维扫描技术根据其技术原理可分为：接触式扫描技术、光学扫描技术和影像学扫描技术。运用于单个牙冠模型的扫描技术主要为光学扫描技术中的线光扫描技术和面光扫描技术。其原理如下：

1．线光扫描技术扫描原理　线光扫描技术基于光学三角测量原理，投射光束形成带状光束（也称光刀）时，称为线光扫描。光源常采用蓝色激光（LED 光）。其扫描过程为：线状光束投射到被测物体表面，其反射光带被 CCD（charge-coupled device，图像传感器）拍摄获得高度信息，伴随光源或被测物体的移动与转动，光线遍历物体表面，即可获得遍历表面的三维形态数据。根据扫描仪机械部件运动轴的自由度，可分为三轴、四轴和五轴等扫描设备，自由度越多可实现的扫描轨迹越复杂，扫描盲区也越小。

线光扫描技术扫描精度高，扫描速度较快，细节表现力好。但现有商业化的激光扫描设备的扫描范围受扫描轨迹限制，灵活性不高。

2．面光扫描技术扫描原理　　面光扫描技术包括光栅扫描技术和双目视觉技术，同样也基于三角测量原理。其光源可以是白光、蓝光等。光栅扫描的过程为：由光栅组件形成的物理光栅或是由计算机编程生成的数字光栅，投射被测物体表面形成明暗相间的变形条纹，CCD拍摄一系列变形条纹图像后通过软件算法分析，可获得物体表面条纹覆盖区域的三维深度信息，即物体表面三维形态数据。多角度投射的重叠区域数据也可通过软件算法进行拼接和融合，拍摄角度越多，表面数据获取的完整性越好，但相应会增加软件拼接融合计算的时间，影响扫描效率。

面光扫描技术在大范围区域扫描时的速度较快，数据点密度较高，可自定义多角度投射光栅，实现盲区扫描，灵活性较好。但光栅投照角度越多，冗杂数据越多，图形处理数据就越慢，导致扫描效率降低。

（三）单个牙冠预备体扫描过程中常见问题的处理方法和注意事项

1．按照软件提示将模型放在正确的位置并按照正确的顺序进行扫描。

2．固定模型时不可用手按压模型咬合部分，以免造成模型变形。

3．注意不要将蓝丁胶放置在底座可插入代型的底部，否则会影响代型就位，导致咬合不准确。

4．扫描前应仔细检查模型，确认模型是否与底座密贴。若发现有其他材料或污渍残留在模型上，应及时去除。

5．扫描过程中不能开启舱门，或者阻挡扫描光线。若在扫描中途发现问题，应及时点击软件中"暂停扫描"选项，将问题解决后重新开始扫描。

6．咬合关系扫描时，要确认模型的咬合关系正确。在用辅助材料或工具固定咬合时，注意不要影响咬合面，不能将材料残留在模型上。此外，应确保咬合稳定，以防在扫描时模型移位或脱落。

7．扫描前检查模型，若发现有其他材料或污渍残留在模型上，应及时去除。

8．若扫描时模型扫不清晰或不完整，应喷涂显像剂，以保证完好成像。

9．若数字模型拟合过程中无法自动对齐，可选择手动对齐。一般采用三点对齐精准度较高。若多次手动对齐无果，可修剪数字模型至同样的高度，或者重新扫描。

四、单个牙冠模型的设计方法

（一）单个牙冠模型的设计原理

设计单个牙冠模型主要是运用数字化修复CAD软件的数据、图形信息处理功能，对已获得的口腔数字模型进行修复体的形态、功能设计。由于每个人口腔的软、硬组织形态和咬合关系是截然不同的，故修复体的设计存在复杂性和差异性。因此，修复体的设计是数字化修复流程中最个性化的部分。

在传统工艺的修复体设计阶段，技师在个性化设计的过程中，人为制作因素也不可避免地对修复体设计质量产生了影响。而借助CAD软件高度自动化、智能化的建模算法及牙体数据库，采取人机交互的方式对修复体进行精准设计，能最大限度地减小这种人为因素的影响。在保证技师的个性化设计的同时，又精确量化控制修复体的各项精度指标。技师在使用CAD软件进行设计时，人和机器可以及时地交换信息。技师可以直观看到每一步操作的显示结果，并能及时作出判断和修改。软件各项设计功能中蕴含了大量的修复体设计经验与特征参数,能为技师提供参考和指导,同时也给技师提供了发挥创造力的空间。

相比于传统工艺,数字化修复CAD软件结合了口腔修复工艺的知识、经验与计算机的程序化、自动化、标准化。数字化的存储、传输、操作使多环节、复杂的设计工序得以简化和标准化,软件预成和质量控制可使修复体的质量得到更好的保障。因此,在整个修复体设计环节中,数字化修复CAD软件可有效提高技师的设计水平及工作效率。

(二) 单个牙冠设计的参数要求

1. 间隙剂参数要求　设置间隙剂,目的是为义齿和预备体间的粘接剂提供间隙。间隙剂参数的合适与否,决定着冠的松紧度,一般需根据加工材料、预备体的条件及加工方式进行选择。各主要参数意义如下。

(1) 粘接剂间隙:冠边缘区域预留的间隙剂空间,调整此数值会影响冠就位的松紧度。

(2) 额外粘接剂间隙:冠内部除边缘区域外,整体预留的间隙剂空间,一般厚于边缘区域,调整此数值会影响冠整体的松紧度。

(3) 到边缘线的距离:对应于粘接剂间隙设定值所影响的冠边缘区域宽度,一般设为1～2mm。

(4) 平滑距离:冠边缘区域过渡到内部区域的距离,即由粘接剂间隙平滑过渡到额外粘接剂间隙的渐变区域范围。

为提供义齿和预备体间适当的粘接剂空间,必须根据所需的加工材料、预备体的条件及加工方式选择相应的间隙剂参数。

2. 车针参数　选择切削加工时,还应勾选"刀具补偿",并填写加工车针相关数值如下。

(1) 车针半径:CAM加工环节使用的球形车针半径。

(2) 车针补偿间距:边缘线距应用车针半径的距离,此数值是指在切削冠时车针在冠内尖角位的活动范围,此数值影响冠的松紧度,不可小于0.5mm。

(3) 新车针补偿:选择此项以使用改进的车针补偿功能,优化以取得更好和更平滑的结果。

(4) 平滑表面上的干扰:选择此项时会平滑表面上微小的凹凸不平。

(三) 单个牙冠设计过程中常见问题的处理方法和注意事项

1. 数字化修复CAD软件大多数流程上都是自动化的操作,但操作者应根据修复体实际情况与过往经验个性化地对修复体进行设计。

2. 在每个流程的操作中(如颈缘线的提取与修复体的形态设计),都应从多个角度进行观测,不可从单一角度上完成修复体的设计。

3. 在修复体的形态设计时,应熟练运用多种工具,不同的工具具有不同的操作效果。

4. 确保每一步骤的正确操作,正确有效的操作是下一个流程完好进行的前提。

5. 在设计修复体时,既要注意修复体强度和到邻牙、对颌牙的距离,又要注意保证整个牙列的协调性,做到统一与个性化。

五、单个牙冠的制作方法

(一) 单个牙冠的制作技术

口腔修复的数字化制作技术,按其原理可分为两类,数控加工技术和三维打印技术。其原理如下:

1．数控加工技术　NC技术是指用车、铣、磨、削等方式将已具一定形状的某种固体坯料去除部分材料而形成所需形状的方法。其原理为：利用数字信息控制坯料或刀具移动的机械加工方法，由计算机系统控制NC机床的主轴运动和辅助动作，根据义齿材质、类型、加工设备特性、刀具特性等编制机床的控制指令。口腔科数控加工设备常采用铣和磨的加工方式对口腔科材料进行加工。

现有商品化的口腔科数控加工设备、根据其数控系统可控制的运动轴数量，可分为三轴、四轴和五轴等设备。其中"轴"代表机床切削组件（包括主轴与工件夹持装置）可实现的自由度数。轴数越多，自由度越多，灵活性越好，可加工模型的复杂程度也就越高。三轴、四轴数控设备适合加工无倒凹、形态相对简单的基底冠桥；目前较先进的五轴数控设备可达到10μm的加工精度，适合加工形态精度要求较高、形态复杂或是有一定倒凹的解剖形态冠桥、种植基台等。

修复体NC制作工艺的优势在于技术成熟、加工精度高、材料适用范围广，几乎可直接加工各种口腔常用口腔科材料，是批量义齿制作的首选。其不足在于，这种技术对加工材料的浪费较多，导致义齿制作成本偏高。

2．三维打印技术　3D打印技术是一种基于离散堆积成形的加工技术，原理是通过离散化过程将三维数字模型转变为二维片层模型的连续叠加，再由计算机程序控制，按顺序将材料层层堆积成形的过程。

3D打印技术显著地克服了去除式加工技术的局限性，能在较短的时间内批量制作出各种复杂形态模型。此外，3D打印技术从原理上实现了对原材料的最小消耗，未经成形处理的原材料（树脂液、金属粉等）可重复再利用，大大降低了义齿制作的材料成本。3D打印技术的不足在于其材料应用的局限性，目前主要应用钛合金、镍铬合金、钴铬合金为3D打印材料，可直接应用于口腔临床金属基底冠桥的制作，以及导板类口腔辅助诊疗装置的制作。此外，目前3D打印成形精度还无法与NC加工相比。

（二）单个牙冠的后处理方式

数字化修复体制作的后处理工序和前部工序同等重要，必须严格按照后处理顺序和要求进行后处理操作，才能保证最终修复体的质量。后处理工序如下：

1．去支撑与应力释放　快速成形的金属修复体在烧结过程中会产生一定的内应力，但由于支撑结构的存在，内应力无法得到有效释放。因此，金属修复体在去支撑之前需按照规范的技术要求进行应力释放，以减少或避免金属修复体因内应力释放不当而导致的形变问题。尤其是多单位金属基底长桥，内应力问题尤为突出。应力释放后，严格按照各材料的厂家要求，采用相应的专用工具规范去除支撑材料，尽可能减少这一步骤对修复体的影响。

2．烧结或再结晶　软质氧化锆材料和二硅酸锂玻璃陶瓷是CAM数控切削工艺制作的常用材料，两者在切削完成后，都需采取进一步的处理使其达到所需的强度与最终形态。

软质氧化锆材料在切削成形后需按不同厂家的材料要求进行二次烧结。在二次烧结过程中，软质氧化锆修复体将产生一定的收缩量，此收缩量可在修复体CAD阶段加以矫正。烧结之后的氧化锆修复体呈现高强度、高密度的最终形态，抗压强度提升到1 000MPa左右，后续仍需打磨、抛光处理。

二硅酸锂玻璃陶瓷的瓷块在未结晶前呈蓝色，切削时强度较低，便于研磨。切削成形后需在烤瓷炉中经过 850℃、30min 的简单结晶处理,此后修复体便能达到约 400MPa 的强度。后续仍需使用配套的染色剂进行染色和上釉等处理。

3. 打磨、抛光 对于烧结后的修复体而言,还需进行表面的精细化打磨处理,以获得更加良好的咬合与外形,从而保证修复体的质量。抛光时应先使用白胶轮进行初步抛光,再使用鬃刷配合抛光膏对修复体进行高度抛光。

4. 上饰瓷及染色 铣削完成的瓷冠经喷砂打磨后,为获得更加逼真自然的效果,还需对其进行上釉和外染色等步骤。

【技能要求】

一、单个牙冠模型的扫描

数字模型数据是后续修复体设计、制作的重要基础,因此,牙冠模型的扫描是技师必须掌握的一项基础技能。单个牙冠模型的扫描方法如下:

1. 模型检查 在扫描模型之前,应对模型进行质量检查,才能保证下一操作的进行。扫描人员必须亲自检查并重视以下几点:

(1)模型是否完整,有无缺损、断裂现象。

(2)模型是否存在气泡、杂质。

(3)预备体是否就位。

(4)咬合关系是否准确,邻牙磨耗面是否吻合。

2. 创建订单 在软件的订单界面中填写如下设置项。

(1)口腔修复体制作室信息:填写操作者、客户、患者信息。

(2)订单设置:填写订单号、订单级别、设计模块。

(3)扫描设置:选择扫描类型、有无邻牙和对颌模型、已分割模型或未分割模型、参考模型或旧义齿。

(4)订单详细信息:在牙位图上根据实际患者模型选择相应的预备体牙位,然后选择修复体种类和修复体材料。

3. 扫描 单个牙冠模型的扫描流程如下。

(1)固定模型:使用扫描仪配套的蓝丁胶将模型固定在扫描仪专用的扫描板上,并将牙弓按照扫描板的马蹄形设计摆放。将固定好模型的扫描板正确放置,并通过磁性稳定吸附于扫描仪内的旋转盘上。

(2)扫描上、下颌模型:点击"扫描",进入扫描界面,按照显示屏的提示,将上、下颌模型放入对应的旋转盘上(有的扫描仪需关闭舱门),点击"下一步"后便执行对模型的粗略全牙弓扫描。在初扫图形上标记基牙牙位并圈画选择精扫区域,基牙、邻牙、对颌牙齿属于必须选择的区域。点击"下一步"执行精细扫描获取高精度的三维数字模型(图 3-9-1)。

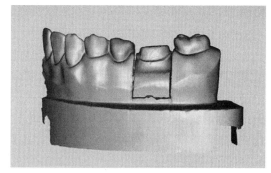

图 3-9-1 扫描工作模型

221

（3）咬合关系扫描：为获取准确的咬合关系，首先需要准确确定上、下牙颌石膏模型间的咬合关系，然后用辅助材料将上、下模型进行固定。一般情况下，若模型咬合关系稳定，可直接用橡皮筋捆绑固定；若咬合关系不稳定，则需要使用咬合记录将其固定。然后将固定好的上、下颌模型整体放入扫描舱内进行扫描。获得具有咬合关系的数据后，软件会自动将之前扫描的上、下颌模型根据对应点关系配准到咬合模型上。注意在三维方向上观察，检查虚拟模型与实物模型的咬合关系是否一致。

（4）扫描代型和配准：将代型从牙列中取下，用蓝丁胶固定在扫描板的中心位置，注意代型应水平放置，唇、颊侧朝向扫描板弓形的前端。扫描结束后，仔细检查代型是否扫描完整、清晰、正确（图3-9-2）。若检查发现代型扫描出错或者不完整，可调整代型的放置位置和角度，或是喷涂显影剂再次扫描。

一般情况下，软件会将代型扫描数据与之前扫描得到的牙列模型进行自动配准（图3-9-3），若因摆放角度或其他问题无法自动配准，可选择手动配准功能将代型配准到牙列模型上。

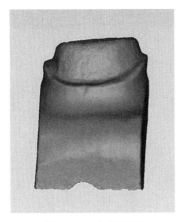 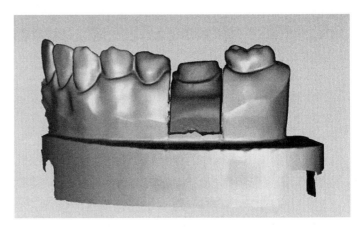

图3-9-2　扫描代型　　　　　　　　图3-9-3　拟合代型与模型数据

转动模型，三维方向检查上、下颌咬合关系是否紧密，磨耗面是否吻合。点击"下一步"后，当软件界面上方所有扫描操作步骤都显示为绿色对勾时，即完成了扫描流程。

二、单个牙冠模型的设计

在三维扫描得到口腔数字模型后，导入数字化修复CAD软件，借助其高度自动化、智能化的建模算法及修复体数据库的支持，实现高精度的修复体数字模型设计。其完整操作步骤和方法如下：

（一）确认就位道方向

进入设计界面后首先需在预备体上初步确定边缘范围。之后，软件会根据所确认的边缘范围自动生成就位道方向，并自动计算和显示出倒凹区域。一般情况下，自动确认的就位道是软件计算出的倒凹面积最小的方向。如果生成的就位道方向不符合实际最佳就位道方向，也可选择手动、自定义调整就位道方向。沿设定好的就位道方向从预备体𬌗面向颈部观察，当能看到所有绿色标记点时，即可判断就位道合适。

（二）确定颈缘线

颈缘线的准确性关系到最终修复体的就位和密合程度。软件会自动生成推荐的颈缘线

（图 3-9-4，彩图见书末彩插），但大多情况下需要再手动对颈缘线进行精细修整。对比实体代型与数字模型，用鼠标拖曳颈缘线或拖动颈缘线上的圆点调整颈缘线。颈缘线正常时为绿色，若进入倒凹区则会变成红色。需将点移出倒凹区确保边缘线为绿色后，才能进行下一步操作。

（三）间隙剂参数设置

为提供义齿和预备体间适当的粘接剂空间，必须根据所需的加工材料、预备体的条件及加工方式选择相应的间隙剂参数（图 3-9-5）。常用的参数值如下（仅提供参考）：

1. 氧化锆冠 粘接剂间隙为 0.02mm，额外粘接剂间隙为 0.025mm。

2. 纯钛冠 粘接剂间隙为 0.00～0.02mm，额外粘接剂间隙为 0.02～0.4mm。

3. 激光烧结冠 粘接剂间隙为 0.00～0.06mm，额外粘接剂间隙为 0.02～0.09mm。

较尖锐的前牙，可将其间隙剂厚度适当增大；𬌗龈径短、聚合角度较小的基牙，可将其间隙剂厚度适当调小，以确保制作的修复体密合就位。

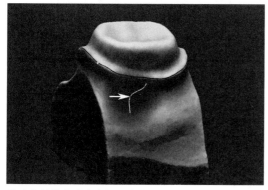

箭头指软件在选中点识别肩台的最凸点为颈缘线位置。

图 3-9-4 确定单个牙冠预备体颈缘线

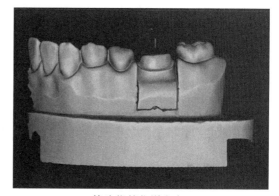

箭头指就位道方向。

图 3-9-5 设置单冠的间隙剂参数

（四）修复体形态设计

设置好间隙剂参数后，根据患者的年龄、性别、同名牙形态，在软件所提供的解剖型牙冠数据库中选择合适的牙冠形态（图 3-9-6）。

牙冠调入后，将牙冠放置在牙列相应部位上，调整牙冠位置、大小及倾斜度，并使修复体边缘与代型边缘保持一致。

考虑到牙齿形态应是个性化的，为满足实际需要，可使用软件中的"雕刻工具包"对修复体进行转换和塑形，实现更为灵活的形态设计。操作方法为：

1. 应用"个别转换工具"调整牙冠的大小、长短、突度，注意参考邻牙、对颌牙，使其相互协调。

2. 应用"旋转工具"调整牙冠倾斜方向和角度大小，达到正常的覆𬌗、覆盖。

3. 应用"蜡刀工具"对修复体外形高点、窝沟、牙尖等细节结构进行精细修整，并光

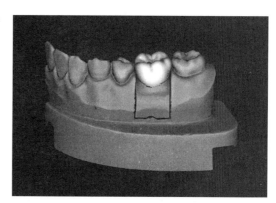

图 3-9-6 选择合适的牙冠，调整其位置、大小、倾斜度

滑整体（图3-9-7）。

（五）修复体动态咬合设计

咬合是实现咀嚼功能的基础，是检验
修复体效果的重要指标。实现正确的𬌗关
系可使修复体的功能性和长期性得到保证。
因此，修复体动态咬合设计十分重要。虚拟
𬌗架以三维空间中的运动模拟取代了实物
架上的手动观察。技师可在 CAD 软件中设
置患者个性化的口颌系统参数，也可使用平
均值替代，三维模拟患者的下颌运动并指导
义齿咬合设计。

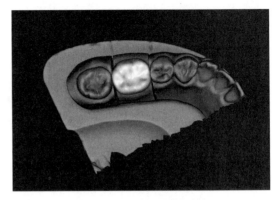

图 3-9-7　调整牙冠的形态

临床中如果提供了面弓信息，技师可借助厂家专用的转接盘和牙颌模型扫描仪将颌位
关系从实体𬌗架准确转移到软件的数字𬌗架中。设置好相关数字𬌗架参数后，即可对数字
修复体进行咬合检查及调整。

如果没有临床的面弓信息，也可设定均值参数进行咬合检查。以下为数字𬌗架的使用
方法：

1. 确定𬌗平面　模型导入数字𬌗架后，用鼠标移动、旋转绿色半透明𬌗平面，使上颌模
型的中线、牙位尽量与数字𬌗平面上的牙位对齐。

2. 设置𬌗架参数　可将医师提供的患者个性化测量值输入到相应品牌数字𬌗架的参
数中，如左右侧的前伸髁导斜度以及侧方髁导斜度等，若没有提供测量值，也可将𬌗架设置
为平均值使用（推荐前伸髁导斜度30°，侧方髁导斜度15°）。

3. 动态咬合分析　修复体设计不但要保证静态咬合稳定状态，还要在咬合运动中无𬌗
干扰状态，因此，还必须进一步检查修复体功能运动状态下的𬌗接触关系（包括前伸、侧方、
后退等功能运动），并对𬌗干扰进行分析和去除。

在软件数字𬌗架功能中勾选"碰撞设计"和"记录接触"，并点击"咬合罗盘"按钮，在模
拟下颌运动时，软件会针对不同运动方向的𬌗干扰，使用不同颜色对接触进行着色。以下
为数字𬌗架中𬌗罗盘（NAT）技术的应用。

（1）黑色：牵伸运动，方向为矢状面与中线平行。

（2）蓝色：侧方运动，与牵伸运动约为 90° 夹角，由尖牙引导。

（3）黄色：侧前伸运动。

（4）绿色：趋中运动，即工作侧向中线运动。由外到内，工作侧做趋中运动的同时，非
工作侧做侧方运动。

（5）橙色：侧前趋中运动，在前伸运动和趋中运动之间。

（6）红色：后退运动和迅即侧移。

根据𬌗罗盘国际色码的颜色分区，可分析出此位置在哪个方向运动有𬌗干扰，从而分
析修复体咬合接触点的位置、大小、高低是否正确，确定𬌗面尖、窝、沟、嵴的位置及方向。

（六）设计邻接点位置

良好的邻牙接触区可防止食物嵌塞，同时使邻牙相互支持、互相依靠，便于分散𬌗力，
有利于牙齿的稳固。若接触太紧，除会感到不适外，因牙齿受到过大推力，牙周组织易受

损;若接触太松,容易引起食物嵌塞、龈乳头发炎,引起牙周疾病,且因殆力传导不好,易造成牙齿移位。可参考以下要点设计邻接点:

1．前牙区邻接点的位置应偏向唇侧,越往远中位置逐渐偏向中 1/3。

2．前磨牙、第一磨牙近中接触区在殆 1/3 偏颊侧。

3．第一磨牙远中、第二磨牙接触区躲在殆 1/3 的中 1/3 处。

4．切牙接触区近切缘处,切龈径大于唇舌径。

5．后牙接触区近殆缘处,远中稍下,颊舌径大于殆龈径。

6．颊面观时邻接点的位置与纵殆曲线一致。

(七) 保存设计结果

修复体设计完之后,应对其进行最后的检查。可用蜡刀的润滑工具将修复体表面处理光顺,细微修整外展隙、外形高点、殆外展隙,确保修复体与天然牙殆缘没有形成台阶。点击保存设计数据,完成 CAD 设计流程(图 3-9-8)。软件会在指定的文件夹内生成 STL 格式的修复体数据,只需要将它复制传输给 CAM 设备即可进行义齿加工。

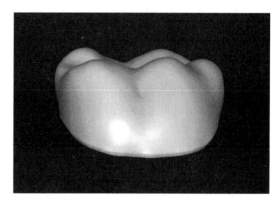

图 3-9-8 最终检查,完成单冠的设计

三、单个牙冠的排版、切削和打印

不同数字化加工方式的编程、排版、加工过程和防护措施有所不同,如下:

(一) 数控加工工艺

1．导入模型数据 将 CAD 软件中修复体设计数据传输至 CAM 设备。

2．毛坯布局设计

(1)选择毛坯类型:根据被加工修复体的形状特征选择合适的加工毛坯。修复体的高度必须小于毛坯材料的高度。

(2)调整修复体摆放:使用软件的 3D 调整功能对修复体的位置进行排列和摆放,修复体位置、姿势的摆放应考虑到修复体是否有足够强的支撑、是否保证加工质量,并且是否有效利用毛坯材料。

(3)识别修复体边缘线:边缘线识别有助于确保加工完成的修复体边缘与基牙密切吻合。使用软件的"识别边缘线"功能,可自动识别边缘线。对于自动识别不满意的情况,如边缘线不连续的情况,可对自动识别的结果进行手动修改和连接。

(4)连接柱的设置和调整:添加连接柱有助于连接、固定修复体与坯料,防止修复体在切削过程中掉落和变形。在添加连接柱时应注意其位置和直径的设置。

(5)支撑柱的设置:加工氧化锆修复体时,因后期还需进行二次烧结,切削的修复体会在烧结炉内发生线性体积收缩。因此在加工氧化锆修复体时一般需要添加支撑柱,用于烧结时支撑修复体,防止因体积收缩时重力作用引起的变形。

3．规范加工工艺 完成毛坯设计后,还需规划加工工艺,以确定修复体的加工方法、加工路线及切削用量等工艺参数。确定加工工艺后,可运行模拟刀具路径功能,在计算机中虚拟完整的刀具切削过程,可全面检查加工设置并避免碰撞,做到结果的可视化控制。

4.最终检查 再次检查所排列的修复体位置和设置是否正确,有无牙冠重叠或超出边界,确保不会出现排列和设置上的错误。

5.机床程序代码计算 根据所确定的坯料设计和加工工艺,软件会自动计算数控机床所需的刀具运动轨迹坐标值和切削量,以及辅助动作、工件轮廓的基点和节点坐标,将所需加工的修复体转换成机床所能识别的程序代码。

程序代码编译完成后,一般通过与机床通信接口电缆直连方式,或通过网络传输方式将其输入到机床的数控系统。

(二)3D打印工艺

1.编程

(1)导入模型数据:将需要打印的修复体数据导入CAM设备软件,可支持的数据格式为STL及DCM格式。

(2)排版:根据单冠数据选用相应的支撑/承模板进行排版。排版时应考虑到后续步骤的处理。

(3)修复体位姿调整:使用3D旋转调节工具对每个单冠修复体进行位姿调整,使一版上各修复体底面到打印基板的高度应尽量保持一致。

(4)添加支撑:为了防止打印过程中因缺少支点而产生的结构塌陷,或是因激光烧结产生收缩力而发生变形,修复体排版后应添加适当的支撑,使其牢固地固定在打印基板上。一般专用软件会提供针对不同材料和修复体的推荐支撑参数,技师也可自定义设置支撑参数,形成个性化的支撑结构和布局。

(5)检查:支撑设置完成后,使用软件分层功能把三维数据转换成二维断层数据。确认无误后将数据传输到三维打印机,即可开始进行激光烧结。

2.打印成形

(1)打印机准备

1)打印机检查:检查并清理干净打印机工作舱内的粉尘和烟雾等杂质,以防止在加工过程中污染新添加的粉末导致加工修复体的质量下降。

2)调节基板:放入打印基板,检查基板与刮刀X、Y和Z向的平行度,误差控制在打印机要求的公差范围内。如果基板与刮刀的平行度欠佳,会导致加工过程中支撑结构断裂,使打印模型出现变形现象。

3)调节刮刀:调节刮刀,使其与基板间的间隙在第一次铺粉时控制在机床要求的公差范围内。间隙太大会导致支撑与平台的连接欠佳,致使接下来的打印失败。

4)惰性气体保护:钴铬合金打印时,因其化学活性较弱,一般需要在工作舱内充入氮气保护;打印钛合金及纯钛金属时,因其化学活性较强,容易被氧化,一般需要在工作舱内充入浓度99%以上的氩气保护。通过机床上的工作舱气体成分检测功能,确保工作室内氧气浓度降低到材料要求的指定值以下方可开始打印进程。

(2)模型打印:完成机床的准备工作后,将编程好的工艺文件传送至金属打印机,逐层预览检查各层切片图像,确保各层之间的材料叠加关系无误后进行模型打印。

金属3D打印过程为:激光发出的光束在计算机控制下,根据几何形体各层截面的坐标数据有选择地对金属粉末层进行扫描,金属微粒在激光作用的位置上烧结在一起,烧结完一层基板便下沉一层，补充铺粉后进行下一层扫描烧结，新的一层和前一层在烧结时自然熔融，最终生成所需的三维实体模型。

加工完毕后取出基板，将粉末舱中剩余材料经过筛粉器筛分、过滤后倒回储存容器中以备下次使用。

（3）模型检查：检查基板上的修复体与基板连接是否完整，有无断裂现象。若出现断裂、变形现象，必须在分析打印失败的原因后，调整打印工艺并重新加工。

第二节　贴面、嵌体的制作

【相关知识】

一、贴面和嵌体数字化制作的基本流程

贴面和嵌体是口腔修复中特殊的修复体，具有更高的要求和标准。贴面是采用粘接技术，对牙体表面缺损、着色、变色和畸形等，在保存活髓、少磨牙或不磨牙的情况下，用美容修复材料直接或间接粘接覆盖，以恢复牙体正常形态和色泽的一种修复方法。嵌体是一种嵌入牙体内部，用以恢复缺损牙体形态和功能的修复体。数字化加工制造的嵌体多采用陶瓷材料进行 CAD/CAM 加工成型，用树脂粘接材料粘接于牙体组织上。

贴面和嵌体数字化制作的基本流程如下：首先在患者口内进行正确的贴面或嵌体的预备，使用数字化口扫设备进行口内扫描，获取口内牙体图像信息；或使用数字化仓扫设备扫描模型，获取口外牙齿模型图像信息；然后在口腔修复设计软件中进行贴面或嵌体的 CAD设计，导出 STL 格式的设计文件；最后将 STL 格式的设计文件导入排版软件中进行贴面或嵌体的排版，使用专业的切削设备进行 CAM 切削成型贴面或嵌体，进行后处理操作，获得最终的贴面或嵌体修复体。

二、贴面和嵌体的数字化扫描方法

在进行贴面和嵌体的数字化扫描的过程中，首先应按照贴面和嵌体的牙体预备进行检查，牙体预备符合要求才能更好更充分进行扫描，获得更加清晰完整的牙体预备图像，便于贴面和嵌体的设计和制作。

（一）贴面的牙体预备要求

1. 贴面预备要求均匀适量，无倒凹，预备后基牙应该圆滑无尖锐线角，修复体边缘光滑连续、清晰完整；牙龈边缘设计在牙釉质内、圆凹型的无角肩台。

2. 牙体的磨切量　为了贴面能够与牙体组织形成牢固的粘接，最大限度地防止继发龋、牙过敏等症状，牙体预备应尽可能在牙釉质内，尽量少磨牙。因此基牙的磨切量应考虑天然牙的结构厚度。唇面标准预备量 0.6mm，靠近切缘和中部预备量为 0.7～1.0mm。贴面一般选择宽度为 0.3～0.6mm 的圆凹型无角肩台。

3. 边缘位置和形态　颈部边缘的位置要注意防止暴露颈部牙本质，邻接面的边缘通常放在邻接点的稍前方，以保存原有的邻接关系，要保证贴面与牙的交接线尽量隐蔽。边缘形态应形成光滑的浅凹形，刃状边缘位置不易确定，尖锐的线角容易形成应力集中，应该尽量避免。

4．切缘形态　从强度和美观的角度出发，切缘应磨除 1～1.5mm 较为合适，贴面厚度应遵循由颈部到切缘逐渐变厚的原则。切端终止线的预备有开窗、对接和包绕三种形式。

（二）嵌体的牙体预备要求

1．预备具有固位形和抗力形的洞形　数字化嵌体设计更加简单，预备具有固位形和抗力形的洞形。

2．无倒凹　只能有一个就位道，即轴壁之间应彼此平行，不能有倒凹。一般要求外展度不超过 6°，以保持良好的固位力。

3．辅助固位形　对𬌗面嵌体，洞形外展不超过 6°，洞形高度在 2mm 以上，固位良好。邻𬌗嵌体除𬌗面洞形外，邻面箱形增加了 3～4 个轴壁，也具备一定抵抗𬌗向脱位的固位力。洞形要求底平、壁直、点线角清楚，洞底部点线角圆钝，防止应力集中而折裂。

4．洞型边缘尽量避开咬合区域。

（三）贴面和嵌体数字化扫描的注意事项

贴面和嵌体数字化扫描主要包括口内直接扫描和口外模型间接扫描，两种主要的扫描方法及注意事项如下：

1．口内直接扫描　是将口腔专用扫描设备的探头放入患者的口腔内部，对牙体及相关口腔软硬组织直接进行扫描测量，获取数字化口内印模，免去了传统临床工作中制取印模和翻制模型的步骤，从而避免了在传统制作过程中产生的各类误差，同时有效减少患者不适的状况。

（1）应尽量做好唾液量的控制，吹干牙面后再进行扫描。

（2）扫描时牵开患者面颊及舌体，避免对扫描部位造成干扰。

（3）扫描时应小幅移动扫描头，不可移动过快，使得前后两张取像照片有较多的重叠方能顺利成像。

（4）注意切除扫描的多余部分，避免造成识别错误。

（5）牙体缺损部位的各个面、线角、点角及邻面需变换扫描头的取像角度，尤其是颈部、邻接区、切缘等部位，确保各个面和角度扫描清晰。

2．口外模型间接扫描　是制取口内石膏模型之后，用数字化扫描设备扫描模型获取数据，该方法目前临床上较多采用，其主流技术为非接触式光学三维测量法，即激光测量方法，精度较高。

（1）模型是否完整，有无缺损、断裂。

（2）模型是否存在气泡、杂质。

（3）预备体边缘是否清晰完整。

（4）咬合和邻接关系是否准确。

三、贴面和嵌体数字化设计方法

（一）贴面和嵌体数字化的设计原理

贴面和嵌体数字化设计是运用数字化修复 CAD 软件的数据、图形信息处理功能，对已获得的口腔数字模型进行修复体的形态、功能设计。由于每个人口腔的软、硬组织形态和咬合关系是截然不同的，故修复体的设计存在复杂性和差异性。因此，修复体的设计是数字化修复流程中最个性化的部分。对修复体进行精准设计，能最大限度地减小这种人为因素的影响。数字化技术可以及时地交换信息,直观看到每一步操作结果,及时作出判断和修改。数字化修复 CAD 软件结合了口腔修复工艺的知识、经验与计算机的程序化、自动化、标准化。数字化的存储、传输、操作使多环节、复杂的设计工序得以简化和标准化,软件预成和质量控制可使修复体的质量得到更好的保障。因此,在整个修复体设计环节中,数字化修复 CAD 软件可有效提高技师的设计水平及工作效率。

(二)贴面和嵌体数字化设计的参数设置

1. 最低厚度参数　不同材料性能不同,需设置不同的最低厚度参数。玻璃陶瓷和氧化铝最低厚度参数为 1.5~2.0mm,氧化锆陶瓷最低厚度参数为 1.0~1.5mm,弹性瓷和釉润瓷可薄至 1.0mm 左右。

2. 间隙剂参数设置　设置合适的间隙剂,目的是为义齿和预备体直接的粘接剂提供间隙,决定着冠的松紧度,一般根据所需的加工材料、预备体的条件及加工方式选择相应的参数。对于较尖锐的前牙(如下颌前牙),可将间隙剂厚度适当增大;如对于𬌗龈径短,聚合角度较小的基牙,可将间隙剂厚度适当调小,确保制作的修复体密合就位。常用的参数值如下(仅提供参考)。

(1)氧化锆冠:粘接剂间隙为 0.02mm,额外粘接剂间隙为 0.025mm。

(2)纯钛冠:粘接剂间隙为 0.00~0.02mm,额外粘接剂间隙为 0.02~0.4mm。

(3)激光烧结冠:粘接剂间隙为 0.00~0.06mm,额外粘接剂间隙为 0.02~0.09mm。

四、贴面和嵌体的数字化制作方法

(一)贴面和嵌体的数字化制作的优势

传统制作方式对技师和医师的经验依赖较多,修复体制作质量缺乏标准和稳定性。而应用数字化技术设计制作的贴面和嵌体,可在计算机软件中精确设计并调整修复体的功能形态,再通过高精度的数字化切削或打印等技术完成修复体制作,大大提高修复体的制作效率,降低人工成本,缩短制作周期,可实现对修复体全工艺流程整体精度(即工艺精度)的精确控制。数字化修复技术相较传统修复工艺,可最大限度地保证患者功能、美观及保健的多方面需求。

1. 数字化扫描具有较高的分辨率,能够准确反映口内牙齿及牙龈情况,数字化 CAD 设计操作简单,方便快捷,数字化 CAM 制作精确高效。

2. 对于咽反射严重及印模材料过敏的患者,可使患者的诊疗过程更加舒适。口内扫描可有效避免传统印模制取过程中咽反射敏感患者的不适。有效提高患者舒适度和诊疗安全性。其方便、快捷、实时、灵活的特点,在个体诊断、个体治疗方面具有明显优势。

3. 数字化的数据采集使得取模数据可与义齿制作中心的技术人员进行实时的交流,给予患者更合理和美观的修复方式,它打破了过去口内采模灌模、刻蜡、烧结等传统义齿制作程序,当牙医将牙齿预备后,即以 3D 成像,计算机设计,研磨机自动研磨,20~40min 后即制成理想的修复体,减少患者就诊时间。

4. 所用瓷块近似天然牙,颜色自然美观,也可染色、上釉烧结。全瓷修复体不含金属,对人体无害,更加安全可靠。

有研究证实,根管治疗后影响患牙强度的主要因素是剩余牙体组织量。以往,根管治疗后牙齿修复主要以全冠修复为主,但其牙体预备量较多,预备后牙体结构将丧失 67.5%~

75.6%。与全冠修复相比较,高嵌体及嵌体冠的牙体预备量较少,其既保留了更多的牙体组织,还更好地维护了牙周组织的健康。

(二)贴面和嵌体数字化制作的注意事项

1. 应保证瓷块具有足够的体积,若采用分层瓷块应注意修复体放置的位置。

2. 针对口腔修复体材料的性能采用相应的制作精度。现有商品化的口腔数字化加工制作设备,根据其数控系统可控制的运动轴数量,可分为三轴、四轴、五轴等设备。其中"轴"代表机床切削组件(包括主轴与工件夹持装置)可实现的度数,自由度越多,灵活性越好。可加工模型的复杂程度也就越高,三轴、四轴数控设备适合加工倒凹面积小、形态相对简单的基底冠、桥;目前较先进的五轴数控设备可达到 $10\mu m$ 的加工精度,适合加工精度要求较高、形态复杂的解剖形态冠桥、种植基台等。

3. 根据不同的材料选择数控加工技术现有数控加工技术可加工的牙科材料包括牙科金属(贵金属、非贵金属合金、纯钛)、玻璃陶瓷和复合树脂材料。在金属及其合金材料方面,数字化制作加工可用来制作金属基底冠、桥、覆盖义齿连接杆等;在陶瓷材料方面,近年来应用广泛的二次烧结软质氧化锆材料是其主要的应用领域,可制作氧化锆基底冠、桥、个性化种植基台、一体化桩核等;在针对牙科椅旁 CAD/CAM 系统而研制的玻璃陶瓷方面,数字化加工制作是其唯一的加工方式,工艺上以磨削为主,可制作嵌体、瓷贴面以及解剖式全瓷冠;另外,应用数控加工暂时性或永久性的牙科复合树脂,可实现即刻修复体制作。

(三)贴面和嵌体数字化制作后处理方式

贴面和嵌体在进行数字化制作之后还需要进行后处理,后处理方式主要包括:去支撑与应力释放、烧结或再结晶、打磨、抛光、上饰瓷及染色,每种后处理方法都有相关注意事项。

1. 去支撑与应力释放 无论是数字化切削加工还是快速成形,修复体都需要支撑部分来完成加工制作过程,首先应严格按各材料的厂家要求,采用相应的专用工具规范去除支撑材料,尽可能减少这一步骤对修复体本身的影响。快速成形的金属修复体,还需按照规范的技术要求进行应力释放,以减少或避免金属修复体因应力释放不当而产生的形变问题。特别是贴面和嵌体由于精小应该格外注意。

2. 烧结或再结晶 氧化锆材料常采用 CAM 数字化切削加工制作基底冠、桥和全解剖形态氧化锆修复体,其切削时为密度疏松的石膏状材料,切削成形后需按不同厂家的材料要求进行二次烧结。在二次烧结过程中,氧化锆修复体将产生一定的收缩量,此收缩量可在修复体 CAD 阶段加以矫正。

此外,CAM 技术常用的另种材料是二硅酸锂玻璃陶瓷(以义获嘉 IPS emax CAD 瓷块为代表),瓷块未结晶前呈蓝色。切削时强度较低,便于研磨切削完成后,需在烤瓷炉中经过 850℃,30min 的简单结晶处理,修复体便能达到约 400MPa 的强度,此后仍需使用配套的染色和上釉等处理。

3. 打磨、抛光 对烧结后的修复体表面进行精细化的打磨处理,需使用喷水降温。一般抛光是对解剖形态全氧化锆修复体的操作,使用白胶轮进行初步抛光,然后使用鬃刷配合抛光膏进行高度抛光。

4. 上饰瓷及染色 切削完成的贴面和嵌体经喷砂打磨后还需上釉和外染色等步骤使之更加逼真自然。

【技能要求】

一、贴面和嵌体的数字化扫描

（一）口内直接扫描

1. 口腔吹干，减少反光等影响，有利于更好地扫描成像。

2. 按照软件提示流程进行，先扫描下颌，再扫描上颌，从一侧后牙𬌗面开始扫描至另一侧，再扫描一侧至另一侧的颊面和舌面。

3. 对贴面和嵌体部位的基牙进行检查补扫，确保每个位置扫描清晰完整。

（二）口外模型间接扫描

1. 将制备好的牙体预备模型按照扫描仪提示步骤，将模型放入扫描仪内，通过磁性稳定吸附于扫描仪内的扫描盘上，建立扫描订单（图3-9-9），准备扫描。

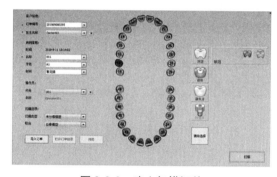

图3-9-9　建立扫描订单

2. 扫描上、下颌模型　按照显示屏的提示，将上、下颌模型放入对应的扫描盘上，对模型进行全牙弓扫描（图3-9-10，图3-9-11）。

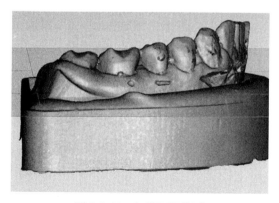

图3-9-10　扫描下颌模型

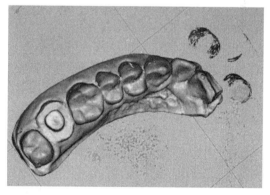

图3-9-11　扫描上颌模型

3. 扫描咬合　咬合关系扫描为获取准确的咬合关系，首先需要准确确定上、下牙颌石膏模型间的咬合关系（图3-9-12），然后用辅助材料将上、下模型进行固定。

4. 扫描代型和配准　将代型从牙列中取下，用蓝丁胶固定在扫描板的中心位置，注意代型应水平放置，唇、颊侧朝向扫描板弓形的前端。扫描结束后，仔细检查代型是否扫描清晰完整。

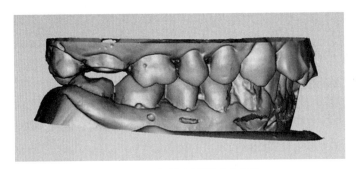

图 3-9-12　扫描上下颌咬合关系

二、贴面和嵌体的数字化设计

（一）建立完整订单

选择修复牙位、修复体类型、修复材料等，填写患者、医生和技师相关信息（图 3-9-13）。

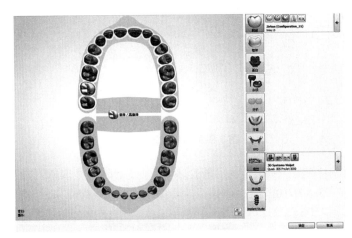

图 3-9-13　建立设计订单

（二）修整模型

对扫描模型底座和边缘进行修整，去除多余部分（图 3-9-14）。

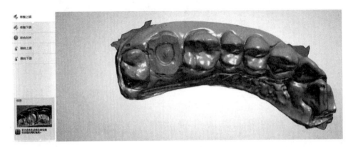

图 3-9-14　修整模型

（三）调整咬合平面

设计咬合平面位置，使得上下颌咬合关系正确，调整咬合位置关系（图 3-9-15，图 3-9-16）。

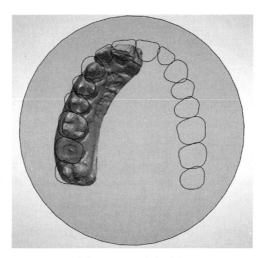

图 3-9-15　咬合对齐

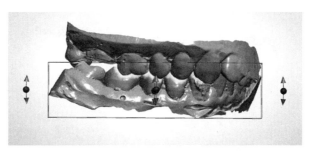

图 3-9-16　调整咬合位置关系

（四）准确画出嵌体的边缘线

手动对颈缘线进行精细修整，用鼠标拖曳边缘线或拖动边缘线上的圆点进行调整（图 3-9-17，彩图见书末彩插）。

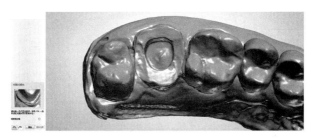

图 3-9-17　绘制边缘线

（五）分析设计就位道

一般情况下，自动确认的就位道是软件计算出的倒凹面积最小的方向，也可根据实际情况选择手动、自定义调整就位道方向。沿设定好的就位道方向从预备体𬌗面向颈部观察，当能看到所有绿色标记点时，即可判断就位道合适（图 3-9-18、图 3-9-19，彩图见书末彩插）。

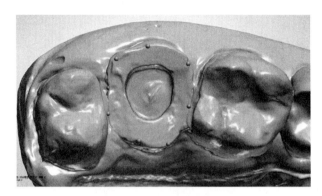

图 3-9-18 分析设计就位道

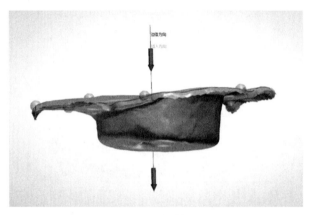

图 3-9-19 调整戴入方向

（六）设计代型接口界面，设置间隙剂参数等

为提供义齿和预备体间适当的粘接剂空间，必须根据所需的加工材料、预备体的条件及加工方式选择相应的间隙剂参数（图 3-9-20）。

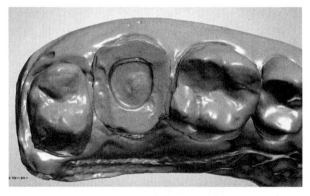

图 3-9-20 设计代型接口界面

（七）选择合适的牙冠形态，调整修复体大小及位置

设置好间隙剂参数后，根据患者的年龄、性别、同名牙形态在软件所提供的解剖型牙冠

数据库中选择合适的牙冠形态。根据修复体位置及咬合等,调整修复体颊舌向、近远中向和殆龈向的大小及位置(图3-9-21)。

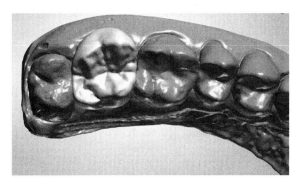

图 3-9-21 调整修复体大小位置

(八) 雕刻修复体形态

调整牙冠位置、大小及倾斜度,并使修复体边缘与代型边缘保持一致。使用蜡刀等雕刻工具,对修复体形态进行精修(图3-9-22)。

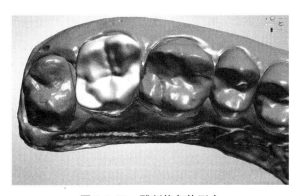

图 3-9-22 雕刻修复体形态

(九) 修复体设计完成 (图3-9-23)。

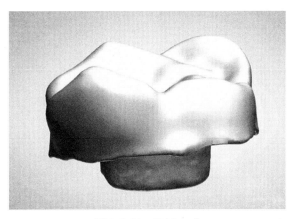

图 3-9-23 设计完成

三、贴面和嵌体的数字化制作

1．将设计完成的 STL 文件导入制作排版系统中　将设计完成的贴面或嵌体的设计文件导入专业切削或打印的排版系统中，进行排版准备。

2．选择适合的加工方式　根据设计修复体类型的不同，选择适合的切削或打印等加工方式，再选择适合的机器设备。

3．选择适合修复体材料　根据修复体材料的不同，选择适合的切削盘的色彩或选择打印的粉末。

4．调整修复体位置和方向　调整排版中修复体的位置和方向，使得修复体在切削盘中间或色彩合适的位置。

5．完成排版，传递数据到制作设备，准备制作。

6．调整参数等数据，启动加工制作设备。

7．完成加工制作，进行后处理。

8．获得最终修复体。

（于海洋　岳　莉　张倩倩　张　呐　张隽婧）

第四篇　国家职业资格二级

第一章　模型和蜡型制作

第一节　回切法制作三单位金属烤瓷固定桥基底蜡型

【相关知识】

一、回切法

首先,根据金属烤瓷固定修复体的设计要求,用蜡型材料恢复其解剖学形态;然后,根据金属基底的设计要求,切除饰瓷瓷层空间部分的蜡型材料,完成金属基底蜡型制作的方法。

二、回切法制作金属烤瓷基底蜡型的优点

1. 基底蜡型与修复体金属基底的大小、形态相匹配。

2. 基底蜡型能够精准达到金属基底精细结构的设计要求。

（1）预留饰瓷瓷层空间。

（2）金-瓷交界面的位置和形态。

（3）连接体的位置、截面积和形态。

（4）桥体"加强带"的位置和形态。

（5）部分金属殆面、间隙卡沟、殆支托窝等位置和形态。

3. 能够提高金属基底形态与饰瓷瓷层构筑的精准性,实现修复体总体设计要求。

三、回切标准

1. 前牙切端、后牙殆面回切1.5～2.0mm。

2. 唇（颊）面、邻面、桥体龈面回切1.0～1.5mm。

3. 舌面回切0.5～1.0mm。

四、回切法制作金属烤瓷基底蜡型的方法

1. 根据修复体的整体的设计,制作修复体蜡型。

2. 根据修复体的整体的设计,制作精细结构。

3. 根据修复体的整体的设计,确定饰瓷覆盖边界。

4. 根据回切标准,制作回切深度定位沟。

5.修复体蜡型按照桥体、固位体、连接体顺序,定位、回切。

6.桥体、固位体蜡型按照切端(殆面)、唇(颊)面、舌面的顺序,定位、回切。

7.蜡型工具温度适宜、用力适当。

【技能要求】

一、检查殆架、模型、代型

参照金属烤瓷冠基底蜡型的制作步骤。

二、标记颈缘线、涂石膏硬化剂、间隙剂、分离剂

参照金属烤瓷冠基底蜡型的制作步骤。

三、回切法制作三单位金属烤瓷固定桥基底蜡型(图4-1-1)

1.制作修复体蜡型　参照三单位金属固定桥蜡型的制作步骤。

2.制作阴模　用硅橡胶制作蜡型阴模。

3.蜡型设计　按照金属基底的设计,确定金-瓷交界面的位置、范围。

4.制作回切深度定位沟、回切

(1)定位、回切:按照回切法制作金属烤瓷基底蜡型的方法和回切标准,形成回切深度定位沟、回切。

(2)操作过程中,蜡型工具温度适宜、力适当。

5.检查饰瓷间隙　用硅橡胶阴模检查饰瓷间隙是否正确。

6.重建固位体基底蜡型颈缘　参照制作金属烤瓷冠基底蜡型的制作步骤。

7.精修检查　参照制作三单位金属烤瓷固定桥基底蜡型的制作步骤。

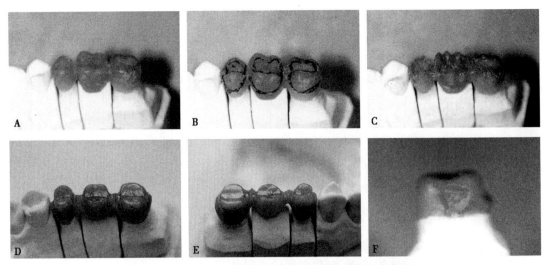

图4-1-1　回切法制作后牙三单位金属烤瓷固定桥基底蜡型

A.修复体蜡型;B.设计金-瓷交界面位置形态;C.制作定位沟、回切;D.舌面-殆面结构、形态;E.颊面-殆面结构、形态;F.连接体位置和形态。

四、安插挟持柄、铸道、脱模

1. 安插挟持柄　参照制作三单位金属烤瓷固定桥基底蜡型的制作步骤。
2. 安插铸道　参照制作三单位金属烤瓷固定桥基底蜡型的制作步骤。
3. 脱模　参照制作三单位金属烤瓷固定桥基底蜡型的制作步骤。

第二节　蜡型制作的常见问题及预防措施

【相关知识】

一、蜡型边缘不密合

1. 蜡型边缘不密合　是指制作完成后的蜡型边缘与代型颈缘或洞形边缘有空隙。
2. 蜡型边缘不密合的原因
（1）蜡型分离剂涂布过多。
（2）重建颈缘、洞形边缘时操作不当。
（3）精修颈缘、洞形边缘时操作不当。
（4）蜡型表面处理方法不当。
（5）蜡型边缘过薄、过长或脱模、就位方法不当。
（6）铸道安插的方法错误。

二、蜡型边缘过长或过短

1. 蜡型边缘过长或过短　是指制作完成的蜡型边缘与代型边缘不吻合。边缘过长是指蜡型边缘线覆盖了代型边缘线；边缘过短是指蜡型边缘线未覆盖代型边缘线，边缘线暴露。
2. 蜡型边缘过长或过短的原因
（1）颈缘线、洞形边缘线标记不正确。
（2）重建颈缘、洞形边缘修整不正确。
（3）蜡型表面处理方法不当。
（4）蜡型边缘过薄、过长或脱模、就位方法不正确，蜡型边缘缺损。

三、蜡型组织面缺陷

1. 蜡型组织面缺陷　蜡型组织面不平滑或缺陷是指制作完成的蜡型的组织面有纹状、缺损或点、线角不清楚等。
2. 蜡型组织面缺陷的原因
（1）蜡型分离剂涂布过多。
（2）蜡温、蜡量控制不当。
（3）滴蜡衔接处熔接不良。

四、金属固定桥蜡型或金属烤瓷固定桥基底蜡型翘动

1. 蜡型翘动　是指完成的蜡型未脱模，或脱模再就位后，或安插铸道后，蜡型两端翘动。

2．蜡型翘动的原因

（1）基牙代型未完全就位或未固定。

（2）制作连接体熔接顺序错误。

（3）制作连接体时蜡温过高、蜡量大。

（4）脱模、就位过程中操作不当。

（5）铸道安插的方法错误。

五、铸道设计与安插的常见问题

1．铸道的形态、直径、长度、数量不当。

2．铸道安插的位置、角度不当。

3．铸道安插过程中蜡型破坏、变形。

4．支铸道与蜡型及铸道间连接处的形态不当。

5．总铸道长度、位置、角度不当。

【技能要求】

一、蜡型边缘不密合的预防措施

1．正确涂布蜡型分离剂。

2．用颈缘蜡重建蜡型的颈缘、洞形边缘，蜡温适当，并压接。

3．用温蜡刀按照同一方向精修蜡型的颈缘、洞形边缘，用力适当。

4．用尼龙布、绸布处理蜡型表面，用力适当，勿用喷灯抛光。

5．蜡型边缘厚度、长度达到要求，蜡型脱模、就位方法正确。

6．正确的方法安插铸道。

二、蜡型边缘过长或过短的预防措施

1．放大镜下正确标记颈缘线、洞形边缘。

2．正确方法重建蜡型颈缘、洞形边缘。

3．正确方法处理蜡型表面。

4．蜡型边缘薄厚、长短符合要求，正确方法脱模、就位。

三、蜡型组织面缺陷的预防措施

1．正确涂布蜡型分离剂。

2．正确控制蜡温和蜡量。

3．滴蜡衔接处完全熔接。

四、金属固定桥蜡型或金属烤瓷固定桥基底蜡型翘动的预防措施

1．基牙代型、桥体代型正确就位并固定。

2．按照连接体熔接顺序和方法制作连接体。

3．脱模、就位过程中操作方法正确。

4. 切断蜡型,用粘接剂粘固,用蜡恢复外形。

5. 按照正确的方法安插铸道。

五、铸道设计与安插的常见问题的预防措施

1. 根据蜡型确定各级铸道的直径、长度和数量。

2. 按照支铸道的安插方法安插支铸道。

3. 按照铸道连接的顺序和方法连接铸道。

4. 按照总铸道安插方法安插总铸道。

（周延民　李保泉　郭晓东）

第二章 铸件铸造和焊接

第一节 铸 造

【相关知识】

真空压力铸造机的使用方法

1. 使用方法

(1) 接通电源开关键，指示灯亮，选择自动键，风机冷却系统工作。开机预热后再进行铸造。

(2) 选择所用合金对应的铸造程序。

(3) 将坩埚放入坩埚槽中。

(4) 把合金块放入坩埚底部，并旋转氩气孔使其位于坩埚之上。

(5) 解开锁片，使铸圈固定在支槽片和锁片之间。

(6) 关闭铸造室。

(7) 按压开始键。当真空完成后，通氩气。数字显示器将显示合金的实际温度。

(8) 铸造完成，铸圈取出。

2. 注意事项

(1) 坩埚内无合金，禁止开机工作。

(2) 当氩气孔未对准坩埚或氩气表无指示时不要工作。

(3) 若连续铸造时每次按厂家要求应间隔一段时间。

(4) 更换氩气瓶时应注意氩气标志，切勿用错。

3. 维护保养

(1) 每天须检查铸造室，若有残渣，须完全清除。

(2) 每周须检查熔圈的冷却片、熔圈的带状线缆及各项厂家要求检查的部件，看是否有溅出的合金等杂质，若有应及时清除。

(3) 每周需清洁可监视镜头。

(4) 每次使用应检查真空度和氩气压力，以防铸造失败。

应仔细阅读说明书并与厂家工作人员沟通，根据实际情况按厂家要求操作。

【技能要求】

铸造贵金属合金

贵金属从包埋到铸造的整体流程与非贵金属类似。应注意以下差异：

1．称重　贵金属蜡型制作完成后，应按照厂家说明，根据蜡型重量、蜡密度、所用贵金属的密度，按比例计算出所用贵金属的重量，提前准备好金属。

2．包埋　贵金属包埋时必须使用贵金属专用的包埋材料，严格遵循厂家要求的水粉比、调和、真空搅拌时间。

3．烘烤焙烧　烘烤焙烧时中熔合金铸造包埋材料的铸型多从350℃升温到700℃，具体工作中铸圈的烘烤焙烧时间及温度应遵循厂家说明。

4．铸造　贵金属铸造通常主要使用真空压力铸造机，使用方法参照相关知识部分，贵金属的熔化多使用石墨坩埚，以防合金烧损。

5．铸造时机的选择　熔化时分散的贵金属合金块向坩埚底聚集，随着温度的上升形成球面，呈淡黄色，光亮如镜轻微颤动时，此为真空压力铸造的最佳时机。

6．打磨抛光　打磨贵金属合金应使用中等硬度的磨具，抛光膏应使用氧化铁。注意保留打磨后留下的铸道及金属屑称量回收。

第二节　焊　接

【相关知识】

一、焊料焊接的方法和注意事项

（一）焊料焊接的方法

焊料焊接的基本方法是：固定被焊金属，采用比被焊金属熔点低的焊料放置于焊接区，使用温度低于被焊金属熔点而高于焊料熔点的加热源，将焊料熔化为液态，而被焊金属为固态，液态焊料在被焊金属的间隙中或表面上润湿、填充、铺展，冷却凝固形成牢固的接头，从而将被焊金属连接在一起。

（二）焊料焊接的注意事项

1．焊件　两个被焊金属最好是同一合金或都能被同一种焊料熔化后互相溶解或形成化合物。被焊金属表面必须彻底清洁，清除氧化物。

2．焊料　焊料的优劣直接影响焊接的质量。因此，要求焊料必须具有良好的性能，其熔点要低于被焊金属，一般以较被焊金属低100℃为宜，焊料能与被焊金属相互溶解或形成化合物，熔化后能透过小的间隙，沿着焊接表面很好地流动和铺展，焊料冷却后应有足够的机械强度，不应含有易蒸发物和有毒有害物。

3．焊媒　焊接可以清除焊件、焊料表面的氧化物，保护焊接区在焊接过程中不被氧化。注意焊媒的熔点和最低作用温度应低于焊料的熔点。

4．抗氧化　注意应使用吹管的还原火焰，及时在焊接区加上焊媒，尽量缩短焊接时间，有条件时可用惰性气体（如氩气）保护或在真空中焊接。

二、激光焊接

1．原理　激光是一种电磁波，单色性、相干性、方向性极好，激光焊接的热源是激光束，可拥有强光源的能量束集中于一点进行焊接。

2．特点

（1）焊接热源为光束，无灰尘、环保，无须与焊区直接接触。

（2）热影响区小，定点精确，在靠近烤瓷或树脂贴面的部位可直接焊接。

（3）无须包埋，可直接在工作模上焊接，省时、快速，并可以减少包埋过程产生的误差。

（4）激光焊接为金属间的熔接，通常不加入焊料等异种金属，因此焊件具有良好的抗腐蚀性。

3．使用方法　接通电源和气源，选择经常焊接的合金种类的预编程序或人工选择电压、焦点直径、脉冲时间，焊件放入工作仓内，通过目视镜观察，氩气喷嘴对准焊接区，触发开关，焊接区对准激光发射头，能量聚焦于焊点上熔融合金进行焊接。移动焊件，使后一焊点覆盖前一焊点 2/3 以上的面积。焊接完成后自然冷却。

4．常见问题产生原因及解决方法

（1）焊件移位或焊件变形：由于焊接过程中时两焊件间接触位置发生移动，导致焊件错位或变形。

（2）烧毁焊件：电压选择过高，焊接能量过大，焊接时焊件金属局部熔化。

（3）焊接不完全：由于操作过快或操作手法不当，焊接处出现焊点不连续，不致密等现象。或由于电压选择过低，或脉冲时间过短，未达到焊接应有的深度和面积。焊点未覆盖相邻焊点的足够面积；对焊口存在一定间隙但未添加填料金属丝或填料金属丝使用过少。

（4）焊接区氧化：因氩气保护不到位，焊接过程中空气中的氧气等发生污染而使焊件尤其是钛件变脆，产生气孔、裂纹、焊接强度差等现象。

【技能要求】

一、使用焊料焊接法焊接铸件

1．焊料的选择　一般镍铬合金冠桥焊接临床多采用银合金焊，金属烤瓷桥的焊接根据焊接时机对焊料的熔点要求是不同的，前焊的焊料熔点应高于基底瓷烧结的温度，一般在 1 000℃左右；后焊焊料熔点应低于釉层烧结的温度，一般在 780～850℃。

2．准备焊件的接触面　金属及包埋材料加热时会发生膨胀，为了不使冠与冠接触在一起，应是小而不过紧，一般以 0.2～0.3mm 的焊接间隙为合适。焊件成面状接触，而不是点接触，焊接面清洁而有一定的粗糙度。焊件表面常有氧化膜、油脂及各种异物附着，对焊料的流动性及焊接强度造成很大影响，甚至造成假焊。因此焊接面必须清洁、干净。

3．焊件的固定

（1）加蜡固定：固定桥根据咬合、固定 - 活动联合修复体的活动部分应根据设计确定接触关系，在焊隙的内外两侧滴蜡，以初步固定其位置，保护焊隙的清洁，防止杂物进入，为焊料的流入留有间隙。同时在焊件周围加蜡，有利于焊接区局部温度的迅速提高，以便于焊接。

（2）包埋固定：用包埋材料将焊件包埋固定起来，以保护焊件的薄边和模型（牙槽嵴）免被烧坏，包埋时焊接区要充分暴露。

4. 焊接

（1）预热：加热速度要慢而均匀，并且预热的温度不宜过高，以防止焊件被氧化。焊接时先以火焰对整个模型进行充分预热，若只在焊接区局部加热而周围的温度太低，热量很快散失，不易达到焊料的熔点，即使焊料开始熔化，亦因周围温度低而不能迅速流布。且只在局部加热势必延长加热时间，将导致焊件表面氧化，不易焊牢而形成假焊，所以是否充分预热是焊接成败的关键。

（2）火焰引导：充分预热后，蘸取少量焊媒放于焊接区，当焊件被加热至暗红色时，用焊镊夹取小块焊料，继续加热焊件，不要撤离火焰，准确放在焊隙中间，使焊料迅速熔化流入焊隙。然后根据焊隙的大小增添足够的焊料，加热熔化使之充满焊隙。此时焊接火焰要尖细，密切注意两个被焊金属的颜色，以使两侧被焊金属温度相同，否则焊料将流向温度高的一侧。

（3）冷却：自然冷却，完成焊接。

二、使用激光焊接机焊接

（一）激光焊接

1. 设定参数　激光焊接机上的两个重要参数是电压和脉冲持续时间，焊接参数的选择决定焊接强度。其中电压决定焊接能量，电压升高会使焊接深度加大。脉冲持续时间决定焊接面积，脉冲持续时间延长，焊接面积增加。依据激光焊接机厂家说明选择经常焊接的合金种类的预编程序，或人工选择焦点直径或脉冲时间。

2. 设定气体保护　激光焊接过程中焊区周围需要气体保护，常用气体为氩气。激光焊接中保护气体喷嘴的位置，一般主张小角度、对称性侧吹式设置为好。这样可以避免产生涡流，并降低空气浓度。同时，保护气体喷嘴与焊口间距离在 2cm 以内为好。一般地保护气体喷嘴内径多为 3mm，其保护气体流量要求不低于 8L/min，或压力不低于 60mm 水柱。

3. 焊接　准备好焊件及焊丝，检查氩气是否正常工作，通过目视镜观察，氩气喷嘴对准焊接区，触发开关，激光发射头对准焊接区，能量聚焦于焊点上熔融合金焊接。

（二）解决激光焊接中出现的问题

焊接前应将焊接区磨平抛光后应进行喷砂处理，以免金属表面反射更多的激光束。应注意根据厂家说明按合金种类选择激光焊接机参数。为防止焊接强度不够，对于一般的对接焊接，一个焊点须覆盖相邻焊点面积的 2/3。被焊金属较厚时，应使用双面焊接，此时焊接参数的设置能使焊接深度达到金属厚度的 60%。对焊口存在一定间隙的，不填料焊接要求间隙不得大于被焊金属厚度的 15%（或间隙不大于 2mm），上下错位不得大于厚度的 25%。否则需进行填料焊接。焊丝应选择同种材料金属丝，或随修复体同炉铸出的金属丝，亦可采用激光焊接专用无碳焊丝。焊接最后阶段应使用软焊接，即参数设置为低电压、高脉冲持续时间进行焊口处理,以达到更好的焊接性能和表面光洁性。

若激光焊接出现问题则应分析其原因。若焊接强度不足、焊件移位,则需重新焊接,若焊件已损坏则必要时重新铸造。

（李长义　李靖桓　刘　畅）

第三章 饰 瓷

第一节 上瓷、染色

【相关知识】

一、三单位及以上瓷修复体的瓷层构筑

对于多单位的瓷修复体饰瓷的制作，应该参照医生提供的、患者满意的过渡性修复体外形进行制作。在整个修复体的上瓷过程中，最重要的就是确保正确的层次结构和采用适当的堆塑技术。为了获得准确的层次结构，技师在雕刻形态方面必须很熟练。否则，构筑的形态会与完成的冠有所不同，完成的冠也会因不正确的层次结构而出现不自然的颜色效果。如果堆塑技术操作不过关，即使构筑出了正确的牙冠形态，也会出现塌陷、移位、气泡以及表面缺陷等问题。

（一）肩台瓷堆塑

1. 颈部的瓷层厚度一般较薄，主要是一些颜色的处理。除了在邻面区，可堆塑较厚的瓷层，因为大部分天然牙在这个区域发生颜色的改变。由于瓷浆烧结后的体积收缩，颈部瓷浆应堆塑比预期的体积更大，侧面观应呈水滴状。

2. 由于颈部瓷的量较少，且位于修复体的最边缘处，其烧结温度应比体瓷的烧结温度低20～30℃。有时候颈瓷也可以与体瓷材料一起堆塑和烧结，但是最好还是单独堆塑颈部瓷，这样烧结后如果发现颜色不妥，还可以通过染色进行调改。

（二）牙本质瓷堆塑

牙本质瓷层的回切除了为表面的釉质瓷和透明瓷提供空间位置之外，还可以为牙本质瓷制作出类似天然牙本质的包绕结构，并形成准确的瓷层结构。牙本质瓷体的回切包括唇面的回切、邻面的回切和形成指状结构等操作步骤。

1. 唇面回切　包括切1/3的回切、中1/3的回切及切削面的修整三部分。

（1）切1/3的回切：正常牙齿的唇面具有一定的凸度，所以一刀到底的回切方法不能获得理想的唇面外观。因此，可在切1/3和中1/3处分别进行两次切割。首先，在牙本质瓷的切端唇侧边缘1mm处画一条标记线，以这条线为参考，在唇侧切1/3进行切割。

（2）中1/3的回切：中1/3的回切要注意在唇面形成一定的凸度。如上颌中切牙，从切缘向颈部看，唇面常向舌侧偏并形成一定的弧度。

（3）修整回切唇面：用刀片轻轻消除两次回切面之间的瓷层棱角。然后用湿毛笔从切端到颈部轻轻抹平，并形成一定曲度的轮廓。然后用刀片刺检，检查牙本质瓷层的厚度。

2. 邻面回切 为了表现出釉质瓷对牙本质的包绕效果，需要用和唇面回切相同的方式进行邻面回切。但在邻面除了切龈向之外，颊舌向也有一定的凸度，而且远中面比近中面更明显。因此，操作时，应注意维持邻面的这种凸度。

3. 形成指状结构 在与天然牙发育沟相对应的釉瓷的下方，牙本质结构通常呈指状结构，因此在切端常表现出波浪状的高透明区。为了模拟这种颜色的层次感，常在牙本质瓷层的相应部位回切成"V"形沟，以使整个牙本质瓷的切端呈指状结构。

（三）烧结

将堆塑完成的饰瓷固定于烧结支架盘上，烧结条件根据不同瓷粉按厂家说明进行第一次烧结，烧结后的瓷牙表面有光滑的质感，可用金刚砂轮对瓷牙邻面及𬌗面的接触点进行调磨修改，根据外形可补加一层牙本质瓷、切端瓷或透明瓷，然后用比第一次烧结低 5～10℃的温度进行第二次烧结。烧结质量直接影响到烤瓷冠的成败，每次烧结前，应确认烤瓷炉的工作状态，确保真空度与温度无误。烧结次数不能过多，以免引起瓷层颜色改变。

（四）注意事项

1. 牙本质瓷是瓷层堆塑的最初阶段，并且只有一种颜色，即使稍有塌陷，也可以进行及时的修补和改正。然而，在釉瓷和透明瓷的堆塑阶段却不是这样，操作必须仔细，并准确地塑出各层的厚度和位置。

2. 牙本质瓷回切前应彻底填压瓷浆，这样可以防止牙本质瓷塌陷或在其他瓷层的塑瓷过程中移位。同时，在填压瓷浆和吸水的操作中应掌握好力度，釉瓷和透明瓷不应彻底填压，因为过度填压中的振动和压力会改变正确的层次结构。如果这种层次关系发生改变，完成的冠的颜色就会不自然，难以达到预期的效果。

3. 各瓷层的界面轮廓应尽可能的清晰。界面越清晰，各层颜色和半透性效果就越好，为了使界面更加清晰，在构筑过程中应用细毛笔进行操作。

4. 吸水时应尽可能不施加压力。因为在没有金属结构支撑的牙切端部分和桥体部分，瓷浆易移位，强加压力会导致规则的层状结构发生移动和塌陷，因此对这部分不能挤压吸水。在下层有金属结构作为支撑的中间部位，可轻轻接触进行吸水操作。

（五）切削多单位氧化锆全瓷桥

多单位氧化锆坯体修形时，应特别小心连接体部位的厚度和外形，不可有锐利的切痕，固位体不可过薄。在夹持氧化锆坯体时，不可用力过大，以免导致破损。

由于氧化锆坯体在烧结过程中有 20% 左右的收缩率，因此，氧化锆体积越大收缩变形也就越大，故多单位氧化锆全瓷坯体烧结时要保持良好的支撑，同时，升温速度和降温速度不宜过快。

二、比色和配色

（一）饰瓷颜色的影响因素

1. 基底冠材料的特性

（1）玻璃陶瓷基底冠半透性：无论何种陶瓷材料，其半透性对最终修复体的颜色都有重要的影响，半透性越高全瓷修复体对基牙的遮色性能越差，同时修复体也会呈冷色调。基底冠半透性越小，其遮色性能越好，但光线进入瓷内部的深度不足，瓷修复体会显得呆板，缺乏活力。

（2）多彩氧化锆基底冠：多彩氧化锆是在氧化锆材料压制成型中分层加入氧化物着色剂，使在切、中、颈部形成不同的颜色和半透性，这种特殊工艺制作的氧化锆在二次烧结后，可通过染色上釉直接制作氧化锆一体冠。如果采用饰瓷工艺制作前牙美学修复体时，应注意氧化锆表面粘接瓷层的厚度对颜色的影响。

2. 瓷层厚度

（1）遮色瓷厚度：遮色瓷位于金属基底的上层，作用是遮住金属基底的颜色，并与体瓷、釉瓷一同构成修复体的颜色。遮色瓷层过厚，体瓷层相应就会过薄，烤出的牙就显得死板，颜色偏暖；遮色瓷层过薄，体瓷层就相应过厚，烧结出的金属烤瓷牙，光可以穿透到金属基底，透出金属底层色，使修复体颜色发青。

（2）体瓷厚度：不同体瓷厚度对金瓷修复体的颜色有一定的影响。无论采用哪种颜色瓷粉，体瓷厚度为 0.5～1.0mm，修复体的颜色会由于体瓷厚度不同有显著差异，当体瓷厚度大于 1.0mm 时，其颜色无明显差异。随着体瓷厚度的增加，遮色瓷对修复体颜色的影响减小，并且金瓷修复体明度随瓷层厚度增加而增加，彩度随瓷层厚度增加而降低，修复体的色调也由红色向绿色过渡。体瓷的厚度常为 0.8～1.0mm。

3. 烧结工艺

（1）真空度：烧结时抽真空要达到 100%，否则烧结出的瓷牙就没有光泽度和透光感。在不同真空度中烧结出瓷的色相和彩度变化不大，但明度值却有较大的区别。真空度很高时，烧结出的明度值与选定比色片的明度值较为接近，而真空度较低时烧结出的瓷的明度值较小。但需注意的是上釉时不要抽真空，否则不透明瓷层显露会导致色彩明显偏色。

（2）烧结温度：烧结不透明瓷的温度会影响烤瓷冠的颜色，烧结最终温度要控制适当，严格按照瓷厂家说明进行操作。烧结过度不透明瓷会釉化，失去遮色作用，致使烤瓷冠透出底层金属，使冠表现出灰色。

（3）升温速度、时间：正常的升温速度 50～60℃/min，升温速度过快，时间过短，会使修复体的颜色呈现出白垩色，从而影响了修复体的颜色。降温速度等因素也会对色彩有一定的影响。

（4）烧结次数：用遮色瓷二次烧结法制作出的金瓷体，色彩饱满度及质感均优于一次法制作出的金瓷修复体。烧结次数过多会影响金瓷修复体颜色，甚至出现偏差，因此应该严格操作程序，减少烧结次数。对 In-Ceram 全瓷修复体来说，反复烧结也可使体瓷的明度和彩度增加。因为染色瓷粉存在着不够稳定的问题，烧结后会有明显的颜色改变，重复多次烧结会再加重变色，在临床应用中也应避免额外的重复烧结。

（二）内染色

内染法是将特殊颜色的颜料与牙本质瓷粉按一定的比例调和后堆塑于瓷层的内部，外面再堆塑其他瓷层，这种处理技术要求高，效果比较接近逼真，有很好的光学效果。在瓷层构筑过程中进行颜色的调整，烧结后的颜色比较自然，但是内染法难度也较大，只有烧结完成后才能看出效果。例如：棕色隐裂纹的再现一般是在体瓷部分运用特殊内染色效果瓷粉来表现。对于个性化的着色斑纹，技师必须结合使用内染色和外染色的方法，才能达到较好的效果。

（三）瓷贴面的颜色再现

由于瓷贴面的厚度一般在 0.5～1.0mm 之间，为了满足瓷贴面的强度和美学的要求，切削或热压的瓷贴面表面一般需要饰瓷改变颜色，贴面基底瓷的半透性直接影响到饰瓷后修复体的颜色，基底瓷半透性高，瓷贴面会产生冷色调。

在结合层烧结之前必须保持内冠清洁无污染，必须避免清洗后内冠的污染。使用透明切端瓷、效果瓷或者修色剂和染色剂材料进行结合层操作。不涂层的区域推荐使用上釉材料（釉剂或者粉剂）进行涂塑烧结。不要将膏剂和粉剂混合使用。

切端烧结可采用透明瓷、透明切端瓷、仿真瓷来堆筑完成解剖形态，并进行一些个性化的涂层。这些材料使用瓷粉专用液来混合。如果需要，第二次的切端瓷烧结可以使用同样的程序。

【技能要求】

一、三单位及以上冠桥瓷层构筑

1. 三单位及以上烤瓷桥瓷层的堆塑方法同上，包括涂布遮色瓷，烘干烧结，堆塑牙本质瓷、釉质瓷、透明瓷，烧结，形态修整，上釉等步骤。构筑三单位烤瓷桥瓷层应注意：

（1）堆塑遮色瓷时，连接体等凹部振动时瓷容易在此处堆积，堆塑时应小心避免过厚。

（2）瓷浆调和的稀稠应适当，过稀时瓷牙冠形成困难，层次结构变形，且因反复吸水影响速度；过稠则容易产生瓷层裂痕或气泡陷入。

（3）瓷浆堆塑应循序渐进，每层堆塑时应及时多次吸除多余水分，压填堆塑时用力均匀，各层瓷粉涂覆时不得混合掺杂，添加水分时不得影响各瓷层结构的层次。水分过多也会影响瓷粉的颜色及烧结后的色泽效果。

（4）瓷浆吸水不能过度，压填、振动力不能过大，以防瓷层结构变形或崩塌。

（5）构瓷时间不得过长，各步操作应准确无误，以免影响色泽及烧结质量。

（6）为了体现立体感，邻接面的回切尤为重要。首先用牙本质瓷恢复牙冠外形，然后再切削牙本质瓷形成釉质瓷和透明瓷的间隙，以保证邻接面有透明性的效果。这种方法可确保生动再现牙冠颜色，增加桥的立体感。

（7）固定桥的瓷层构筑时，由于体积较大，瓷层烧结收缩较大，为避免烧结变形，故多采用二次追加烧结的方法。其方法为：瓷层构筑完成后，将瓷体从邻接面处用薄刀片切开，从模型取下后烧结，烧结完成后，在邻接面处重新添加瓷浆，然后第二次烧结。

（8）由于固定桥瓷体积较大，正式烧结之前应增加干燥时间，防止因瓷层内残留水分过多在加热烧结时形成气泡与裂瓷。

（9）烧结时，烤瓷桥瓷体应稳定的放置在烧结盘上，并确保每一颗基牙都得到支撑，以避免瓷冠蠕变而加大变形。

（10）可适当设置冷却时间，避免骤冷而裂瓷。

2. 三单位及以上全瓷桥瓷层构筑方法同三单位烤瓷修复体，其区别在于全瓷基底冠上无须堆塑遮色瓷，但一般要使用粘接瓷。桥体的连接体部必须满足力学要求，不能有尖锐的切痕，同时，也要注意龈外展隙的处理，不能过度压迫牙龈乳头。

（1）结合层烧结：构筑饰瓷前需用100目氧化铝在1～2bar压力下喷砂，使用流水并用蒸汽彻底清洗。在回切技术中，使用切端瓷、效果瓷或者修色剂和染色剂在切1/3处涂一薄层进行结合层操作。在涂层技术中，用薄体瓷或体瓷均匀地在内冠表面涂一薄层进行结合层操作。无论是回切技术还是涂层技术，具体操作步骤均是先在内冠上涂一薄层釉液，然后在其上均匀地撒一薄层瓷粉，最后放在烤瓷炉内烧结。

（2）饰瓷与染色：将内冠放于代型上，采用饰瓷技术或染色技术完成修复体的外部形态和颜色，具体制作过程同烤瓷修复体，应注意所选的染料和瓷粉必须与内部全瓷基底有协调匹配的膨胀系数和烧结温度。

二、内染法进行特殊染色

根据需要的颜色选择对应的特殊效果瓷粉或颜料，与牙本质瓷粉按一定的比例混合，专用液调和均匀后堆塑于瓷层的内部，外面再堆塑牙本质瓷、釉质瓷，烧结后的颜色比较自然，完成后才能看出效果。

第二节 瓷体外形修整

【相关知识】

一、三单位以上瓷修复体形态修整

（一）三单位以上冠桥瓷体外形修整

前牙修复主要以美观为主，兼顾咬切功能和发音。前牙烤瓷桥的桥体设计可为盖嵴式、鞍式、改良盖嵴式、卫生桥和卵圆型桥体等。后牙烤瓷瓷桥的桥体调改步骤与前牙烤瓷桥类似，根据桥体设计，完成桥体基底面的打磨。

（二）个性化外形修整

个性化瓷修复体的外形修整最重要的是，参照患者口内被其认可的过渡性修复体的外形进行修整制作，而不是由技师凭经验或自我印象进行制作的。修整的方法是首先确定前牙的大小，位置，划线后用片切砂片分割各自的牙齿大小，然后用大小不一的砂石进行雕刻成型。不同性别、年龄、脸型的患者，瓷修复体的形态各有差异。

1. 女性患者颜色较白、前牙唇面形态圆而突、切角较钝。排列宜整齐、对称，以显示女性的温柔秀丽之美。

2. 男性患者颜色稍黄、前牙唇面形态方而平、切角较锐。前牙磨改时可适当加大人工牙的近远中向和唇舌向的斜度，各牙切缘离𬌗平面的距离应形成一定的差异，以显示出男性的阳刚之美。

3. 老年患者颜色较黄、较深。外形修整时可根据口内余留牙的情况、形态，磨改切角和发育沟，使其与余留牙一致。

（三）前牙美学特征的修整

前牙的大小、长轴方向、牙龈顶点位置、龈外展隙和切外展隙大小应根据医生修复前的诊断性蜡型，并结合前牙美学特点进行调整。先确定前牙的长宽比例，再调整前牙长轴的方向和牙龈顶点的位置，使得前牙从正前方看比例协调（有条件的情况下可以形成中切牙：侧切牙：尖牙呈 1.6∶1∶0.6 的宽度比），从 45°侧方看，中切牙的切中 1/3 平面与水平面垂直，中切牙的近中切缘与尖牙的牙尖形成自然的美学平面。

(四) 间隙异常时瓷修复体外形修整

1. 缺隙宽

(1) 加大唇面凸度,并刻出纵向发育沟。这样可缩小正面受光面,使唇面中部的亮面减小,近远中的暗面加大,从而使人产生视错觉,感觉该牙并不显宽。

(2) 加大近远中方向倾斜度。

(3) 磨改切角。

(4) 近远中留间隙。

(5) 着色的方法,将近远中面着色呈较暗的颜色,使人产生视觉误差。

(6) 对于一些过宽的缺隙,亦可采用加数的方法来解决,但要注意中线的位置,特别是上颌中线尤为重要,一般加牙都位于远中。

2. 缺隙窄

(1) 减小唇面凸度,以增大受光面,减小阴暗面,使牙冠唇面视觉上增大。

(2) 适当加大颈缘的横向发育沟。

(3) 如同名牙为扭转位,可将瓷修复体磨改成与同名牙对称性扭转,或适当改变牙的倾斜度。

(4) 在不影响与同名牙对称的情况下,必要时可稍与邻牙重叠来弥补缺隙的不足。

(5) 当缺牙多、缺牙间隙过小时,可采取减数的方法。

3. 扭转、倾斜 当余留同名牙扭转、倾斜时,为体现个性化特征可参照同名天然牙做对称性的扭转,或适当地改变牙的倾斜度。

二、三单位以上冠桥咬合调整

(一) 半可调𬌗架上进行咬合调整

1. 后牙形态修形 饰瓷后后牙形态的修整首先是调整上颌后牙腭尖和下颌中央窝的接触位置,接触面积大小根据牙齿磨损情况而定;然后根据侧方𬌗记录确定𬌗架上的侧方髁导斜度,再修整上颌颊尖舌斜面和下颌牙颊尖颊斜面的接触关系。

2. 后牙纵𬌗曲线修整 上颌后牙的纵𬌗曲线和下颌后牙的 Spee 曲线是相互对应的关系,上颌前磨牙舌尖、第一磨牙近中尖与𬌗平面接触,第二磨牙远中舌尖离开𬌗平面 1mm。上颌尖牙的牙尖和上颌第二磨牙的近中颊尖连线形成一个补偿曲线,前磨牙和第一磨牙的颊尖在此连线上。

3. 后牙横𬌗曲线修整 后牙的横𬌗曲线的调整是根据后牙的磨损情况和侧方𬌗记录进行的。先调整正中𬌗接触,再调整侧方𬌗接触,形成下颌牙颊尖的舌斜面和舌尖的颊斜面形态,上颌后牙的舌尖颊斜面和颊尖舌斜面的形态。

4. 后牙邻接触点调整 其调整的方法为:去除一侧相邻的石膏牙及桥体区域的模型,用咬合纸调改邻面,用相同的方法调改另一个邻接面;使桥体区域的代型就位,并将修复体在工作模型上就位。在邻面修整时,应从切缘或牙槽嵴向邻接点方向,用薄的砂片切入形成间隙;从切端方向来看,也应有同样的形态。如切端部牙齿磨损过度,邻接点的位置上移,切外展隙将变小。

5. 前牙引导𬌗和尖牙保护𬌗调整 在确定后牙有稳定的咬合支撑后,技师根据医生给的正中𬌗记录,检查前牙瓷修复体在𬌗架上正中位的接触情况,先磨除正中位时的早接触,使下颌切牙缘与上颌前牙腭侧边缘嵴均匀接触,然后再根据医生提供的前伸𬌗记录在𬌗架上调整前伸髁导斜度;推上颌模型向后运动以模仿下颌前伸运动,检查前伸𬌗的接触情况,消除前伸𬌗的个别牙早接触点;同时根据侧方𬌗记录调整上下颌尖牙的咬合接触关系。

(二)正中、侧方、前伸𬌗分步骤调整

瓷修复体系统咬合的调整是一个十分复杂和精细的过程,技师在进行咬合调整时,首先要再次仔细检查𬌗架各个部分组成部件的稳定性,用医生提供的硅橡胶咬合记录复查正中𬌗时的高度和上下颌牙的𬌗位情况。用前伸𬌗记录检查前伸髁导斜度,用侧方𬌗记录检查侧方髁导斜度。先调整正中𬌗接触,消除正中𬌗的早接触,再调整前伸𬌗的早接触,最后调改侧方𬌗接触。

【技能要求】

一、打磨三单位以上冠桥瓷体外形

三单位以上冠桥瓷体外形(包括轴面、邻面、切缘、𬌗面、桥体盖嵴部等)的打磨、修整方法同三单位冠桥瓷体外形。

1. 去除一侧相邻的石膏牙及桥体区域的模型,用咬合纸调改邻面,用相同的方法调改另一个邻接面。

2. 使桥体区域的代型就位,并将修复体在工作模型上就位在桥体下面放咬合纸,印出与组织面接触的印迹,根据桥体设计调改桥体的组织面,完成后抛光。

3. 唇颊面外形修整,设定牙冠长度和宽度,修整近远中线角及边缘,决定切端厚度及𬌗关系,形成唇面的细微结构,修整完成后抛光。

二、调整三单位以上冠桥的咬合

三单位以上冠桥正中、前伸和侧方𬌗的调磨方法同三单位冠桥。

1. 首先调改正中𬌗位的𬌗关系 将咬合纸放于上下牙之间,将𬌗架在正中𬌗位做上下咬合,若在个别牙尖上出现点状的咬合纸颜色,说明该点为早接触点,可用轮形石调磨。后牙有早接触点时,应视其所在部位适当地调磨。如早接触点位于上后牙舌尖的颊斜面和下后牙颊尖的舌斜面,可磨改相应牙尖斜面。若上后牙舌尖与下后牙中央窝之间,或下后牙颊尖与上后牙中央窝之间有早接触点,磨改的原则为:如牙尖在正中𬌗位及非正中𬌗位均有早接触点,应磨改有早接触的牙尖,如牙尖在正中𬌗位有早接触点,而在非正中𬌗位无早接触,则应磨改有早接触的中央窝。

2. 非正中𬌗位在正中𬌗位调磨合适后进行

(1)前伸𬌗:将咬合纸放于上下牙之间,调节𬌗架使上下前牙由正中𬌗位移动为上下切缘相对时,可出现以下情况。

1)前牙有早接触后牙无接触时,磨改上前牙切缘的舌侧斜面及下前牙切缘的唇侧斜面。

2)后牙有早接触点前牙无接触时,磨改上后牙牙尖的远中斜面或相对的下后牙牙尖的近中斜面。

(2)侧向𬌗:将咬合纸放于上下牙之间,将𬌗架由正中𬌗位向左侧或右侧移动,分别记

录下早接触点而加以调磨。工作侧有早接触点、平衡侧无接触时，若颊尖为早接触点，则可磨改上后牙的颊尖，若舌尖为早接触点，则磨改下后牙的舌尖，若颊舌尖均有早接触点，则磨改上后牙颊尖及下后牙舌尖；平衡侧有早接触点，工作侧无接触时，磨改上后牙舌尖的颊斜面、或下后牙颊尖的舌斜面。

（张　蕾　郭松奇　骆小平）

第四章 支架和基托蜡型制作

第一节 处理支架蜡型制作的问题

【相关知识】

一、支架变形和其他铸造缺陷产生的原因

（一）造成支架蜡型变形的主要原因

1. 磷酸盐耐高温模型处理不当。

2. 支架蜡型制作不规范。

3. 模型准确性差。

（二）支架蜡型边缘封闭差的原因

1. 支架蜡型边缘未作封闭。

2. 支架蜡型完成后放置时间过长。

3. 支架蜡型边缘的外形、厚度不规范。

4. 倒凹填补量不当。

（三）铸造常见缺陷产生的原因

1. 铸造不全　铸型烘烤和焙烧温度过低、铸道设置不当、铸造时机掌握不好、合金投入量不足等因素（图4-4-1）。

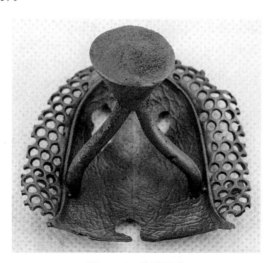

图4-4-1　铸造不全

2．粘砂　磷酸盐耐高温模型材料包埋的水粉比例不正确、材料质量差、耐火度低,抗冲击度差等因素(图4-4-2)。

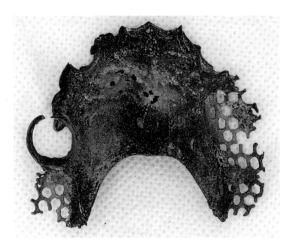

图4-4-2　粘砂

3．缩孔、缩松和气孔　铸件在凝固过程中,由于合金的液态收缩和凝固收缩等因素(图4-4-3,图4-4-4)。

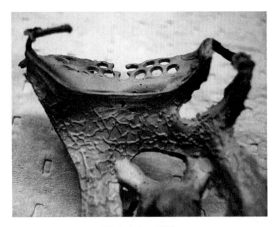

图4-4-3　缩孔

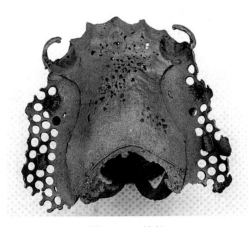

图4-4-4　缩松

4．砂眼　是由于砂粒在铸件的表面或内部等因素。

5．冷热裂纹　铸件的蜡型质量差、操作不规范、合金原因等因素(图4-4-5)。

6．毛刺　又称为废边、飞边,铸型的强度不够、铸型烘烤和焙烧时加热过急、耐高温模型的表面增强剂(蜂蜡)过厚等因素(图4-4-6)。

7．铸件表面粗糙　是由于合金过熔、粘砂、铸型损坏等因素(图4-4-7)。

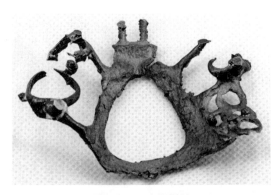

图4-4-5　冷热裂纹

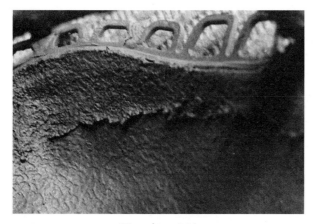

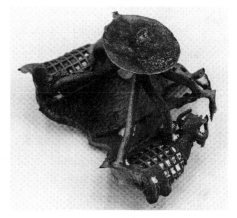

<table>
<tr><td>图 4-4-6 毛刺</td><td>图 4-4-7 表面粗糙</td></tr>
</table>

【技能要求】

一、分析支架变形的原因和其他铸造缺陷的原因并提出解决方案

（一）造成支架蜡型变形的主要原因

1. 磷酸盐耐高温模型处理不当

（1）蜂蜡用量不足：在用蜂蜡处理磷酸盐耐高温模型时，由于放入熔蜡器内的蜂蜡不足量，模型不能完全浸入蜂蜡溶液中，导致模型上的蜂蜡量不均匀，影响蜡型的附着。

（2）浸泡时间不足：磷酸盐耐高温模型在蜂蜡中浸泡的时间过短（没达到 30s），模型表面没获得应有蜂蜡量，影响蜡型的附着。

（3）蜂蜡溶液温度过低：蜂蜡溶液未达到要求温度，磷酸盐耐高温模型表面几乎无蜂蜡附着，导致模型与蜡型间没有粘合力。

由于上述因素的影响，因而制作支架蜡型时，成品蜡件铺上后（蜡型）不能很好地与模型紧密结合，在两者间形成了一些空隙，最终造成了蜡型的变形。

2. 支架蜡型制作不规范　操作不严谨，各种部件未按标准的尺寸制作，各部件间连接得不够牢固，脱模时用力过大，支架蜡型制作完成未及时包埋，放置的时间过长，包埋中操作不当等因素都影响了蜡型的精度，是造成支架蜡型变形的重要原因。

3. 模型准确性差　工作模型不准确或者未严格按照规范的工艺流程要求翻制磷酸盐耐高温模型，影响了耐火模型的准确性，是造成蜡型变形的直接原因。

（二）预防支架蜡型变形的措施

1. 严格工作流程按照要求规范操作。

2. 严格按照设计要求制作蜡型。

3. 尽可能用成品蜡件制作支架蜡型。

4. 制作蜡型时，各种蜡部件放入准确的位置后，轻压使其与磷酸盐耐高温模型紧密贴合无间隙，注意各部件连接处要连接牢固。

5. 保证完成后的支架蜡型各部件的标准值不发生改变。

（三）支架蜡型边缘封闭差的原因

1. 支架蜡型边缘未作封闭　完成后的支架蜡型边缘未做最后的封闭，是造成蜡型边缘

257

封闭差的直接因素。

2．支架蜡型制作完成后放置时间过长　在支架蜡型制作中，有时会因磷酸盐耐高温模型与各成品蜡件（蜡）间的黏附差，边缘易翘起。特别是当蜡型制作完成后未及时包埋，长时间的放置更容易使蜡型与模型分离开，也直接影响了边缘的封闭性。

3．支架蜡型边缘外形、厚度　蜡型边缘形态，厚薄不正确对支架蜡型边缘的封闭性也有一定的影响。

4．倒凹填补量　倒凹填补过多，基托边缘过空，导致蜡型边缘封闭差。而倒凹填补不够，基托边缘过薄，同样也影响了支架蜡型边缘的封闭性。

（四）预防支架边缘封闭差及变形的措施

1．用观测仪作模型设计。

2．用铸造蜡封闭支架蜡型边缘，特别是支架蜡型精修完成后，必须再次对蜡型边缘进行封闭，以获得良好的边缘封闭性。

3．蜡型完成后放置 1h 应立即包埋，避免蜡型变形。

4．支架蜡型边缘应薄而圆钝，呈移行状，既减小了口腔内的异物感，又增强了蜡型边缘的封闭性。

5．严格按照制作支架蜡型工艺流程的要求和规范操作。

（五）铸造常见的缺陷原因及预防措施

1．铸造不全

（1）铸道设置不当：主要表现在铸道口的形状不利于液体合金顺利流入铸型腔内；铸道设置的部位不合理、铸道过长、过细等因素。当支架铸道长度大于 40mm 时，发生铸造不全的可能性增加。因此，支架铸道的长度不大于 40mm，直径不小于 4mm，并根据铸件的大小正确设置铸道的数量及合理分布铸道的位置。

（2）铸型烘烤和焙烧的影响：其主要原因是铸型焙烧温度过低，铸型的透气性差等。特别是铸型焙烧温度较低时，液态合金的热能很快被铸型所吸收，凝固速度加快，流动性降低，从而导致蜡型较薄和远离铸道的部位不能被完整地铸造出来。

（3）铸造时机、压力和初速度的影响：铸造时机掌握不好，合金未在最佳流动性时铸造而引起铸造不全；铸造机的铸造压力高低直接影响铸件的完整性，虽然压力越大越有利于铸造成功，但过大的压力也会造成如毛刺等铸造缺陷的产生；最初离心速度快慢亦影响铸件的完整性，因液态合金从坩埚到被铸入铸型腔内的时间只有 $1/4 \sim 1/3$s，初期的离心速度快有利于铸造成功，否则易造成铸造不全。

（4）合金的影响：合金投入量不足，必然会造成铸造不全；如果熔化合金的热源温度过低，热量不足，合金熔化不全，也会造成铸造不全。

除了上述的原因之外，蜡型本身过薄且远离铸道口、跑钢（合金液泄漏）等因素也易发生铸造不全。

预防措施：

（1）支架铸道的长度不大于 40mm，直径不小于 4mm，并根据铸件的大小正确设置铸道的数量及合理分布铸道的位置。

（2）铸型焙烧温度要合理，保证铸型良好的透气性等。

（3）掌握好铸造时机，选择铸造时合适的压力和初速度。

（4）合金投入量足够并合理控制熔金温度。

2. 产生粘砂的原因　可分为化学性（石英在高温条件下与合金的碱性氧化物发生作用或石英砂成分不纯）和热力性（合金熔铸时温度过高，包埋材料的耐火度不够或包埋材料内含有低熔点杂质）两类，磷酸盐系包埋材料易产生化学性粘砂，即在铸件的表面形成一层难以清除的烧结层。除上述原因之外，合金过熔、铸道安插得不合理、铸造压力过大也是造成粘砂的可能因素之一。

预防措施：

（1）合理设置及安插铸道。

（2）选择合适的包埋材料并按正确的粉液比调配。

（3）合理控制熔金温度及掌握好最佳铸造时机。

3. 缩孔、缩松和气孔　铸件在凝固过程中，由于合金的液态收缩和凝固收缩，使得在铸件最后凝固的部位出现孔洞，形成集中而单一的孔称之为缩孔。而形成细小而分散、形态不规则的孔洞，称为缩松。缩孔、缩松多发生于铸件最后凝固的部位。气孔是指金属液在凝固过程中，因气体溶解度下降析出气体，形成气泡未能排除而形成的（析出性）气孔。析出性气孔也多发生于最后凝固部位和热力中心部位，而反应性气孔多发生于铸件氧化层下，经加工或清理即暴露于表面。

对于缩孔和缩松的预防：

（1）合理设置及安插铸道，注意铸道的直径与铸件的大小、厚薄相适宜，铸道宜短不宜长。

（2）蜡型应注意避开热中心，正确掌握铸型的焙烧温度及维持时间。

防止析出性气孔和反应性气孔的主要方法是：

（1）合理控制熔金温度及掌握好最佳铸造时机。

（2）在每次熔金前，要清理坩埚内残存合金渣。

（3）合理地延长铸造压力时间，使合金的凝固过程在持续的压力下进行。

4. 砂眼　是铸型在加热烘烤烧烧过程中某些部位的包埋材料脱落，液态合金铸入铸型腔内的冲击力使某些部位的包埋材料脱落，以及黏附在铸道口部位的浮砂随着液态合金被铸入到铸型腔内，并随着合金的凝固存在于铸件表面或内部的碎片所造成的孔穴。

其预防的方法主要是：

（1）合理设置铸道，防止铸道与铸型内壁形成较尖锐的棱角。

（2）铸型的低温烘烤时间温度应合理。

（3）铸造之前清扫掉黏附在铸道口附近的浮砂，在烘烤焙烧铸型时应防止砂粒掉入铸型腔内。

5. 产生冷热裂纹的原因有：①铸件的厚薄不一；②铸型的冷却方式不合理；③铸型在冷却过程中受到剧烈的振动；④合金自身原因等。

预防的措施主要是：

（1）合理制作支架蜡型，其厚薄应尽可能一致。

（2）铸造完成后的铸型在冷却时应在室温下缓慢冷却，不能急冷。

（3）不能使铸型在冷却过程中，特别是刚从铸造机取出时受到剧烈的振动。

（4）合金选择含杂质少及接近共晶成分的合金。

6．毛刺造成的原因有耐高温工作模型处理不当、包埋材料中的粉液比例不当、铸型烘烤焙方式不正确等。

预防的措施主要是：

（1）正确处理耐高温工作模型。

（2）选择合适的包埋材料并按正确的粉液比调配。

（3）选择正确的烘烤焙烧温度及时间。

7．铸件表面粗糙的主要原因有蜡型表面光洁度差、铸型腔内壁的光洁度差、金属的加热熔化不正确、包埋材料与液态合金反应等。

预防的措施主要是：

（1）正确使用蜡型表面活性剂。

（2）选择合适的包埋材料并按正确的粉液比调配。

（3）选择正确的烘烤和焙烧温度及时间。

（4）掌握好铸造时机。

二、分析并解决铸道设计与安置的常见问题

（一）铸道设置不当

1．铸道数量过多　支架蜡型铸道的数目，并不是越多越好，应根据铸件的大小来设置。一般2～4根铸道就够了，过多造成金属的浪费。

2．铸道过细　铸道过细不利于金属熔液的铸入。通常铸件设计单一铸造时，选用铸道的直径为6～8mm；铸件若选用多根铸道，其总铸道横截面积最好稍大于各分铸道的横截面积之和。

3．铸道过长　铸道过长不利于铸金熔液的充盈，一般情况下各分铸道的长度应短于4cm。

4．铸道过直　铸道过直不能补偿铸件的线性收缩。

5．储金球设置不合理　储金球过大、过小或位置不正确。

（二）铸道安插位置不正确

1．铸道被安插在蜡型较薄的部位上。

2．铸道的安插使铸件处在了热中心。

3．铸道安插在不利于铸金熔液注入的位置。

（三）预防措施

1．根据铸件的体积大小和类型设置铸道的数量、直径和位置。

2．在正确的位置安放储金球，储金球的大小比例要与铸件的大小比例适当，以补偿铸金的收缩，确保铸件完整。

3．将铸道做成弧形，避免做成直线以减少由铸件收缩而引起的铸件变形。

4．将铸道安插在蜡型较厚的部位，并且还应利于金属熔液的注入。

5．铸道的位置应放置在不影响铸件外观处。

6．正确设置逸气道位置，使精细薄弱部分铸造完整。

7．安插铸道时应使蜡型位于铸圈的上2/5部位，避开铸型热中心。

第二节 处理基托蜡型制作的问题

【相关知识】

制作基托蜡型过程中常见问题产生的原因及处理

1．在基托蜡型制作过程中，对制作的蜡型厚度掌握得不好、蜡型与模型之间贴合差等，是造成基托蜡型过厚的原因。

2．在基托蜡型制作过程中，对制作的基托蜡型厚薄度控制差，是造成基托蜡型过薄的主要原因；在缓冲区未做处理，将造成该区域基托蜡型过薄。

3．在基托蜡型制作过程中操作不规范，是导致基托蜡型厚薄不均匀的主要原因。

4．在基托蜡型制作过程中，倒凹填补不正确，边缘没有做封闭处理等是导致基托边缘封闭差的原因。

5．对基托蜡型常见问题的处理

（1）正确掌握倒凹填补量。

（2）对舌隆突及骨突处等要做缓冲处理。全口义齿定要形成后缘的封闭区，特别是上颌全口，以保证边缘的封闭性和避免基托蜡型过薄。

（3）正确把握基托蜡型厚度，制作中及时做调整。

（4）正确制作基托蜡型边缘外形和厚度，以增强边缘的封闭。

（5）制作中的每步流程都规范操作。

【技能要求】

一、分析基托蜡型制作过程中常见问题并提出解决方案

在制作基托蜡型中，最常见的是基托蜡型制作过厚、过薄、厚薄不均匀和边缘封闭差等问题。

（一）造成基托蜡型过厚的主要原因

1．在基托蜡型制作过程中对蜡型厚度没有很好地把控，蜡型完成后也没对蜡型厚度进行检查，最终造成了基托蜡型过厚。

2．在基托蜡型制作过程中，在铺蜡或滴蜡时，由于蜡未与模型紧密贴合，二者之间形成了空隙而造成了基托蜡型过厚。

（二）造成基托蜡型过薄的主要原因

1．基牙倒凹和组织倒凹未得到完全的消除。

2．舌骨嵴、舌隆突、牙槽嵴的骨尖、骨突等区域，未做缓冲处理，造成了该区域基托蜡型过薄。

3．在制作基托蜡型时，对蜡型厚薄度掌握差，而造成基托蜡型制作过薄。

（三）造成基托蜡型厚薄不均匀的原因

在基托蜡型制作时，操作不规范，随意性过大，基托蜡型制作完成后也没对蜡型进行检查，是导致基托蜡型厚薄不均匀的主要原因。

（四）造成基托蜡型边缘封闭差的原因

1. 倒凹填补过多或过少都是影响基托蜡型边缘封闭的因素。

2. 在制作基托蜡型时,基托蜡型的边缘形态、厚度不正确的因素。

3. 在制作基托蜡型时,对基托蜡型的边缘没有做封闭处理,造成了边缘封闭差。

4. 全口义齿未形成后堤区,直接影响基托蜡型后缘的封闭。

二、预防基托蜡型过厚、过薄、厚薄不均匀和边缘封闭差等问题的措施

1. 倒凹填补的量要适中。

2. 对缓冲区域要做缓冲处理。全口义齿一定要形成后缘的封闭区。

3. 制作基托蜡型时,蜡片放置于模型上,一定要用手轻轻地压一压,使蜡型紧贴于模型上,避免二者间形成空隙。

4. 基托蜡型加蜡制作过程中,如蜡型太薄,会透出石膏模型的颜色,可用雕刀探及蜡型深度以确定基托蜡型的厚度,如厚度不足就需要加蜡处理。

5. 基托蜡型制作完成后,用雕刀多点探及深度以检查基托蜡型的厚度是否合适,看是否达到要求,并且还须检查基托蜡型厚度是否均匀,最后对雕刀探及的位置滴蜡恢复,使表面光滑如初。

6. 对基托蜡型边缘加蜡进行封闭,使蜡型与模型紧密贴合。蜡型边缘的厚度稍厚,外形呈圆钝状,以增强边缘的封闭。

（周　敏　任　薇　董　博　杨兴强）

第五章　上𬌗架、排牙和雕牙

第一节　可摘局部义齿排牙或雕牙

【相关知识】

可摘局部义齿人工后牙以恢复咀嚼功能为主，选择人工牙时应注重材料和咀嚼效率。视缺隙大小、𬌗龈高度、咬合关系、𬌗力大小和对颌牙情况等进行综合衡量。后牙的正确选择是维持义齿良好的稳定性、发挥良好咀嚼效能的基础。

1. 材料　缺牙间隙正常，𬌗龈距离高，牙槽嵴丰满，可抵抗较大力时，可选用树脂牙或瓷牙，通常临床多选用成品树脂牙，因其硬度和耐磨性接近天然牙的釉质，便于调磨，使其能与对颌天然牙建立良好咬合关系；若缺牙间隙小，𬌗龈距离低，且𬌗力大者，可选用金属𬌗面牙；若对颌天然牙排列不齐无法排列人工牙时，可雕刻牙冠蜡型，置换成树脂牙或铸造牙等。

2. 形态　缺牙间隙正常，𬌗龈距离高，牙槽嵴丰满，可抵抗较大侧向力，对颌牙磨损少时，可选用解剖式牙或半解剖式牙。义齿固位差，对颌牙磨损严重，不能抵抗较大侧向力时，可选用非解剖式牙。

3. 大小　应根据缺牙间隙情况选择大小协调的人工后牙。多个后牙缺失时，后牙近远中向总长度应为由下颌尖牙远中至磨牙后垫前缘之间的距离，并应参照余留牙长度和对颌牙大小，尽量使其协调，人工后牙的颊舌径应小于天然牙的颊舌径，以减小基牙及支持组织应力负荷。

4. 颜色　可参考口腔余留牙的颜色，尽量与之协调一致。口裂较宽者，选牙时要兼顾美观。

【技能要求】

一、可摘局部义齿人工牙的排列

（一）前牙的排列

1. 深覆𬌗　这种情况下，若是个别上前牙缺失，排列上前牙时应与邻牙和对侧牙协调；较重的深覆𬌗关系，则应适当磨除下前牙切缘或采用金属基托；若是上前牙多数或全部缺失，下颌处于明显后缩位，上颌前突、前牙深覆盖明显者，则应将上前牙适当向腭侧排列，或采用将上前牙排在比天然牙稍高的位置，而不改变牙齿的前后位置，这样垂直向覆𬌗减少，覆盖也减小，面部外观得到改善。

2．**深覆盖**　应将上前牙适当向腭侧排列，或采用将上前牙排在比天然牙稍高的位置，而不改变牙齿的前后位置，这样覆盖减小，面部外观能得到改善。

3．**前牙反𬌗**

（1）轻度反𬌗：为了美观，可将上颌人工牙稍向唇侧排列，尽可能排成浅覆𬌗。

（2）中度反𬌗：上下前牙可排成对刃关系。排列时上前牙唇倾，但上前牙在前倾的角度加大的同时会突出下颌颏部，反而夸大了反𬌗者的脸型。因此，上前牙可排在原有天然牙位置稍偏唇侧些，并将唇侧翼缘边缘基托适当加厚，可以有效地支撑上唇，使原有的上唇塌陷得到明显的改善。

（3）重度反𬌗：可排成反𬌗关系。但应注意在人工牙与相邻天然牙相接处，排成自然的弧形，使之协调一致。如患者上前牙缺失并且唇肌较松弛，排牙时可将上前牙排成双牙列。即保持原天然牙的反𬌗关系，又使排在唇侧的前牙与下前牙呈浅覆盖关系。这样既保证咬合也改善了面容美观。

（二）后牙的排列

后牙反𬌗

1．**轻度者**　可将上颌后侧人工牙稍排向颊侧或下颌后侧人工牙稍排向舌侧，以建立正常的咬合关系。

2．**中度者**　可适当磨改下颌磨牙的颊面，或将上颌磨牙颊面加蜡（以建立一定的覆𬌗、覆盖关系），尽量建立正常的覆𬌗、覆盖关系，避免排成对刃而发生咬颊的现象。

3．**严重者**　可排列成反𬌗关系，但应保证后牙排列在牙槽嵴顶上。

若前后牙都有缺失，余留牙少，且𬌗关系不正常，可先在𬌗架上排好人工牙，再在患者口内试戴，并做必要的修改，以达到美观、功能的要求。

二、排牙后咬合关系调整

（一）正中𬌗关系的选磨

正中𬌗接触时，上后牙的舌尖咬在下颌后牙的中央窝内，下后牙的颊尖咬在上颌后牙的中央窝内。选磨正中𬌗时，主要选磨与颊尖、舌尖相对应的中央窝和近远中边缘。具体的方法是将咬合纸放在双侧上下牙列之间，使𬌗架做开闭口运动，观察义齿咬合面咬合纸印迹，咬合接触点多数出现在上下牙尖、牙尖的颊舌斜面和近远中边缘嵴上。用钨钢圆钻进行点状选磨。首先选磨义齿人工牙牙尖的颊舌斜面和近远中边缘的接触点，注意保持垂直距离高度。如垂直距离过高时可调磨牙尖，按照单颌、少量、多次选磨的原则进行选磨，直到双侧牙列人工牙、天然牙均有广泛均匀的咬合接触。这时，咬合纸印迹均匀分散在整个牙列咬合面。口腔内余留牙有正常咬合关系时，原则上义齿应恢复原有的咬合关系。如果原咬合关系不稳定或需要重新建立咬合关系，则应确立适宜的颌位关系，建立新的、平衡的咬合关系。

（二）侧方𬌗的选磨

侧方𬌗运动中，工作侧上颌后牙颊、舌尖的舌斜面与下后牙颊、舌尖的颊斜面接触，平衡侧上颌后牙舌尖的颊斜面与下颌后牙颊尖的舌斜面接触。打开𬌗架上正中锁，将咬合纸置于上下牙之间，推动𬌗架上的上颌体，使其向一侧滑动，检查侧方𬌗运动过程中，工作侧人工牙上后牙颊、舌尖的舌斜面与下颌后牙颊、舌尖的颊斜面是否均匀接触，如果有早接触点,选磨上颌后牙颊尖的舌斜面或下颌后牙舌尖的颊斜面。牙支持式义齿和单侧远中游离端义齿因对侧余留牙存在,仅需恢复工作侧接触,无须达到平衡侧牙的接触,而双侧远中游离端义齿,或接近于全口义齿的混合支持式或黏膜支持式义齿,需要达到平衡侧的多点接触,如果有早接触点,主要选磨上后牙舌尖的颊斜面或下后牙颊尖的舌斜面,此时选磨时,不得降低人工牙功能尖的高度,保持颌间垂直距离,直到侧方殆运动时无殆干扰。

(三)前伸殆关系的选磨

余留牙是前牙或牙支持式义齿时,无须达到前伸平衡殆,前后牙均为人工牙的混合支持式或黏膜支持式义齿,在下颌前伸运动时,后牙需呈多点接触。推动殆架上的上颌体,使上颌体向后移至上下前牙呈切对切状态,检查前牙接触及后牙平衡牙尖接触情况,如有早接触点,主要调磨上颌牙尖的远中斜面或下颌牙尖的近中斜面,注意上下颌牙尖不得同时调磨。

(四)人工牙选磨后的修整

义齿人工牙在调整咬合之后,殆面的牙尖低平,窝沟表浅。在不影响咬合平衡接触的状态下,用细小锐利的车针,磨除殆面锐利边缘使之圆滑,加深沟、窝,形成牙尖的三角嵴,增加咬合接触面的同时增加了咀嚼效能。同时加大食物排溢道,减轻牙槽嵴的负荷,有利于义齿的稳定固位。

第二节 全口义齿排牙

【相关知识】

一、正常无牙颌牙槽嵴关系的定义

上颌前部牙槽嵴位于下颌前部牙槽嵴的唇侧;后部上下颌牙槽嵴顶的连线(冠状面观)与水平面成 80° 内上或外下交角。无论是牙槽嵴前部或后部的关系与正常的发生偏差,都归为异常牙槽嵴关系。因为上下颌无牙颌位置和形态的异常,临床上出现无牙颌异常颌位关系的情况比较多见。异常颌位关系包括以下情况:上颌弓过小(窄)或下颌弓过大(宽)及位置异常导致的前牙和/或后牙区反殆关系;上颌弓过大(宽)或下颌弓过小(窄)及位置异常导致的前牙区和/或后牙区大的覆盖关系。

二、异常殆的判定标准

实际操作中如何判定异常与否,目前仍没有严格标准,因为差别值的容许范围大小与颌间距呈正相关,牙槽嵴顶垂直间距越大,容差范围也越大。对于后牙区,从冠状面观,一般认为上下牙槽嵴顶连线与殆平面的内上或外下交角正常为 80°,如果>100° 则判定为宽上颌弓,<72° 则判定为宽下颌弓。

三、异常颌位关系的排牙原则

(一)轻度异常的情况下

可以通过上下牙齿位置和轴向倾斜度的改变,按照正常排牙的方法进行异常颌位关系的矫正。也可以利用一些特定殆型的牙齿位置特点,消除异常颌位关系对排牙的影响。

（二）对于超出可以调整范围的中度和重度异常

为保证义齿的稳定和功能的发挥，则应该按牙槽嵴的异常关系排牙，采用非常规的特殊技术进行牙齿排列。

四、理想的全口义齿咬合的基本要求

（一）正中𬌗时

上下前牙不接触，上下后牙尖窝交错𬌗，上下后牙支持尖（上后牙舌尖和下后牙颊尖）均分别与对𬌗牙中央窝或边缘嵴接触，与牙尖中心相对应的中央窝与边缘嵴上下颌接触点周围最好有 1～1.5mm 平坦区域。

（二）侧方𬌗时

工作侧下牙颊尖顶或者颊斜面与上牙颊尖舌斜面接触滑动，上牙舌尖顶或者舌斜面与下牙舌尖颊斜面接触滑动，平衡侧上牙舌尖顶或者颊斜面与下牙颊尖舌斜面接触滑动，或者下牙颊尖顶或舌斜面与上牙舌尖的颊斜面接触滑动，形成均匀平滑的接触轨迹。

（三）前伸𬌗时

下前牙切端及其唇斜面与上前牙舌斜面及其切端接触，上颌后牙舌尖顶或者远中斜面与下颌后牙中央窝的远中壁接触滑动，下颌后牙颊尖顶或者近中斜面与上颌牙中央窝的近中斜面接触滑动，形成均匀平滑的滑行接触轨迹。

五、调𬌗的方式

调𬌗的方式有三种：𬌗架上调𬌗、口内调𬌗、再上𬌗架调𬌗。

在口腔修复体制作室主要完成的是𬌗架上调𬌗和部分再上𬌗架调𬌗。口内调𬌗时，由于全口义齿为黏膜支持，口内咬合检查时义齿有一定的动度，咬合检查结果的准确性和可重复性较差，相应口内调𬌗的准确性差。如果全口义齿存在干扰点，这些干扰点会导致全口义齿微小的移动，这样会严重影响调𬌗精度，因此，口内调𬌗的精度在某种程度上依赖于制作完成全口义齿𬌗的准确度，要尽量保证𬌗架上调𬌗的准确性。虽然通过临床上面弓转移等技术最大限度地提高了全口义齿𬌗的精度，但是误差依然无法完全避免。因此，口内调𬌗建议的做法是将义齿重新上𬌗架调𬌗。

再上𬌗架调𬌗的方法有两种。一种是在义齿分层装盒、装胶、热处理后，打开型盒时将模型与义齿完整取出，按照模型底面的定位沟将模型和义齿重新上到𬌗架上，再进行选磨调𬌗。用此种方法可去除因蜡型制作、装盒、装胶等处理导致的人工牙变位、垂直距离增大等误差。但如果是在颌位关系确定和面弓转移上𬌗架等步骤中出现的误差，则无法去除，这就需要另一种临床再上𬌗架调𬌗方式。这种方式主要是将完成的义齿戴入患者口内后，重新取得颌位关系记录，然后面弓转移，填倒凹后用石膏灌制模型，再上𬌗架调𬌗。

【技能要求】

一、反𬌗关系的全口义齿的人工牙排列

（一）上颌前部后缩或下颌前突

相差不大的情况下，可以通过调整排列成正常𬌗关系，例如调磨下前牙盖嵴部，下颌稍

排向舌侧，上颌稍排向唇侧；减小前牙覆殆覆盖。对于相差较大的情况，如果强行排成正常殆，会导致义齿的不稳定并影响咀嚼功能的发挥，应该按照牙槽嵴异常关系排牙。前牙一般排成对刃殆或浅覆殆。反殆非常明显时，下颌选择大一号的前牙，可排成浅的反覆殆覆盖关系。

（二）上颌后部过窄或下颌过宽

临床上较常见，因为上下颌牙齿缺失后，剩余牙槽骨吸收的方向不一致，经常导致这种情况。宽度相差不大时，可以在一定范围内通过调整排列成正常殆关系：下后牙略向舌侧，上后牙向颊侧移，排列成正常殆；或采用舌侧集中殆，稍加大上颌后牙颊向倾斜度矫正。但一定注意，上述处理后，上颌两侧后牙的力点线一定程度上偏离了牙槽嵴顶向颊侧，受力时可能导致基托中线区应力过大，导致基托纵折的发生，需要对基托进行加强设计。上下颌相差较大时，需要按照后牙牙槽嵴顶的位置关系排列牙齿，将后牙排成反殆：A 区和 D 区，B 区和 C 区。除第一前磨牙外交叉互换排牙，同时下颌可左右加一个前磨牙，或上颌减少左右一个前磨牙（减下来的前磨牙可以排列在第二磨牙远中），来获得咬合的协调。

二、覆盖过大的全口义齿的人工牙排列

（一）上颌前部前突或下颌后缩

原则是保证尖牙关系，以利于后牙排列。在相差不大的时候，通过调整排列成正常殆关系，可采用的方法包括：上颌牙盖嵴部打磨，略往腭侧排列；下前牙稍向唇侧倾斜，或稍向唇侧前移；减小上前牙唇向倾斜度，增加下前牙唇向倾斜度及唇侧前移；上颌排稍大号的前牙，稍加大覆盖等。对于明显前突的病例，此时应按牙槽嵴关系，排列成大覆盖。根据覆盖的情况，下颌两侧各减一个前磨牙，或少排一个下切牙以保证上下颌第一磨牙的关系（下中线与上中切牙不齐）；加大与下牙的覆盖后，上前牙腭侧基托加厚成平面与下牙接触，形成假性开殆，以恢复切咬功能，改善发音功能。

（二）上颌后部过宽或下颌过窄

相差不大时，可以通过调整排列成正常殆关系：上后牙略向舌侧，下后牙略向颊侧移；或采用平面殆，调整上下后牙颊舌向位置和覆盖程度，解决轻度后牙异常颌位关系的问题。而上下颌相差较大时，为保证义齿的单侧平衡需要按照牙槽嵴顶的位置关系进行排牙。例如可以采用双层牙列的技术，可在正常位置先排下后牙，再排上颌牙并与下后牙恢复咬合接触，在下颌颊侧雕牙或排第二功能牙列；也可以在正常位置先排上后牙，后排下颌牙，在上颌舌侧堆蜡或排第二功能牙列，与下后牙恢复咬合接触。

三、调殆一般过程

（一）咬合检查与调殆

咬合检查的目的是确定正中殆，侧方殆和前伸殆接触滑动过程中是否存在早接触，是否存在殆干扰和低殆并确定所在部位。所谓早接触是指当正中殆多数牙尖不接触时个别牙尖的接触，殆干扰是指侧方和前伸殆接触滑动过程中多数牙尖不接触而个别牙尖的接触，低殆是指多数牙尖接触而个别牙尖不接触。咬合检查通常是将咬合纸置于上、下牙之间，上、下牙撞击或者相互接触滑动后，在咬合接触的部位会染色显示咬合印记，医生根据咬合印记判断需要调磨的部位，调磨后重新进行咬合检查。经过反复检查和调磨，最终达

到平衡𬌗接触。咬合检查可采用不同颜色的咬合纸，在正中𬌗，侧方𬌗和前伸𬌗分别进行。正中𬌗检查时应使上下牙在小开口范围内做快速叩齿动作，前伸𬌗检查时下牙从正中𬌗向前接触滑动至前牙切缘相对，侧方𬌗检查时下牙从正中𬌗向工作侧接触滑动至工作侧颊尖相对。

（二）调𬌗注意事项

1. 保持垂直距离，避免因调𬌗降低垂直距离。

2. 保持𬌗面形态，避免因调磨过多导致人工牙𬌗面的牙尖和沟窝形态被磨除。调𬌗工具应使用小的磨头或大号球钻。

3. 要少量多次调𬌗，判断误差的大小，如果误差较大，可以适当加大调磨量，越接近最终的效果越要控制好调磨量。每次调磨量要少，每次调磨后重新咬合检查时调磨过的接触点应仍然保持接触，即"原地点重现"，避免使高点变成低𬌗，越调磨接触点越多，逐渐达到多点接触甚至完全接触平衡𬌗。

4. 调𬌗时应单颌调磨，侧方前伸𬌗调磨方向应沿接触点的滑行轨迹进行。

（三）选磨调𬌗的步骤

1. 判断上下颌人工牙位置是否异常 调磨之前要首先检查上下颌人工牙位置是否异常，判断标准有：①是否存在适宜的纵、横𬌗曲线；②从垂直向看尖窝应位于上下颌牙槽嵴顶连线上。

如果不满足上述标准，首先判断是尖异常还是窝异常（是否在牙槽嵴顶连线上，是否存在适宜的纵横𬌗曲线），按照排牙标准调整人工牙位置，如果上、下颌之间存在矛盾要首先照顾下颌，或者照顾上下颌条件较差的一侧。在排牙时期可以对单个牙位置进行调整。义齿完成后尖窝相对位置误差如果小于牙尖斜面的1/3，可以考虑对异常的尖窝进行调磨，如果尖窝位置误差大于1/3，即使是完成后的全口义齿也应考虑对人工牙位置进行调整，个别牙异常可以通过将个别牙磨下来后，用自凝树脂将人工牙重新固定。

2. 正中𬌗早接触的选磨 人工牙位置大致正常后，再进行调𬌗，正中𬌗早接触可分为支持尖早接触和非支持尖早接触。

（1）对于上牙颊尖和下牙颊尖或下牙舌尖与上牙舌尖的早接触：应按照 BULL 法则，调磨非支持尖，即调磨上后牙颊尖和下后牙舌尖。

（2）当上下颌支持尖之间存在早接触点时：可以调磨接近窝底的区域，保持牙尖的形态。

（3）对于支持尖与中央窝底的早接触：即上牙舌尖或下牙颊尖分别与对𬌗牙中央窝和近远中边缘嵴之间的早接触，应结合侧方𬌗平衡侧接触情况。如果正中𬌗有早接触的支持尖在作为平衡侧时也存在𬌗干扰，则调磨支持尖。如果作为平衡侧时无𬌗干扰，则调磨与支持尖相对的对颌牙的中央窝或𬌗边缘嵴。

（4）如果考虑简化操作：可参照舌侧集中𬌗仅将上颌舌尖作为支持尖，在尖窝位置没有明显异常的情况下，可考虑尽量保留上颌人工牙尖窝形态，以调磨下颌人工牙为主，获得正常的尖窝接触关系。

3. 侧方𬌗干扰的选磨 工作侧的𬌗干扰发生在上后牙颊尖舌斜面和下后牙颊尖颊斜面之间，或上后牙舌尖舌斜面与下后牙舌尖颊斜面之间。同样应按照 BULL 法则，调磨非支持尖。平衡侧的𬌗干扰发生在上后牙舌尖的颊斜面和下后牙颊尖的舌斜面之间。应结合正中𬌗,尽量避免调磨正中𬌗印记,调磨非正中𬌗印记,或者仅调磨下颌支持尖斜面,保留上颌支持尖结构。对于侧方𬌗工作侧前牙的干扰,应选磨下前牙的唇斜面或上前牙的舌斜面,避免磨短上前牙。

4. 前伸𬌗干扰的选磨　前伸𬌗后分的𬌗干扰发生在上颌后牙远中斜面与下颌后牙近中斜面,调𬌗应同时遵守 BULL 法则和 DUML 法则,即分别调磨上牙颊尖远中斜面和下牙舌尖近中斜面。对于前伸𬌗前分𬌗干扰,应选磨下前牙的唇斜面或上前牙的舌斜面,避免磨短上前牙。

5. 再上𬌗架调𬌗　调整正中𬌗时要锁定两侧髁球,当需要参考侧方𬌗时再打开一侧髁球,重上𬌗架后往往由于装盒而略抬高了𬌗面高度,使切导针与切导盘略有分离,需要调磨至原高度,用蓝色咬合纸检查上下颌人工牙𬌗面,咬合最重的部位形成一个蓝色的圈。先调磨中央窝咬合最重部位,按照调𬌗原则多次调磨直至尖窝形成尖顶式均匀接触,并使切导针与切导盘接触。

正中𬌗调磨良好后再调侧方𬌗,松开髁球,使下颌模型向一侧滑动至与上下颌工作侧人工牙颊尖相对,再由颊尖相对滑动回正中𬌗,用红色咬合纸检查标示滑行轨迹,再用蓝色咬合纸标明正中𬌗时接触点,不要调磨蓝色、红色重合印记,仅调磨红色印记,直到工作侧在由颊尖相对滑动回正中𬌗时支持尖与斜面至少存在两点均匀同时接触滑动印迹,平衡侧上下人工牙至少有一点同时接触滑动印迹,这样就达到侧方𬌗平衡。注意人工牙支持尖斜面可以调磨,但支持尖顶及正中𬌗时其所对应的牙窝应尽量不再调磨。

侧方𬌗调好后,最后进行前伸𬌗调磨。松开两侧髁球,将下颌全口义齿前伸至前牙切端相对,再由切端相对咬合回正中𬌗位,用红色或绿色咬合纸标记滑动轨迹,再用蓝色咬合纸标出正中𬌗时尖窝接触的位置,保留两种颜色重合的位置,调磨仅有红色或绿色的早接触点,反复多次,直至达到前伸𬌗时前牙均匀接触滑动轨迹,同时每侧后牙至少有一个点接触滑动轨迹,形成前伸𬌗平衡。注意当下颌全口义齿退回正中𬌗末期时,前牙脱离接触,仅后牙发生接触。

（刘洪臣　李鸿波）

第六章　颌面外科和正畸治疗装置制作

第一节　矫治器的制作

【相关知识】

一、概述

功能矫治器，又可分为简单功能矫治器、肌激动器、功能调节器。

简单功能矫治器，包括上颌平面导板矫治器、下前牙树脂联冠斜面导板矫治器、盾（屏）类矫治器等。肌激动器类包括肌激动器（activator）、生物调节器（bionator）、双𬌗垫（twin-block）矫治器等。

二、功能调节器的要求及注意事项

功能调节器又称 Fränkel 矫治器，简称"FR"。有四种类型即为 FR-Ⅰ、FR-Ⅱ、FR-Ⅲ、FR-Ⅳ，通常由树脂和钢丝两部分组成。

Fränkel 矫治器及本节所涉及的矫治器，其制作方法及相关器械的使用参照第四篇第七章第一节概述。

下面以 FR-Ⅲ型矫治器（图 4-6-1）为典型代表介绍：

（一）树脂部分

1. 唇挡　Ⅲ型功能调节器位于上颌切牙上的前庭沟处，左右各一。

2. 颊屏　左右各一。由上颌前庭沟延伸至下颌前庭沟底，远中盖过最后一颗牙齿，近中达尖牙的远中。颊屏的上颌部分与上牙槽间有 3mm 的空隙，可以消除颊肌对上颌侧方的压力而使其扩展。颊屏与下牙槽相贴合。

（二）钢丝部分

1. 唇挡连接丝　将左右两侧的唇挡和颊屏连为一体。

2. 下颌唇弓　将两侧颊屏的下部连成一体，下唇弓与下前牙相贴，与腭弓共同起支架和支抗作用，发挥抑制下颌生长的功效。

3. 前腭弓　在上颌前腭部形成弓形，将矫治力传递至上前牙。

4. 腭弓　矫治器戴入口中后，下颌伸肌有向前复位的趋势，此向前之力通过下颌唇弓传递到上颌腭弓，促使上颌向前发育。

5. 𬌗支托　作用为防止下磨牙向上和向前萌出，允许上后牙自由向下向前萌出，保证𬌗的打开以利前牙反𬌗的矫治，同时可与唇弓一起增强下颌支抗。

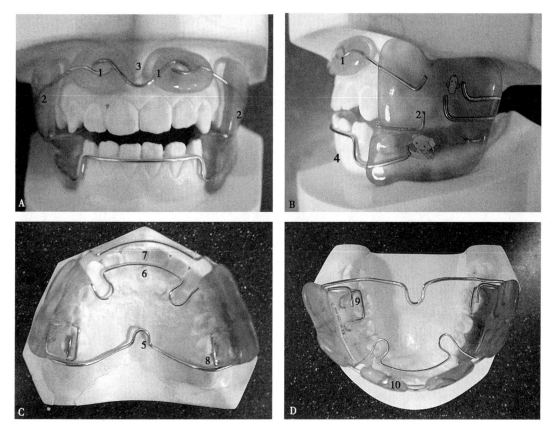

1. 上唇挡；2. 颊屏；3. 唇挡连接丝；4. 下唇弓；5. 腭弓；6. 前腭弓；7. 下唇弓；8. 上殆支托；9. 下殆支托；10. 上唇挡。

图 4-6-1　FR-Ⅲ型矫治器

三、肌激动器的要求及注意事项

肌激动器（activator）的基托要求由上、下颌两部分组成。上颌部分覆盖整个腭盖，下颌部分延伸至口底，基托的远中止于第一恒磨牙远中，上、下基托相连成一体，在下切牙牙缘处被树脂帽覆盖，以防止下前牙垂直向萌出和唇向倾斜。

唇弓位于上颌两侧尖牙间的唇弓与普通唇弓相似，可以根据设计制作成"U"形的双曲唇弓，或横曲唇弓。唇弓可以将肌肉的矫治力传导到上前牙。后牙舌侧部分的基托有牙齿的诱导面，或可以控制和引导后牙的垂直萌出。

四、生物调节器的要求及注意事项

生物调节器（bionator）由位于腭顶部分的腭杆、唇侧的唇弓和位于颊面的颊曲，以及位于下颌舌侧的基托几个部分组成。要求唇弓颊曲阻挡颊肌的压力，腭杆引导舌的位置。建立咬合于切牙对刃关系，使上下唇能闭合。

注意生物调节器有其改良形式，主要有以下几点改进：①树脂基托进一步减小，用双曲唇弓，不用附有颊曲的唇弓；②腭弓用较小的"U"形曲代替椭圆曲；③沿上前牙舌隆突下方加弓形丝防止其伸长，并可加固位矫治器；④可附分裂螺旋器扩大牙弓；⑤下切牙树脂帽，防止牙唇向移动和𬌗向伸长，帽厚 2mm，唇侧盖过 1/2 牙冠高度，舌侧缓冲，上下切牙对刃𬌗，上切牙纳入帽顶 0.5～1mm，磨牙区分开 4～5mm。

五、双𬌗垫矫治器的要求及注意事项

双𬌗垫（Twin-block）矫治器，它是肌激动器的一种改良形式。

要求将上、下颌的两个简单矫治器覆盖在后牙的上下𬌗垫，形成一对彼此吻合的咬合斜面导板，通过咬合时的斜面引导力的作用，使下颌骨向前移动，改善上下颌骨矢状向不调（图 4-6-2）。

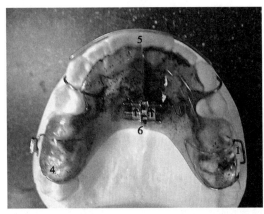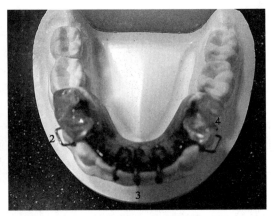

1. 改良箭头卡；2. 三角形卡；3. 球形末端邻间钩；4. 𬌗垫；5. 唇弓；6. 上颌螺旋扩大器。

图 4-6-2 双𬌗垫矫治器

Twin-block 矫治器的结构为：

1. 用于扩大狭窄的上颌牙弓的中线扩大螺旋器或扩弓簧。

2. 𬌗面的平面𬌗垫及咬合斜面导板。

3. 上颌磨牙、前磨牙的改良箭头卡环或三角形箭头卡环。

4. 下颌前磨牙的改良箭头卡环或三角形箭头卡环。

5. 内收上前牙的唇弓。

6. 根据需要设计的移动个别牙齿和改善牙弓形态的舌簧或舌弓、治疗上颌骨前突时使用的口外装置。

注意 Twin-block 矫治器在上下颌应尽可能将一组牙齿连接成支抗单位，减少个别牙齿的移动，而充分发挥其功能矫形的治疗效果。

六、Herbst矫治器的要求及注意事项

Herbst 矫治器是一种固定的功能矫治器，由机械部分和支抗部分组成，机械部分由位于左右两侧的两个金属套叠装置组成，每个套叠装置由一根套管、一根插杆、两个螺丝和两个枢轴组成。上颌枢轴焊接在上颌第一磨牙的远中，下颌枢轴焊接在下颌第一前磨牙的近中。支抗部分常用联冠式铸造合金夹板代替带环，覆盖在上下双侧后牙区，相应部分由腭杆或舌杆连接左右以加强支抗。

七、前庭盾的制作要求及注意事项

前庭盾要求位于上下牙弓外侧,与患者的牙弓和前庭相一致。前庭盾由 2～3mm 厚的树脂制成,上下边缘止于上下移行皱襞处,两侧末端止于第一恒磨牙的远中部位,左右两端之间的宽度较牙弓宽度略大。有时在前庭盾的唇面中央,加一牵引环,用于训练唇肌。

八、阻鼾器的要求及注意事项

阻鼾器是下颌前移矫治的一种,作用是垂直向打开咬合并使下颌骨向前移位,要求用于治疗阻塞性呼吸睡眠暂停综合征。注意严格按照殆记录制作,保留通气位置。

九、快速扩大器的要求及注意事项

螺旋扩大器有快速和慢速两种,每次加力 1/4 圈,快速扩大器每日加力 2～4 次,将螺旋开大 0.5～1mm 连续 2～3 周。

十、四角圈簧扩大牙弓矫治器、W 弓式矫治器的要求及注意事项

通常由四角圈簧和焊接在双侧第一磨牙带环的舌侧扁管组成,由直径 1.0mm 的钢丝弯制成四个环圈,四角圈簧弓丝双折后插入扁管得以固定,弓丝两侧游离端弯成与前磨牙舌侧相贴合的形状,腭侧扩大弓丝离开软组织 2～3mm 以避免压伤腭侧黏膜。带环在舌侧面也可以和弓丝是固定连接,即弓丝双折处与第一磨牙带环腭侧焊接牢固(图4-6-3)。

W 弓式矫治器的作用、要求、注意事项与四角圈簧类似,W 弓不需要将钢丝弯制成环圈(图4-6-3)。

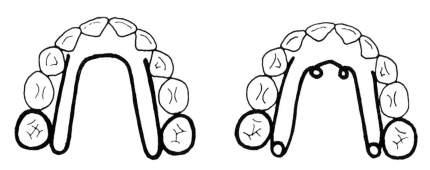

图 4-6-3　W 弓式矫治器、四角圈簧扩弓矫治器

十一、钟摆式口内矫治器的要求及注意事项

用于推上颌磨牙向远中,主要结构有一对推磨牙向后的弹簧曲,0.8mm 直径,一个 Nance 腭托,位于上颌腭部第一、第二前磨牙区域,4 个粘接在第一、第二前磨牙殆面的支托直径 0.8～1mm 支托连接体部分伸向腭部与 Nance 腭托相连。通过牙釉质粘接剂将支托固定在 4 个支抗牙面上。

【技能要求】

一、制作功能调节器

以 FR-Ⅲ型为例：

1. 检查模型，要求工作模型上牙列及唇颊系带应当清晰，前庭沟底特别是上颌前部的沟底应当明确，沟底应有足够的石膏厚度以加深前庭沟。对于Ⅲ型功能调节器需要加深的部位主要在上颌前部，有时还包括上颌结节区和第一磨牙区。将该处的前庭沟用雕刻刀按牙槽的解剖形态向深方延伸，注意不要破坏相邻系带。下颌前庭沟不必加深，下切牙龈 3mm 处要刻出 0.5mm 深的线，以便下唇弓与切牙接触紧密。

2. 按蜡𬌗记录的咬合关系将工作模型上𬌗架，确保𬌗关系正确、稳定。铺缓冲蜡，先用铅笔在工作模上画出唇挡、颊屏的范围，然后在上面铺缓冲蜡。蜡的厚度代表树脂与组织之间的间隙，牙弓需要开展得越多，蜡层越厚，不需要开展牙弓时则不需要铺蜡。一般来说，上唇挡处蜡厚 3mm，上颌颊屏处蜡层的厚度依据上下牙弓的宽度关系决定，下颌颊屏处不铺蜡。吹光蜡层表面并将弯制好的钢丝部件固定在工作模上。

3. 自凝树脂形成唇挡、颊屏。两者的厚度不超过 2.5mm。唇挡截面呈泪滴形，下缘在牙龈上方至少 7.5mm。颊屏的外侧应适当成形，中间部分稍凹以减少厚度，使患者舒适。打磨、抛光。

二、制作肌激动器

1. 上𬌗架　将上、下工作模型按重建𬌗蜡记录的关系准确地咬合在一起上𬌗架。为了方便以后的操作，可将模型的侧方或后方固定在𬌗架的前方。

2. 用铅笔在工作模型上画出唇弓的位置。

3. 钢丝弯制　诱导丝（上前牙双曲唇弓）用 0.9～1.0mm 的硬不锈钢丝，弯制方法参考双曲唇弓的弯制。需要说明的是根据垂直距离（深覆𬌗或开𬌗）的不同，钢丝放置于切牙唇面的最突点之上或之下。

4. 下唇弓　下唇弓的弯制与上唇弓相似，但由于其垂直曲开始于尖牙的远中 1/3，所以唇弓水平部分较长，垂直部分较窄。

5. 基托的制作　肌激动器的基托包括上颌、下颌及颌间三部分，通常是采用自凝树脂分区涂塑，然后再在𬌗架上连成一整体。基托的范围上颌至最后一个磨牙，呈马蹄形，下颌基托止于最后一个磨牙。

（1）充胶前应将工作模型在水中浸泡 10～20min，吹干后，涂分离剂。

（2）固定上下唇弓。

（3）涂塑上颌腭侧基托及后牙𬌗面，𬌗面高度应小于打开的间隙，并覆盖后牙牙尖。

（4）涂塑下颌舌基托，基托伸展至下前牙舌面，覆盖下切牙及尖牙唇面切缘下 2mm，在左右后牙𬌗面有一薄层树脂。

（5）将上下颌咬合在一起，在后牙余留间隙处，用自凝树脂连为一体，并使表面光滑。

（6）树脂固化后进行粗磨、抛光。注意在打磨时，有牙处的组织边缘不进行修整。

三、制作生物调节器

1. 基托的范围　下牙弓基托舌侧应延伸至两侧第一恒磨牙远中，下前牙切缘不覆盖，上颌基托应延伸至前磨牙和磨牙的腭侧，上下颌基托边缘各向龈方延伸 5mm，上颌前部无树脂覆盖，不影响发音。

2．唇弓颊曲的弯制　用 0.9mm 直径的不锈钢丝，上颌唇弓越过切牙向远中至两侧第一磨牙处形成一颊曲，再向近中折回，在尖牙和第一前磨牙之间进入腭侧基托内，颊曲挡住颊肌压力。

3．腭弓的弯制　用 1.2mm 直径的不锈钢丝弯制。

4．基托的制作　根据基托的覆盖范围用自凝树脂制作。方法可参考活动矫治器基托的制作。

四、制作双𬌗垫矫治器

制作步骤为：

1．上𬌗架　将记录了咬合重建位置的模型用石膏固定在𬌗架上。

2．按设计要求弯制上、下颌矫治器的固位卡环、舌侧弓丝或舌簧、唇弓。

3．涂分离剂。

4．将上颌中线处的扩大螺旋器固定在正确的位置。

5．形成基托部分　矫治器的基托和咬合面的𬌗垫部分可以用自凝或热凝树脂制作。使用热凝树脂预成𬌗垫的方法为：用蜡制作成一对一的各种不同大小和形态的𬌗垫蜡型，装盒后用热凝树脂充填，经过加压加温的处理后，使预成𬌗垫成形。经过粗磨后备用。需要时将预成𬌗垫添加到自凝的矫治器基托上。这种方法可以保证上下颌的两个斜面导板始终保持在一致的角度。

6．下颌𬌗垫咬合斜面的制作　下颌咬合板树脂覆盖前磨牙舌尖和少许下切牙，从下颌第二前磨牙或乳磨牙的远中面之前开始向近中形成斜面，斜面角度为 45°。下颌平面𬌗垫的树脂向近中延伸并逐渐在尖牙区变窄、变低，以减小矫治器的体积，便于发育。矫治器的树脂基托在尖牙区应适当加厚，防止矫治器的折断。

7．上颌𬌗垫与咬合斜面的制作　上颌𬌗垫的树脂覆盖上后牙的，从上颌第二前磨牙或乳磨牙近中边缘嵴处开始形成向远中的斜面，斜面延伸至第一磨牙近中处，斜面的角度为 45°，上颌平面𬌗垫部分的树脂向远中延伸并逐渐变薄成楔状而止。

8．注意　上颌斜面导板的后缘应位于下颌第一磨牙的近中，不能影响其正常萌出。咬合斜面导板的位置和角度对有效地矫治牙弓间的关系至关重要，上、下𬌗垫的咬合斜面以 45° 的角度彼此相互锁合在一起。

五、制作 Herbst 矫治器

1．在工作模型上修整支抗牙　观测仪分析倒凹，填补倒凹，并沿龈缘向下修整 0.5mm 邻面向龈方修整，但不能损伤龈乳头。

2．制作蜡型　在所有后牙铺设蜡型形成夹板式带环，厚度 0.3～0.5mm 枢轴可以在上下支抗部分铸造好后再焊接，也可将其固定在蜡型的相应带环处，一起铸造。注意左右两侧的枢轴应平行，两侧的套管长度也应对称。

3．常规插铸道、包埋铸造、打磨抛光、在𬌗架上装配套杆和插杆。

六、制作前庭盾

首先取得精确的印模，使之接近全口义齿的伸展范围，并制得模型。于口内取切对切的殆关系蜡记录。将模型与蜡记录对好后用蜡固定。用铅笔在模型的黏膜转折处画出前庭盾边缘伸展的范围。注意，应使前庭盾的上下缘伸至前庭沟底，以取得良好的封闭和支持作用，后缘应伸展至第一恒磨牙的远中。从两侧前磨牙开始至第一恒磨牙远中，在铅笔标记的范围覆盖 2～3mm 厚的基托蜡，将蜡表面修整圆钝、光滑，并使两侧对称，然后涂分离剂。用自凝树脂按标记范围均匀涂布 2～3mm 厚，待硬固后打磨、抛光。

七、制作阻鼾器

以软塑联体型阻鼾器为例。制取殆记录及转移咬合关系步骤与可摘式 Herbst 型矫治器类似，在压模机上形成上下颌硬腭雏形，舌、腭侧基托范围同全口义齿要求，唇颊侧硬膜基托边缘止于龈缘下 2mm，剪切成型并在后牙区咬合面打孔备用，在殆架上固定咬合关系，去净石膏模型间的打样膏，在后牙余留的颌间间隙内充填自凝树脂，待固化后打磨抛光。

八、制作快速扩大器

制作第一前磨牙带环，第一磨牙带环，弯制支架钢丝，并使之与四个带环贴合。选择合适的螺旋簧，用蜡固定在合适的位置，将支架钢丝与带环焊接在一起。

九、制作四角圈簧扩大牙弓矫治器、W 弓式矫治器

1. 制作带环，弯制四角圈簧弓丝，插入带环颊面管或焊接。
2. W 弓式矫治器与四角圈簧扩大牙弓矫治器制作步骤类似。

十、制作钟摆式口内矫治器

按要求制作带环，弹簧曲，支托钢丝，焊接，制作 Nance 腭托，打磨抛光。

第二节　数字化正畸

【相关知识】

一、增材制造设备打印舌侧矫治器

（一）增材制造设备打印舌侧矫治器的方法

2005 年数字化、个性化的舌侧矫治系统 Incognito 问世，实现了根据牙体情况调整托槽形态，可为每一颗牙齿量身定做，使底板完全适应牙面，首先设计完成的托槽数据，可以使用 3D 打印机打印蜡型的方法，经过铸造抛光得到个性化的托槽，配合个性化转移托盘和弓丝。随着技术的发展，也可以直接打印金属托槽。

现有临床医生通过 CT 或非接触式激光扫描采集牙殆模型数据，经反求技术（镜像方法）转化成牙齿计算机辅助设计模型，确定方案后亦可以使用选区激光熔化快速金属粉末成型技术打印设备制造个性化舌侧托槽。该方法原理为使金属粉末逐层熔化，堆积最终成

型，在水平轴和 Z 轴方向上，底板的制作误差分别为小于 0.01mm 和 0.1mm。精度和力学性能均达到使用要求。

（二）增材制造设备打印舌侧矫治器的注意事项

个性化的托槽设计和精准定位实现了牙齿的精准快速移动。根据相关文献报道，临床效果优于传统舌侧正畸托槽。但目前由于对沟槽精度和抛光要求程度较高，且成本较高，增材制造设备制作舌侧矫治器商品生产尚未广泛普及。

二、数字化正畸应用于唇侧矫治

针对唇侧的数字化个性化矫治主要集中在个性化虚拟排牙，精确定位的托槽粘接和弓丝成形方面，以 Insignia 系统为例，获取患者三维数字化模型后把每颗牙根据重要解剖及咬合标志点分为单独的图形元件，再根据数据库形成匹配的虚拟牙根形态，协助医生评估合适的牙根排列形态和空间，并生成最佳咬合接触状态的位置。根据最终方案应用 3D 数字化打印技术生产出个性化的转移托盘模板，实现托槽准确定位与粘接。

三、数字化技术应用于无托槽隐形矫治

首先需要通过间接法或直接法获取患者的三维数字化牙𬌗模型。间接法即用硅橡胶印模获取患者的全牙列信息，翻制成模型进行扫描；直接法即用口内直接扫描，将口内扫描仪探头伸入患者口内直接对牙齿、黏膜等软硬组织扫描。目前多种扫描仪均能获取精确的三维牙𬌗基本信息，通过计算机软件辅助设计模拟排牙，可预见矫治效果，且隐形矫治能够使数字化模拟排牙所预设的前牙转矩。根据矫治阶段，使用 3D 打印机分别打印出所需模型，使用树脂压膜制作隐形矫治器。

【技能要求】

一、使用增材制造设备打印舌侧矫治器

（一）制作舌侧矫治器的传统方法步骤

1. 取模、排牙。
2. 在排牙模型上定位成品托槽。
3. 转移托槽至初始错𬌗模型。
4. 制作转移模型。
5. 临床光固化粘接。

（二）数字化制作步骤

数字化方法可将原来的成品托槽改为根据牙体形态个性化制作。其金属 3D 打印过程为：

1. 打开软件导入个性化托槽数据。
2. 排版，设计支撑柱。支撑柱的直径、数量和位置直接影响打印件质量。
3. 编程传输到机床上，确保工作仓内清洁、各部件运作正常，准备进行激光烧结。
4. 加工，机床正常运行。激光发出的光束在计算机控制下，根据几何形体各层截面的坐标数据有选择地对金属粉末层进行扫描，金属微粒在激光作用的位置上烧结在一起，烧

结完一层基板便下沉一层,补充铺粉后进行下一层扫描烧结,新的一层和前一层自然烧结在一起,最终生成所需的三维实体模型。

（李靖桓　韩晓希　刘　畅）

第三节　赝复体制作

【相关知识】

一、颌面缺损修复的概念

颌面缺损修复(maxillofacial prosthesis)是口腔修复的一个组成部分,是运用一般口腔修复的原理和方法,结合颌面缺损的特点,用人工材料修复颌面部软硬组织的缺损和畸形,以恢复患者面部外形。有时为了使颌面部的外科手术能获得更为良好的效果,也需要有颌面缺损修复的配合治疗。根据颌面部缺损组织部位的不同,颌面缺损修复大致可以分为颌骨缺损修复和面部缺损修复两大部分。颌骨缺损比较复杂,上、下颌骨的解剖位置和结构也显著不同,再加上缺损的原因、缺损的范围以及缺牙情况等的差异,因而修复设计和制作方法各有不同。

二、颌骨缺损的分类

(一)上颌骨缺损的分类

目前对上颌骨缺损有各种不同的分类方法,有的是根据缺损病因和部位分类,有的是按照软硬组织的缺损情况进行分类,有的根据修复体设计的不同特点分类。常见的分类方法有下列几种:

1. FC 分类法　实际上这是一种上颌骨和面部同时缺损的分类方法。首先把缺损分为三类,即 I - 眼眶上颌部缺损、Ⅱ- 鼻缺损、Ⅲ- 耳缺损。其中以眼眶上颌部缺损最为常见,而且缺损情况也较复杂,故再细分为四个缺损区。

(1)眼眶部:相当于整个眼眶。

(2)眼眶下部:外侧从眼眶外侧壁到颧骨下缘连线,其下方到达鼻底,内侧以梨状孔为界。

(3)颊部:位于眼眶下部缺损区的外侧,包括颧骨的缺损。

(4)上颌唇颊部:主要指上唇及颊部的缺损,但不包括唇裂。

本分类尚可用字母和数字表明缺损的情况。首先按照同时有无皮肤的缺损分别写上 F 或 C,皮肤有缺损者以 F(facial skin defect)表示,皮肤无缺损而有凹陷者为 C(concavity),然后依上述缺损部位进行编号。例如:眼眶部缺损同时又有皮肤缺损者写成 F1;颊部有缺损皮肤也有缺损者为 F2;眼眶下部有缺损并有凹陷者为 C2;上颌唇颊部有缺损,皮肤无缺损而有凹陷者为 C4,其他依此类推。

这种分类仅说明缺损的部位和面部外形改变的情况,而对复杂的上颌骨缺损却没有详细说明。

2. 六类分类法　Aramany 等根据缺损的范围和部位将上颌骨缺损分为六类。

I 类:为一侧上颌骨切除。

Ⅱ类：为1/4上颌骨切除。

Ⅲ类：为上颌骨中心缺损。

Ⅳ类：为超过中线的大部分上颌骨缺损。

Ⅴ类：为上颌骨后部缺损。

Ⅵ类：为上颌骨前部缺损。

此分类法侧重缺损与修复设计及修复效果的联系，具有简洁明了，便于记忆的特点，有较高的临床应用和指导意义；但此分类未考虑余留颌骨的余留牙情况和双侧上颌骨缺失的问题，此为这种分类法的一个缺陷。

（二）下颌骨缺损的分类

下颌骨缺损由于致损原因、部位的差异而有明显的多样性，下颌骨缺损也有多种分类法。为了便于记忆，并结合修复设计的特点，樊森提出下列分类法。

第一类缺损：部分牙槽骨或下颌骨质缺损，下颌骨无活动性移位，正中𬌗关系稳定且有基牙存在。包括部分牙槽骨缺损、部分骨质缺损、错位愈合、骨质缺损已植骨等。

第二类缺损：部分骨质缺损，下颌骨有活动性移位。正中𬌗关系不稳定，但有基牙存在，包括部分下颌骨质缺损，假关节形成，部分骨质缺损未植骨。

第三类缺损：部分牙槽骨或下颌骨质缺损，无基牙存在。

第四类缺损：两侧下颌骨缺损，无基牙存在。

三、上颌骨缺损修复赝复体制作的原则

（一）部分上颌骨或牙槽骨缺损，双侧均有基牙的修复

此类缺损的范围不大，咬合关系一般较正常。缺损区与上颌窦或鼻腔有无贯通，则视缺损的深度而定。如果仅牙槽骨缺损，一般无穿孔；部分颌骨缺损者有时可有小穿孔，但这些穿孔只要适当增加基托的厚度和高度，即可得到修复。在固位设计方面，应适当增加卡环。在靠近缺损区的基牙上，尽可能设计卡环，并注意其平面固位的作用，以减小前后翘动和左右摆动，前牙区颌骨缺损时，卡环臂的方向以向近中为主，以防止前端基托的翘动。一侧后牙区颌骨缺损时，在靠近缺损区的尖牙上设计卡环是非常重要的，在对侧再设计2～3个卡环，即可获得较好的平面固位作用。卡环臂的方向以向远中为主，以减少远中游离端基托的翘动，此类缺损一般均有较多的支持组织，故咀嚼功能较好。如果支持组织缺损太多，则应增加𬌗支托和间接固位体，并适当增大基托面积，以分散𬌗力。对前牙缺失的患者，应特别注意前牙的排列、覆𬌗覆盖以及上唇的丰满程度，必要时可先试戴蜡型，待人工牙调试完成后，再装盒去蜡充胶，其他设计原则与一般可摘局部义齿相同。

（二）单侧上颌骨缺损，基牙都位于对侧的修复

在临床上此类缺损较为多见，发生在一侧上颌骨肿瘤手术后。由于一侧颌骨缺损，其缺损腔一般均较大。在腭侧为残留的健侧腭板，边缘整齐，但覆盖的黏膜较薄，极易压痛或损伤出血，故修复时应特别注意此部位。其上为鼻甲，也较敏感，不能受压，阻塞器必须离开5mm左右。缺损腔的远中为残留的软腭，上面呈不同程度的倒凹，阻塞器可适当进入此倒凹区以帮助固位，在唇颊侧有一带状瘢痕组织，上面有一较大的倒凹区，可用来辅助固位。缺损腔的底部即为眶底，上面覆盖的组织也较菲薄，不能受压，故一般阻塞器不要与之接触。如果眶下部骨组织也有缺损，眼球下垂而引起复视，可在阻塞器上面用软性材料加

衬，将眼球适当上抬，以改善复视。

1．固位的设计　尽量利用健侧的余留牙设计卡环，最好将基牙做成联冠，以便分散固位力量，减轻每个基牙的负担。如果中切牙的牙周情况良好，也可安放卡环，可采用小上返卡环，适当减小固位力并有利美观，但就位后对基牙不能有压力。因缺牙区位于一侧而基牙完全居于另一侧，阻塞器又有一定的重量，同时瘢痕组织和颊侧肌肉尚有一定的张力，故修复体的侧向摆动较大。为了减少摆动，可采用下列措施。

（1）选择环抱作用较好的铸造卡环，如果颊侧设有颊连接杆者固位更佳。也可设计悬锁卡环固位，但对基牙的负担可能有所加重，故只适用于基牙较健康的病例。如果基牙较少或牙周情况较差，则需联冠加强后以不锈钢丝卡环为宜。

（2）在后牙舌侧，应尽量设计卡环臂，以对抗摆动力。如果无法设计舌侧卡环臂者，舌侧基托应紧靠基牙，以减少摆动。

（3）在缺损腔的远中和颊侧，应尽量利用组织倒凹。如果残留软腭和颊侧瘢痕带以上的倒凹区，使阻塞器及基托能得到一定的固位，则可以弥补单侧固位的不足。

（4）为了减轻修复体的重量，缺损腔的阻塞器必须作成中空式或上部开放式，并须采用较轻的树脂牙，基托也不可过厚。

（5）为了尽量减轻𬌗力，保护基牙和软硬组织，可选择颊舌径较窄的人工牙，且其𬌗面要有足够的排溢沟，咬合接触不可过紧，甚至可以少排牙。有时后牙可以排成反𬌗，以缩短力臂，减小杠杆作用。

2．基托的设计，唇颊侧基托的边缘以能适当恢复面部外形为原则。腭部的基托应恢复原有的腭部形态并与健侧对称。远中基托边缘应盖过缺损区约 3mm，以加强远中边缘的封闭作用。与天然牙接触的基托，应与牙冠腭面密合，以防食物嵌塞，并借以增加稳定作用。伸入缺损腔的基托，亦即阻塞器部分，原则上应充满整个缺损腔，严密封闭口、鼻腔的通道，以防止食物或流质从口腔流入鼻腔，并借以改善发音。阻塞器的唇、颊以及远中部分应与组织面贴合，但在靠近鼻腔侧则应留出正常鼻腔的空隙，否则反而影响发音。阻塞器不宜过高，一般不要与缺损腔底部贴合，离开鼻甲 4～5mm，以发音清晰为宜。阻塞器的顶部通常有三种形式：一种是顶部有一定的高度，做成全封闭式；一种是虽有一定的高度，但无顶盖，为开放式；另一种阻塞器是仅封闭缺损腔的边缘，不进入缺损腔内。阻塞器部分树脂的厚度以 1.5～2mm 为宜，以便尽量减轻重量。

四、下颌骨缺损修复赝复体制作的原则

下颌骨缺损的范围大小不一，可以从部分牙槽骨缺损，直至两侧下颌骨全部缺损。下颌骨缺损后，一般缺牙较多，并伴有不同程度的颌位关系异常，唇颊沟过浅或消失，口裂缩小以及张口困难等。此外，下颌骨是活动的，任何部位颌骨体部的缺损，都会引起下颌骨的偏位，失去了稳定的颌位关系。以上这些情况，对修复治疗带来较多的困难，故下颌骨缺损修复的效果常比上颌者差。对下颌骨缺损患者制作修复体的目的，是改善和恢复上下颌的咬合关系，以增进咀嚼功能和改善面容。修复体的制作，应根据缺损的情况，按照一般义齿修复的原则和方法进行设计和制作。但尚应注意这类修复体在制作中的特殊要求。

部分牙槽骨或下颌骨质缺损的特点是下颌骨仍为一整体，左右两侧颌骨间无活动性移动。因此，正中𬌗关系较稳定，且有基牙存在。有时虽有部分骨质缺损，但已愈合或已植

骨,无须采用翼状颌导板来防止下颌骨颊舌向偏位。

部分骨质缺损且下颌骨有活动性移位时,下颌骨均有不同程度的偏位,颌骨间有活动性移位,特别当半侧下颌骨截除后,健侧颌骨即向舌侧偏位并伴有颊舌向摆动。根据形成假关节的部位与是否植骨可采取不同的修复方法。

五、腭缺损修复的原则

无论是先天性或后天性腭缺损,均可用整形外科手术关闭裂隙,效果一般均较满意。但是,不宜作外科手术者,或暂时不能手术治疗者,也可用修复方法封闭裂隙,帮助患者恢复部分生理功能。腭缺损的修复主要是利用活动修复的机械原理并结合腭部的生理解剖,以人工的方法将口腔与鼻腔隔开,故此种修复体也可称为"腭裂阻塞器"。根据年龄不同,可分为婴儿腭裂修复和成年人腭裂修复两种。

1. 婴儿腭裂阻塞器　腭裂婴儿因口腔与鼻腔相通,破坏了口腔的密闭条件,不能产生负压,不但吮吸乳汁困难,而且乳汁易进入鼻腔而刺激呼吸道。同时用外科方法矫治腭裂,一般均在5岁以后才能进行,因此,可在婴儿出生后2~3d制作阻塞器,以分隔口腔和鼻腔,使婴儿能顺利吮吸乳汁。阻塞器愈早戴用,婴儿愈易适应。

放入婴儿口内的蜡片不宜过大,操作时动作应轻,以免碰伤婴儿口腔黏膜或引起呕吐。蜡型在口内试戴时,婴儿不啼哭而且能自然吮吸医生手指,说明蜡型合适,对口腔黏膜无刺激。若蜡型放入口内,婴儿啼哭而不吮吸,说明蜡型不合适或对黏膜有刺激或压痛,应立即取出检查修整。完成后的树脂阻塞器,各面均应高度磨光,放入口内之前,尚可用纱布检查各面有无小结节或小瘤存在。此种阻塞器只在婴儿喂奶时戴用,2~3个月后应更换新阻塞器,以适应颌骨的发育。

2. 成年人腭裂阻塞器　由于腭裂缺损过大或患者年龄及健康情况不适宜外科手术者,或曾做手术但在腭部遗留有穿孔者可根据不同的情况,采用不同的方法制作阻塞器,以隔离口腔和鼻腔,从而改善发音和吞咽。

腭成形术后在硬腭区遗留穿孔,若同时有牙列缺损者,则利用可摘局部义齿的基托封闭穿孔。牙列完整者,则可制作带卡环的基托,以封闭穿孔。取印模时,材料在腭部穿孔处不宜堆放过多,以免印模材料进入鼻咽腔。灌制模型后,用石膏填塞裂隙处,使与两侧边缘平齐。阻塞器的制作方法与可摘局部义齿相同。

【技能要求】

一、单侧上颌骨缺损赝复体的制作

1. 口腔预备　按照设计在口内预备出卡环和支托的间隙。

2. 取印模　根据患者张口度的大小,采用不同的印模方法。张口不受限者,可用软蜡将托盘正对上颌缺损区适当加高,再用弹性印模材料取全上颌印模,灌注模型;张口受限者,选择适合的托盘,用弹性印模材料取健侧上颌及部分缺损侧的印模,灌注模型;张口严重受限者,可选择部分托盘,利用分段印模或分层印模的方法制取口内印模。

3. 制作恒基托　按照设计完成支架(用弯制法或铸造法)及树脂恒基托。

4. 试戴恒基托　将树脂基托戴入口内,检查基托伸展是否合适。首先磨改基托伸展过度部分,再用软蜡添加基托边缘与缺损腔黏膜组织不密合处,使口腔与鼻腔完全隔离,并能对缺损侧的唇颊部组织有适当的支持,以恢复或改善患者的面部外形。检查基托的固位是否良好,最后可嘱患者含水后,头向下低,检查有无水由鼻孔流出,即可确定基托是否完全封闭缺损腔的边缘。

5. 记录正中𬌗关系及排列人工牙　当恒基托试戴合适后,在恒基托缺牙区的相应位置上安放烤软的蜡堤,戴入口内,嘱患者在正中𬌗位咬合。应多次核对正中𬌗关系是否正确,并应特别注意咬合时恒基托有无左右摆动或上下移动。

6. 将恒基托戴在口内,选择合适托盘,用弹性印模材料取健侧天然牙及恒基托的印模。在恒基托组织面涂液状石蜡,灌注成模型。

7. 中空托牙的制作　为了减轻修复体的重量,阻塞器部分必须作成中空。将有恒基托的上颌模型与下颌模型按蜡𬌗记录的关系,固定于𬌗架上。按照与对颌的咬合关系排列成品树脂后牙或雕蜡牙(一般不恢复第二磨牙)。腭侧用蜡按正常腭穹窿外形完成蜡型。用小雕刀修出人工牙的唇、颊和腭侧的颈缘线。最后修平抹光整个蜡型。装盒时将恒基托及支架埋入型盒底层,人工牙及唇、颊侧蜡型暴露在外。石膏凝固后,于下层型盒的石膏表面及树脂基托上涂分离剂,灌注上层型盒的石膏。按常法去蜡后,人工牙即翻置于上层型盒的石膏内。取二层烤软的基托蜡片,铺在上层型盒原来的蜡型位置上,将上、下层型盒闭合加压,使蜡片与恒基托边缘贴合。分开型盒,修去边缘多余蜡片。在下层型盒缺损侧恒基托的空腔内涂液状石蜡,用石膏注满此腔,关闭型盒,压出多余石膏。持石膏凝固后去蜡,取出石膏块,修去边缘的石膏薄片及擦净恒基托边缘上的石膏碎屑。将石膏块放回恒基托空腔内,关闭型盒检查其上、下层的边缘是否紧密接触。然后分开型盒,用沸水冲净上层型盒内的蜡质。在上、下层的石膏上涂藻酸钠分离剂。常规调拌塑胶材料,面团期时,填入上层型盒内,隔以湿玻璃纸,关闭型盒,放于压榨器上缓缓加压。分开型盒,除去玻璃纸,修除多余的树脂,不足处则添加树脂,隔以玻璃纸,关闭型盒后再压,至树脂合适后,仍隔以玻璃纸,放于压榨器上加压 3～4h。以后分开型盒,取出玻璃纸及石膏块,擦净恒基托内的石膏碎屑及液状石蜡。在上、下层型盒树脂基托连接的边缘涂单体后,再将上、下型盒关闭加压,按常规热处理完成。

8. 修复体初戴　颌骨缺损后,缺损区的黏膜组织较脆弱,很易受损伤,初戴时必须小心谨慎,修复体的表面及边缘应打磨光滑使之无粗糙面或尖锐边缘。

二、下颌骨缺损赝复体的制作

(一)部分牙槽骨或下颌骨质缺损赝复体的制作

1. 固位设计　由于牙槽骨缺损的范围并不太大,且有基牙存在,故在固位设计方面与一般牙列缺损修复相似。为了减轻基牙的负担,卡环可适当增加,以取得平面固位,最好采用高熔合金整体铸造。当基牙位于一侧或只有前牙存在时,也可采用固位作用比一般卡环强的悬锁卡环固位。如果基牙牙周情况较差,则以采用不锈钢丝卡环为宜。虽然这可使修复体有一定的移动性,但基牙的负担却有所减轻。

2. 基托的设计　一般下颌骨缺损修复体的基托不必作成中空式,靠近邻牙舌侧的基托应与牙体组织贴合,特别是当基牙位于一侧时更为重要,这样可以防止修复体的左右摆动。牙槽骨缺损区的基托应适当加宽加厚,以恢复其正常外形。有时缺损区黏膜较薄,很容易出现压痛，故不能加压，特别在植骨区更不能加压，基托组织面须以软性材料加衬（加衬方法同上颌骨缺损）。

3. 殆关系的恢复　颌骨受伤初期，如未给予正确的复位与固定；或有骨质缺损，未能及时处理而任其自行愈合，以致下颌骨断端移位，可导致骨性错位愈合。一般两侧下颌骨均向缺损区移位，使颌骨缩短变小，使下牙弓位于上颌牙弓的舌侧，引起咬合关系紊乱。颏部骨质有缺损者，下颌牙弓可向后退缩而使下唇内陷。缺损区位于下颌骨侧方者，一侧下颌骨缩窄而使面颊部内陷，造成左右不对称。错位愈合情况较严重时，影响咀嚼和发音功能较大，最好能先作切开复位手术，待基本达到正常殆关系后再行修复。错位不严重或不宜手术者，可采用修复方法恢复殆关系。根据下颌骨错位的情况和缺牙的部位，选用固定义齿或可摘局部义齿修复。轻度错位或个别牙缺失者，可采用人造冠、联冠或固定桥修复，以恢复殆关系。错位比较严重，缺牙数目较多，余留牙健康状况较差者，应选用可摘局部义齿修复，其设计原则与一般义齿基本相同。固位主要依靠卡环，卡环的数目应多于一般修复，可获得较好的固位，以防止前后翘动或左右摆动。殆关系的恢复，应首先调整咬合，然后根据咬合情况来设计殆垫，殆支托以及双重牙列等。

（二）部分骨质缺损且下颌骨有活动性移位赝复体的制作

1. 下颌形成假关节的修复　下颌骨的缺损一般在 1cm 以内，其影响咀嚼功能的大小，随假关节的部位而有所不同。如果假关节位于牙槽骨的远中，影响咀嚼功能较少，其修复方法与一般可摘局部义齿相同。为了减轻咀嚼压力，人工牙的颊舌径应适当缩小。如果假关节位于下颌体部者，应考虑到两侧断骨间有一定程度的活动，则两侧修复体之间应设计成活动关节，以容许两侧断骨间有一定的活动性，使修复体不致折断，也不会损伤基牙。

2. 部分骨质缺损而未植骨的修复　一般由于肿瘤切除手术后引起，骨质缺损区达 1cm 以上。缺损区愈大，对咀嚼、发音以及面部外形的影响也愈大。后牙区骨质缺损为 1～1.5cm，两侧基牙均较健康者，可考虑设计为固定义齿修复。但总固位体的数目必须增加，每一侧需两个以上的全冠固位体，经整体铸造或焊接而做成联冠。桥体颊舌径须缩小，以减低殆力。设计成固定义齿可获得较好的效果，使用方便，但基牙的负担加重，且需作一定的牙体制备。缺损区如超过 1.5cm 时，就不能考虑作固定义齿修复，只能采用活动义齿修复，而且卡环要多，以分散殆力。最好采用整体铸造支架，以活动连接体与基托相连。一侧下颌骨缺损时，健侧断骨一般向舌侧偏移，且殆关系常遭到破坏。因此，在健侧应设计为铸造联合卡环，颊侧作铸造翼状颌导板。健则无偏位者，可设计为悬锁卡环固位体。缺损侧的基托应与黏膜轻轻接触，并形成圆滑面；缩小人工牙面，或不排磨牙。此外，尚应嘱患者不要在缺损侧咀嚼食物。缺损位于前牙区者，只能考虑作可摘局部义齿修复，可在两侧后牙上设计联合卡环，并采用活动连接体。

三、腭裂阻塞器的制作

（一）婴儿腭裂阻塞器的制作

1. 取模　由于婴儿口腔较小，口腔黏膜细嫩，如用一般方法取印模是困难的，而且也有一定的危险性，最好直接在口内形成阻塞器的蜡型。可用两层与婴儿腭部大小相当的基托蜡片，烤软后用右手食指将蜡片放入婴儿腭部，轻压蜡片使与腭部裂隙两侧边缘贴合，同时利用婴儿的自然吮吸动作而使蜡片成形。取出蜡型，用小刀修去过长及过宽的蜡片，再用热蜡刀将边缘烫平烫光。在口内反复校正蜡型，直至婴儿无不适，而能自然吮吸时，通过唇裂处在蜡型的前部加翼，伸向上唇两侧的外面，作为阻塞器的固位部分。若婴儿为单纯性腭裂，阻塞器的固位翼可由两侧口角处伸出而位于面颊部。

2．阻塞器的完成　将蜡型按常规方法完成。完成的树脂阻塞器的各面，应高度磨光，以免损伤婴儿娇嫩的口腔黏膜。

（二）成年人腭裂阻塞器的制作

1．硬腭部分的制作同前。但在取印模时，应用油纱布轻轻填入硬腭部的裂隙内，且在裂隙处印模材料不宜过多。灌成模型后，用石膏将裂隙处填平，形成正常的腭部外形。按常规完成可摘局部义齿或基托，基托的后缘应尽可能向软腭部延伸。

2．软腭部分的制作　将完成的阻塞器硬腭部分在口内试戴，调改咬合，在基托后缘加软蜡，使与软腭裂隙两侧边缘密合，趁蜡尚软时嘱患者将头向下低及向左右转动，并作吞咽动作，使伸至软腭上的蜡型，能适合于各种功能性运动。蜡型向后延伸的长度，以患者无恶心、呕吐感为宜。蜡型的长度及宽度添加合适后，由口内取出，修去蜡型的多余部分，并修成一定的厚度（2～2.5mm）。将蜡型装盒，用硅橡胶或软性树脂填塞（具体填塞方法，按材料说明操作），以完成阻塞器的软腭部分。

（张春宝　白石柱）

第七章 种植修复体制作

第一节 单个牙种植义齿制作

【相关知识】

一、单个牙种植义齿上部结构的制作方法和注意事项

单个牙种植义齿上部结构，是指在单个牙种植义齿工作模型的基础上，根据口腔医生提供的口腔修复体制作单信息，由口腔技师制作的恢复缺失牙及软硬组织缺损形态和功能的修复体。为制作精确的单个牙种植义齿上部结构，口腔技师的制作内容应包括种植个别托盘制作、种植临时修复体制作、最终种植义齿上部结构制作等内容。

（一）单个牙种植义齿基台的选择及制作

收到种植义齿工作模型后，口腔技师首先要做的是根据口腔医生提供的口腔修复体制作单信息，选择合适的种植义齿基台。

1. 种植义齿基台　种植义齿基台是指牙种植体穿过牙龈暴露于口腔中的结构部分。种植义齿基台通过其下端的内连接或外连接抗旋转结构与种植体上端通过中央螺丝固定、连接，种植义齿基台是种植义齿修复体的附着结构。种植义齿基台的材质结构、被动适合性及连接结构的抗旋转能力等，对种植义齿的稳定性及功能效果十分重要。

每种种植系统都有不同类型的种植义齿基台可供选择，种植修复设计的一项重要工作就是根据患者的具体情况和美学要求选择合适的种植义齿基台。医生和技师应熟悉各种基台的特点，根据种植体植入的位置、方向、与邻牙的关系、缺牙间隙的殆龈距离、黏膜厚度、修复体边缘的位置等作出适当的选择。

2. 种植义齿基台的类型及特点

（1）实心基台：根据殆龈距离来选择基台高度，基台可以根据具体情况进行调改。

（2）纵向螺丝固位的基台：种植体位置及角度理想时可以选用。

（3）横向螺丝固位的基台：无螺丝唇侧暴露的问题，修复体空间较大，易于取得美观效果，可用于前牙。

（4）角度基台：一般有15°、20°等角度可供选择，用于校正不理想的种植体长轴方向。

（5）瓷基台：由全瓷材料制作，尤其是在种植体植入浅、牙龈薄、种植体过于偏唇侧时，可避免金属外露，获得较好的美学效果。瓷基台有种植体厂家提供的成品，也可以通过CAD/CAM方式定制个性化瓷基台。

（6）UCLA基台：由美国加利福尼亚大学洛杉矶分校（UCLA）最先使用，通过内六角抗

旋转结构与种植体的外六角相连,可直接将修复体用螺丝固定在种植体上。UCLA 基台根据材料的不同,分为预成的金合金 UCLA 基台和可铸造的塑料 UCLA 基台。UCLA 基台可适用于以下几种情况:种植体与对殆牙距离小于 4mm 时,直接在种植体上连接修复体;牙龈厚度小于 1mm 时,制作 UCLA 式修复体,可以避免金属边缘外露;植入角度不理想时,可以选择有角度的修复套件。但是因为种植体与修复体的接缝不易清洁,对于植入位置过深、龈组织过厚的患者,应避免使用。

(7)临时基台:用于即刻种植修复或制作种植临时修复体。基台有固位形设计,以利于与树脂材料结合。临时基台通常由中央螺丝固定于种植体上,可保证临时修复体的边缘密合性,减少对种植体周围软组织的刺激,有助于牙龈组织按临时冠外形生长,达到美学要求。

(8)个性化基台:为满足临床需求,特别是前牙区穿龈形态塑形,或者调整多个种植体之间共同就位道等问题时,需要使用个性化定制的基台,这种基台称为个性化基台。

3.种植义齿基台选择原则

(1)种植义齿基台外形具有抗旋转结构。

(2)种植义齿基台的高度:种植义齿基台在种植体上就位后,顶部与对殆牙之间有 2.5mm 以上的距离。

(3)根据黏膜厚度选择种植义齿基台穿龈部分的高度。前牙区选择种植义齿基台时,要保证种植义齿基台的肩台边缘(未来修复体边缘)位于龈缘下 1.0～2.0mm,使修复体获得类似于天然牙的美观外形。后牙区选择种植义齿基台时,肩台可位于龈上,便于清洁维护。

(4)种植体的轴向不理想或修复体的螺丝偏唇侧就位时,可选择角度基台或先制作内冠矫正轴向,然后在内冠外制作冠修复体。

(5)无论采用何种种植义齿基台,都应该尽可能争取理想的殆曲线,然后再开始上部结构的制作。

临床上的种植义齿基台,往往因种植系统不同而各有千秋,一般来说,每个种植系统都会有自己的一系列基台。因此,临床医生与口腔技师在这一环节上的协同配合显得尤为重要。

(二)常见种植义齿个性化基台的种类及制作

一般来说,口腔医生用个性化印模帽复制出临时修复体的穿龈形态,为种植体最终上部结构的制作做好准备后,开始制作个性化基台。按制作方法来分,个性化基台有以下 3 种:①铸造型;②研磨型;③ CAD/CAM 型。这里介绍各种种植个性化基台的制作方法,但因种植体厂商很多,某些技术可能不能普遍适用。

1.铸造型个性化基台 铸造型个性化基台,一般是指使用厂家预成的金合金中间组件与种植体相连接,应用失蜡铸造法制作完成的个性化基台。口腔技师在中间组件上完成蜡型,并将蜡型连同中间组件一起铸造,使得铸造基台的合金与中间组件在铸造过程中熔为一体。铸造工艺具有悠久历史,其可操作性好,但是由于主要使用金合金材料,相较于纯钛、氧化锆等材料来说,其生物学相容性较差。

2.研磨型个性化基台 研磨型个性化基台,是指在形态较大的可研磨预成基台基础上,口腔技师根据不同的病例需求对其进行切削、研磨,以调整成所需形态的一种个性化基台。研磨预成基台的材料可采用钛合金或氧化锆等生物相容性比较好的材料,但是切削过程比较费时费力。有的时候,预成的基台大小并不能满足所需的形态要求,有时还会发生切削过度无法恢复的情况。

3. CAD/CAM 型个性化基台　CAD/CAM 型个性化基台,是指应用利用计算机辅助设计及制作系统制作的种植义齿基台。可先在模型上制作出基台蜡型,再用专用设备进行扫描、设计,然后用计算机控制的切削设备对块状的基台材料进行切削、加工;也可直接扫描模型,在计算机里直接进行基台的设计,然后切削加工。

每个厂商提供的可以用于 CAD/CAM 系统加工的材料不尽相同,一般来说都是钛、氧化锆、氧化铝等生物相容性较好的材料。用于切削的块状材料,其尺寸相对较大,有利于形态的自由设计。

个性化全瓷基台可以全部是瓷材料制作,这类基台的螺丝直接与瓷接触,固定在种植体上,对瓷基台的强度要求较高,而且种植体上部结构受到较大咬合力时,此类瓷基台出现破损的概率较大。改良的个性化全瓷基台,与一个金属基底与种植体连接,个性化瓷基台与金属基底之间则采用粘接的方式连接。

(三) 单个牙种植体上部结构基底的制作

单个牙种植义齿,或简称种植单冠,是指单个牙缺失的种植义齿修复。

1. 单个牙种植义齿上部结构固位方式的选择　一般来说,单个牙种植义齿上部结构制作时,可以分为用螺丝固定上部结构的"螺丝固位型"和用粘接剂粘接上部结构的"粘接固位型"两大类。

选择螺丝固位型还是粘接固位型种植体上部结构,需综合考虑以下一些因素:①种植修复的精度;②种植修复体的维护;③种植体植入角度的限制;④对上部结构材料强度的影响;⑤对颌牙及其咬合情况;⑥美观性等。

实际临床应用时,还是应根据患者的具体情况,权衡优先关注的一些事项,做出具体选择。决定修复方式时,医生应综合患者需求,并仔细听取口腔技师的意见和建议。

(1) 螺丝固位型上部结构:无论单个牙缺失还是多牙缺失的种植修复,采用螺丝固位型上部结构时,均多使用特定的预成螺丝固位基台。螺丝固位型上部结构还可以分两种方式:一种是将上部结构固定到预成基台上,再用螺丝通过预成基台固定到种植体上;另一种是用螺丝直接将上部结构固定在种植体上。无论是采用哪种方式,因为是采用螺丝固位,所以通常需要在上部结构的𬌗面留有螺丝孔。预成基台与种植体之间结合紧密,多是各种植体厂家机加工制成的基台,通常与称为金基底的"桥柱"部件一起使用,使用螺丝来支撑上部结构。近年来,随着数字化加工技术的广泛应用,由数控加工的个性化螺丝固位基台的应用越来越普遍。

(2) 粘接固位型上部结构:粘接固位型上部结构,是指将具有类似天然牙牙冠形态的上部结构,用粘接剂固定到预先连接在种植体上的基台上。采用这种修复方式,因为上部结构的遮挡,所以外观上看不到基台上的螺丝孔,相对比较美观。但采用这种修复方式时,应注意粘接剂的清除,以免残留的粘接剂引起种植体周围牙龈的炎症。粘接固位型上部结构制作时,可以采用各种植体厂家预成的基台,也可以采用为患者定制的个性化基台。

2. 单个牙种植义齿上部结构金属基底的制作　无论采用螺丝固位还是粘接固位,在基台的基础上,均需制作用于后续修复体的金属基底或全瓷基底。制作金属基底时,应考虑预留下一步烤瓷所需空间，还应照顾到金属基底的抗力、支撑等因素。金属基底的制作，可以采用铸造法，也可以采用 CAD/CAM 方式制作。与固定义齿相似，种植修复体的上部结构金属基底由固位体、桥体和连接体组成。

一般来说，金属基底的形态是以牙冠的整体形态为基准进行制作的。这时需考虑种植牙的特殊性，即种植体没有牙周膜的缓冲，所以相同情况下，种植修复体相对于天然牙将会承受更大的咬合力。因此，进行金属基底形态设计时，有必要微调抗力形设计，尽量让咬合力由金属基底来承担。

3．单个牙种植义齿上部结构全瓷基底的制作　与铸造法相似，最终上部结构的全瓷基底一般是在个性化基台上制作的。不同之处在于，全瓷基底制作一般均使用采用氧化锆材料，且需使用 CAD/CAM 技术。具体步骤是先对工作模型上的个性化基台进行扫描，获取光学印模。其次，是基底外形的设计，一般有以下两种方法：①蜡型扫描法，与铸造法一样，在基台上制作基底蜡型，然后对蜡型进行扫描；②软件设计法，就是在获取的个性化基台光学印模上，利用软件设计出数字化的基底形态，并通过切削的方式加工出全瓷基底来。随着近年来设计软件的不断改进，软件内预存了各种牙齿的牙冠形态，可以根据不同的病例调出最佳的牙冠形态，技师可以在此基础上进行精细设计。

全瓷基底的设计除了应遵守铸造基底的一般设计原则外，还有一些特别要注意的事项，以防止全瓷材料的破损。为了充分保证氧化锆基底的强度，其厚度通常需大于金属基底的厚度。如果将氧化锆基底的厚度等同于金属基底，则很容易引起氧化锆基底的破损。在一些对美观要求很高的病例中，更应留意，为了达到美观目的，技师往往会设计出过薄的基底。因此，一定要反复确认氧化锆基底各个部位的厚度是否符合厂家的要求，可以考虑在舌侧外展隙等非美观区域适当加厚以确保强度。此外，口腔医生应标记出咬合力较大的部位，让技师在设计时预留出超过厂家要求的厚度，以增加强度。此时医技的配合非常重要。

4．单个牙种植义齿螺丝固位型上部结构基底的制作　此类上部结构的基底多采用金属制作，用固定螺丝通过接圈将其固定在基台上，一般来说，前牙的固定螺丝在舌（腭）侧，后牙的固定螺丝在𬌗面中央或舌（腭）侧。

螺丝固定型种植义齿的制作难度较高，其对制作精度的要求很高，要求各个基台间相互平行，就位时能达到被动就位。为了获得被动就位，可以通过二次铸造法、切开重焊法、电火花蚀刻法等多种方法来达到金属基底的被动就位。

制作螺丝固位型上部结构基底时应预留的瓷层空间、咬合及抗力设计等基本原则与粘接固位型上部结构基底制作基本一致。

5．单个牙种植义齿上部结构制作过程中医技协同配合的重要性　无论是金属基底还是全瓷基底，制作完成后均应返回临床，需要临床上通过 X 线检查来确认基台是否安装到位，其后再进行基底的试戴。同样，基底的试戴也建议需要口内检查和 X 线检查的双重确认。在试戴的同时，应确认基台的冠部方向、咬合关系，是否对牙龈有压迫，肩台的位置等。

一定要避免发生"印模帽回旋"问题，这是在种植体上部结构印模制取中容易发生的特殊问题，特别是单牙种植病例，在临床上试合时医生一定要对牙冠的位置进行反复确认。多单位的种植修复体口内试戴时可能和模型上存在一定的误差，如果是金属基底，可以采用切开重焊的方法纠正误差。但是对于全瓷基底，则无法采用这个方法。此时终印模制取的精度就显得尤为重要。

（四）单个牙种植义齿最终上部结构的制作

种植基台和基底制作完成后，其后可以在基底上堆塑瓷层或烤塑层，完成最终上部结构的制作。完成的最终上部结构是要戴入患者口内，承受患者日常使用的修复体，最终上部结构的好坏决定了治疗效果的最终评价，所以非常重要。口腔技师应尽量制作出医生及患者共同期望的牙齿形态。在此基础上，口腔医生还需在口腔内做适当的调整，以使修复体尽可能长时间地维持良好的功能状态。

二、单个牙种植手术导板制作方法和注意事项

种植修复治疗过程中，口腔医生与技师充分的沟通是至关重要的，一旦种植治疗开始，为了精确植入种植体，应在制作诊断蜡型的基础上制作引导植体植入的手术导板。

（一）单个牙种植诊断蜡型的制作

种植义齿诊断蜡型，是指通过对研究模型上的牙齿、牙槽骨等缺损情况进行综合分析，使用蜡型恢复将来想要修复的缺牙形态及缺牙周围软硬组织形态，期望在此基础上，为制订出详细的种植治疗计划奠定基础。种植义齿诊断蜡型是很好的医、技、患交流载体。

1. 制作单个牙种植义齿诊断蜡型的目的　种植义齿诊断蜡型的制作，是对临床上检查、诊断获得的信息进行分析、评估，并对相关结果形象化的一项工作，通过种植义齿诊断蜡型还有助于了解种植修复治疗相关的一些具体细节。

2. 制作单个牙种植义齿诊断蜡型的原则　制作诊断蜡型时，技师的观察不能局限于缺牙部位局部，而应以整个牙列为观察对象。在种植修复治疗中，制作诊断蜡型的基本原则是：①功能性。以改善咀嚼、发音等功能为目的。②美观性。与患者的邻牙、面型尽量协调。③清洁性。易于将来口腔卫生的维护。

3. 单个牙种植义齿诊断蜡型的作用　种植义齿诊断蜡型分析的主要作用描述如下：

（1）可以借助诊断蜡型分析种植修复治疗的条件：通过诊断蜡型的制作分析，可以明确种植修复的部位、余留牙及对颌牙的条件等造成的修复治疗难点，是便于技师向医生提出建议、进行协商的重要载体。

（2）可以借助诊断蜡型分析种植体的植入位置："修复主导型"的种植理念日益盛行，可以通过种植前诊断蜡型来确定未来修复时牙冠的位置，进一步指导在牙冠下方植入种植体，当然还需结合 X 线检查等评估解剖学安全性。此外，可利用诊断蜡型测算出种植体和邻牙之间、种植体和种植体之间的距离，检查并确认近远中及颊舌向的位置关系。

（3）可以借助诊断蜡型分析治疗的部位：有时需要对缺牙区牙槽嵴和周围软组织进行大量的调整，才能获得和周围口腔环境协调的修复效果，这种情况下，很有必要通过诊断蜡型来确定理想的处理方案。

（4）可以借助诊断蜡型分析需修复的单位数、种植体的个数等：在缺牙较多或种植区内有余留天然牙的情况下，种植的位置会受到限制，有必要考虑近远中的距离，来决定种植体的植入个数。这时候，可以通过诊断蜡型，确定牙冠的形态，并分析所必需的修复单位数和种植体个数。

除了以上这些情形外，也可能有些其他情况也需要种植义齿诊断蜡型的辅助分析，因诊断蜡型的制作价格低廉，无论是单个牙还是多个牙缺失的种植义齿修复，在修复前进行诊断蜡型的制作，能非常形象化地让医生、技师、患者理解并进行沟通交流，因此是一种非

常有效的医、技、患交流载体。

（二）单个牙种植手术导板的制作

种植手术导板有很多要求，且因患者口腔条件不同，医生所采取的种植体植入术式也不尽相同。因此，技师应与医生充分地沟通，了解每个患者的情况，把握口腔医生的目的。此外，还需考虑制作手术导板所采用的材料，所需的强度等信息。

1. 单个牙种植手术导板的作用　进行种植修复治疗的时候，一定是希望在口腔内实施手术的时植入的种植体位置和治疗计划中确定的位置完全一致。因此，近年来在种植外科手术中使用手术导板逐渐成为常规。手术导板，顾名思义是为手术做引导，也就是将治疗计划中制作的诊断蜡型或诊断排牙，准确地反映到口内，以便将种植体正确地引导到理想位置的一种工具。

单个牙种植手术导板可在术前诊断、骨增量等阶段使用，以使种植治疗更精确、更安全。制作出的手术导板，可以同时用于不同的目的。

（1）单个牙种植手术导板在拍摄 X 线片中的作用：将手术导板用于牙片或 CBCT 的拍摄，可以再次确定种植体的植入位置的正确与否。具体方法是在手术导板中制备一个直径 2mm 左右的钻孔，其内注入 X 线阻射材料，将这样的手术导板戴入口内，拍摄 X 线片，口腔医生可以再次确认模拟的钻孔方向是否正确。这种方法，也可以用于验证使用 CBCT 来了解模拟的钻孔方向、上部结构的位置及其和骨组织的位置关系，非常有利于医生的检查和诊断。要求技师制作的手术导板，不能影响医生手术的术野。为此，技师应非常精心地制作手术导板。特别是手术导板的固位部分，不能做得太大。一般来说，建议使用透明材料制作手术导板，以利于确认固位部分的适合性。

此外，对于多数牙缺失的病例，要尽可能利用余留牙来增加手术导板的稳定性，因为黏膜具有一定的动度，如以黏膜为主提供固位，容易造成导板的误差。

（2）单个牙种植手术导板在种植体植入过程中的作用：根据治疗计划制作诊断蜡型或诊断排牙，确定理想的种植体位置，然后制作出相应的手术导板，其后手术时通过这一工具引导种植体植入预定的位置上。技师可以将术前诊断用导板加以改造，制作成种植体植入用的手术导板。此时，技师可与医生沟通协商，了解医生使用手术导板的方法，从而决定手术导板的具体设计。

2. 种植手术导板的分类　种植手术导板有多种分类方式。

（1）按导板制作加工方法：可分为传统手工制作和数控加工两大类，数控加工又可分为数控切削法、快速制造技术、光固化成型法等。

（2）按导板支持方式：可分为牙支持式、黏膜支持式、牙黏膜混合支持式、骨支持式等。单个牙种植手术导板通常属于牙支持式。

（3）按导板的定位方式：可分为半程导航导板、全程导航导板。

【技能要求】

一、单个牙种植义齿上部结构的制作

（一）几种种植个性化基台的制作

1. 铸造个性化基台的制作方法　铸造型个性化基台的制作步骤及注意事项：

（1）预成的可铸造基台由基台螺丝、中间金合金组件和气化帽三部分组成，分别起到固定、连接及个性化等作用。

（2）在工作模型上安装可铸造基台，对其上的气化帽塑料柱体进行切削，调整至适当大小，使其既不超出所需基台的大小，又便于铸接。

（3）在切削、调整后的可铸造基台上制作全冠蜡型。

（4）对全冠蜡型进行回切，形成正确的个性化基台的轴面形态，此形态应模拟天然基牙的形态。基台穿龈部分的形态应与转移到模型上的种植临时修复体的形态一致，以免形态变化刺激软组织。肩台位置应位于龈缘下 1.0mm 左右。

（5）安插铸道后将包有可铸造基台的蜡型包埋、铸造。

（6）对铸件进行修形、抛光，要注意不能损伤基台和种植体连接的接触面以及基台螺丝的基座部分。

（7）保留上部结构粘接固位所需的高度，并在上部结构制作完成后进行喷砂，喷砂时要用蜡对粘接面之外的部分进行保护；对穿龈部分进行高度抛光，以减少菌斑、食物残渣等的黏附，也可增加金属的耐腐蚀性能。

个性化基台的侧壁，是要和软组织接触的，如其表面粗糙，就容易对软组织造成不良的影响。而铸造是技师操作中最容易产生缺陷（或误差）的环节。因此，制作铸造型个性化基台时，一定要仔细严格按照标准流程操作，尽量避免铸造缺陷（铸造不全、缩孔、瘤子等），这些缺陷，不仅仅会导致基台强度的不足，还会成为牙菌斑的温床，从而诱发软组织的炎症。

2. 研磨型个性化基台的制作　研磨型个性化基台的操作步骤及注意事项：

（1）选择合适的可研磨型预成基台。

（2）将预成基台与相应的种植替代体连接成一体。

（3）在工作模型上试安装可研磨预成型基台。

（4）可另准备一个种植体周围不用人工牙龈而是石膏的模型，将预成基台的穿龈部分切削至和模型相吻合。

（5）然后，参照模型上的咬合关系切削出舌面形态。

（6）在基台上标记龈缘线位置，参考龈缘线和临床的具体要求，画出肩台的标记线。

（7）然后，沿着肩台标记线切削出肩台和轴面形态。

（8）参考邻牙的位置关系切削出唇面形态。

（9）抛光完成后的个性化基台，消毒并送至临床试戴。

（10）确认后，将基台的粘接面进行喷砂，以利于粘接。如预成基台为氧化铝或氧化锆等瓷基台，一定要在喷水冷却的条件下进行切削，因摩擦产热可能会造成微裂纹，最终导致瓷基台破损。

（二）单个牙种植上部结构基底的制作方法

1. 单个牙种植义齿上部结构金属基底的制作方法　以铸造法为例，介绍单个牙种植义齿上部结构金属基底的制作步骤：

（1）首先将成品或个性化基台在工作模型上就位，按照邻牙及咬合关系调整好形态。为了便于后续操作，基台表面应适当抛光。

（2）先用蜡暂时填住螺丝孔。

（3）就位预成的塑料气化帽。如没有预成气化帽，则建议先用收缩率低的即刻固化型树脂制作树脂帽，在其基础上再制作蜡型。

（4）调整塑料气化帽的形态，或将树脂帽调整到适当的厚度。

（5）在基台表面涂布分离剂，安装树脂帽，在其基础上制作全冠蜡型。

（6）对全冠蜡型进行回切，确保铸造材料所需的厚度，在咬合受力集中区，适当预留较厚蜡型。

（7）完成基本形态后，最后修整肩台处的蜡型。

（8）在蜡型相对较厚的非关键解剖部位安插铸道。

（9）将蜡型安插在铸圈内合适的位置，应尽量避开铸圈的热中心。

（10）选择合适的铸造合金，使用真空加压／抽吸铸造机进行铸造。

（11）铸造完成的金属基底，在基台上进行试合、调磨，完成金属基底的制作。

金属基底的形态设计，重点要考虑咬合力。因为缺少牙周膜的缓冲，种植修复对咬合设计的要求比天然牙修复更精细，要注意防止种植修复体在咬合力的作用下发生破损，故在基底的形态设计方面必须掌握咬合设计这一关键点。

2. 单个牙种植义齿上部结构全瓷基底的制作方法　与铸造法相似，单个牙种植义齿最终上部结构的全瓷基底一般是在个性化基台上制作的。不同之处在于，全瓷基底制作一般均使用采用氧化锆材料，且需使用 CAD/CAM 技术。具体步骤是先对工作模型上的个性化基台进行扫描，获取光学印模。其次，是基底外形的设计，一般有以下两种方法：①蜡型扫描法，与铸造法一样，在基台上制作基底蜡型，然后对蜡型进行扫描；②软件设计法，就是在获取的个性化基台光学印模上，利用软件设计出数字化的基底形态，并通过切削的方式加工出全瓷基底来。随着近年来设计软件的不断改进，软件内预存了各种牙齿的牙冠形态，可以根据不同的病例调出最佳的牙冠形态，技师可以在此基础上进行精细设计。

全瓷基底的设计除了应遵守铸造基底的一般设计原则外，还有一些特别要注意的事项，以防止全瓷材料的破损。为了充分保证氧化锆基底的强度，其厚度通常需大于金属基底的厚度。如果将氧化锆基底的厚度等同于金属基底，则很容易引起氧化锆基底的破损。在一些对美观要求很高的病例中，更应留意，为了达到美观目的，技师往往会设计出过薄的基底。因此，一定要反复确认氧化锆基底各个部位的厚度是否符合厂家的要求，可以考虑在舌侧外展隙等非美观区域适当加厚以确保强度。此外，口腔医生应标记出咬合力较大的部位，让技师在设计时预留出超过厂家要求的厚度，以增加强度。此时医技的配合非常重要。

以软件设计法为例，介绍用 CAD/CAM 法制作全瓷基底的步骤：

（1）仔细分析设计软件中的基台信息，检查有无倒凹、是否需要缓冲等，并设定粘接剂层的厚度。

（2）应用软件选择合适的牙冠形态调入系统中，并对其进行适当的微调，确认最终的牙冠形态。

（3）应用软件对牙冠形态进行回切，得到全瓷基底的基本形态，观察各部位基底的形态及厚度，有时需要对此再做适当的微调。

（4）最后调出基台、基底以及牙冠的形态进行比对、核实，查看是否有不匹配的地方。

（5）选择合适的氧化锆瓷块或瓷盘，将完成的设计传送到切削设备上，对氧化锆坯体进行切削加工。

（6）去除氧化锆支撑，检查切削得到的氧化锆基底，确认没有瑕疵后，按照需要进行内染色，然后按相应厂家提供的烧结程序烧结结晶。

（7）将完成结晶的氧化锆基底，在工作模型上打磨、就位，备用。

（三）单个牙种植上部结构的制作完成

种植义齿最终上部结构的制作应遵循义齿制作的一般原则，其步骤与固定义齿类似。

最终上部结构的制作步骤及注意事项：

（1）经过试戴后，将基底放回工作模型，根据最终咬合记录调整𬌗架。

（2）在𬌗架上检查上部结构的基底，确认瓷层或塑料的修复空间。

（3）按照常规完成金瓷或金塑上部结构，要注意咬合的设计。

（4）制作时应调节好与邻牙的接触关系，与相邻牙之间尽量形成面接触，且应在口腔医生拍摄 X 线片的基础上反复核实并确认接触区的位置。接触区的松紧度也应适当，不宜过紧或过松。

注意：为了美观和发音，前牙桥体应设计为改良盖嵴式；为便于清洁，后牙桥体应减少接触面积，仅让颊侧龈端接触，扩大舌侧外展隙。

二、单个牙种植手术导板的制作

制作单个牙种植手术导板，可以在诊断蜡型或排牙的基础上，通过技师传统手工制作；也可以应用 CAD/CAM 技术，在计算机上完成设计，通过数控切削或 3D 打印的方式制作手术导板。

1. 单个牙种植手术导板的传统方法制作步骤

（1）在诊断蜡型的基础上，应用传统手工方法制作，先制作导板固位部分的蜡型，要注意连接部分的强度，需要平衡此部位强度和形态之间的矛盾。

（2）完成蜡型之后，在蜡型两端竖立铸道。

（3）用硅橡胶填补倒凹，并包裹整个蜡型。

（4）去蜡，分离硅橡胶模腔，并在石膏上涂抹分离剂。

（5）选择合适的透明流动树脂材料，按厂家说明进行调拌，注入模腔，放入压力锅内固化。

（6）待流动树脂固化后，去除硅橡胶模腔，去除铸道，打磨、就位。

（7）在模型上标记种植体理想的起始点，然后按照计划的种植体植入方向标记植入起始点，并钻孔。

（8）钻孔完成后，对手术导板进行最后的打磨、抛光，消毒备用。

2. 利用数字化技术制作单个牙种植手术导板　数字化技术制作单个牙种植手术导板，主要采用数控切削技术和快速成型技术。

（1）患者拍摄 CBCT。

（2）在患者口内制取印模，灌注石膏模型。

（3）在具有稳定咬合关系的石膏模型上排牙、制作蜡型，并扫描。

（4）将扫描模型排牙的影像与 CBCT 影像在三维种植设计软件中整合，获得具有骨组织信息和修复体信息的整合影像。

（5）根据整合后的骨组织和修复信息，设计种植体的位置和方向，此时需口腔医生和技师之间协商、沟通，反复核实设计方案。

（6）确定导板设计方案后，生成数字化导板，并应用数控技术进行切削或打印成型，获得单个牙种植手术导板。

（7）将单个牙种植手术导板打磨后在模型上就位，按照设计粘接定位金属套环，完成制作。

第二节　种植附着体义齿制作

牙列缺失患者采用传统的全口义齿修复方式，存在义齿的固位与稳定差、咀嚼效率低下、影响发音等问题，往往难以达到满意的修复效果。口腔种植技术的发展为无牙颌患者提供了新的修复方式，为义齿提供了良好的固位、稳定与支持作用，显著提高了患者的咀嚼效率和满意度，成为无牙颌患者的理想修复治疗手段。

牙列缺失患者种植修复体的上部结构由金属基底、人工牙、修复螺丝、基托和附着体组成。根据固位方式、支持方式、义齿制作工艺、附着体种类等不同，义齿的设计有多种不同的形式，牙列缺失患者的种植修复体分为多种类型，最主要的分类是根据患者能否自行取戴义齿分为种植体支持式固定修复体和种植体支持式和/或固位式附着义齿。

【相关知识】

一、种植附着体义齿分类

种植体支持式和/或固位式附着义齿是指患者可以自行取戴义齿，种植修复体的上部结构通过特殊的附着体包括球帽式附着体、按扣式附着体、杆卡式附着体、磁性附着体或套筒冠等与种植体连接，由附着体提供义齿的固位和稳定作用，是由种植体、牙槽嵴共同提供支持作用的附着体义齿。种植附着体义齿根据附着体的类型和种植体的连接方式有不同的分类。

1. 根据附着体的类型分类

（1）杆固位式种植附着体义齿：由种植体、杆附着体和全颌义齿组成。用连接杆将种植体连接成一体，而固位夹位于义齿的基托内，通过连接杆和固位夹的相互套叠和摩擦使义齿获得固位和稳定。

（2）球固位式种植附着体义齿：由种植体、球附着体和全颌义齿组成。球附着体由安装于种植体上的球基台（阳型）及对应固定于基托组织面的带有弹性缓冲装置的固位环（附着体阴型）构成，利用球与固位环的套叠固位使全颌义齿获得固位和稳定。球附着体可以为全颌义齿提供最简单的固位力。

（3）套筒冠固位式种植附着体义齿：是指在种植体或基台上制作双层金属冠，内冠用粘接剂或螺丝固定于基台或种植体上，外冠固定于基托组织面，义齿就位后利用两者间的摩擦力固位的附着体义齿。

（4）磁性固位式种植附着体义齿：由种植体、磁性附着体和全颌义齿组成。磁性附着体阳型（软磁合金）被固定于种植体顶端，永磁体固定于相对应的基托组织面，借助磁力增强全颌义齿的固位。

（5）按扣固位式种植附着体义齿：由种植体、按扣式附着体和全颌义齿组成，是利用自固位基台与衬垫的按扣固位使全颌义齿获得固位和稳定。按扣式附着体可以为全颌种植附着体义齿提供理想的固位力。

2．根据种植体的连接方式分类

（1）夹板式连接种植附着体义齿：应用连接杆把两个或多个种植体夹板式相连，种植附着体义齿依靠杆和固位夹之间的卡抱力和两者接触产生的摩擦力固位，杆附着体对种植体起到了固定夹板的作用。常用形式是杆卡式附着体。

（2）非夹板式连接种植附着体义齿：种植体彼此独立，不用杆进行相互连接，而是采用独立的附着体，常用附着体形式有球状附着体、按扣式附着体、磁性附着体及套筒冠等。

二、种植体附着体义齿的优缺点

1．优点

（1）牙槽嵴吸收严重时，义齿的基托部分能为软组织提供支持，容易恢复美观及面部丰满度。

（2）与牙列缺失种植固定式义齿相比，种植体数目少，手术创伤小，费用低。

（3）患者可以自行摘戴，有利于上部结构和种植附着体义齿的清洁。

（4）种植体和组织共同支持义齿，可保证𬌗力的均匀分散，减少应力的集中，有利于保护种植体周围骨组织的健康。

（5）制作工艺相对简单，一旦发生并发症易于修理及调整。

2．缺点

（1）义齿基托的存在，患者有异物感，可能影响发音。

（2）附着体配件磨耗或者损坏，需定期更换维护。

（3）义齿取下后附着体暴露使患者感觉不适，影响美观。

（4）义齿后部支持不够，牙槽骨容易吸收，需要定期加衬。

（5）长期佩戴出现软组织并发症多见。

（6）后期义齿维护修理费用不菲（通常5年左右需要重新调整或者制作）。

三、种植附着体义齿的分类设计特点

1．杆固位式种植附着体义齿　杆附着体固位的种植修复体支持、固位和稳定效果良好，是种植全颌附着体义齿最普遍采用的形式。杆固位式种植附着体义齿常用于牙槽骨吸收严重、颌间距离大的患者。而当种植体植入数目较少、间距较大、颌间距离不足或牙弓呈尖形，不适合选择杆附着体时，可选用非夹板式的附着体。

杆固位式种植附着体义齿的特点包括：

（1）义齿的活动度与杆的横切面外形有关，圆形及椭圆形杆可以使义齿沿杆的长轴旋转，而"U"形杆和研磨杆则不能旋转。

（2）固位夹带有弹性装置时，义齿可以有一定的垂直向运动，弹起或下沉。不带有缓冲装置时，义齿无法下沉。

（3）调整固位夹的数目可以改变义齿的固位力。一般2个固位夹即可满足固位要求，增加固位夹的数目，义齿的固位力也随之增加。

（4）研磨杆固位附着体通过调整研磨杆的切削角度可以调整固位力的大小。0°时固位力最大,角度增加固位力下降,达到8°时则仅有支持作用。研磨杆可以和其他附着体联合使用调整固位力。

(5)预成杆固位夹的位置越分散,固位效果越好。当杆和固位夹数目增加时,由于相互制约将限制义齿的动度。

(6)不同厂家有不同的专用工具对预成杆的固位力进行调整。

2.球固位式种植附着体义齿　球固位式附着体义齿常用于下颌牙槽嵴萎缩,常规活动义齿固位困难,植入种植体少,由于颌间距离或颌骨解剖等限制不适合做杆卡修复者。球状附着体主要提供固位作用,支持作用很有限,适合于以组织支持为主的全颌附着体义齿。

球固位式种植附着体义齿的特点包括:

(1)由于具有弹性结构,允许义齿下沉和向各个方向转动,适用于以组织支持为主的种植附着体义齿。

(2)与杆式附着体相比,可以减少对种植体的水平向作用力,应力分布更均匀,有利于种植体周围骨组织的健康。

(3)种植体的长轴尽量平行,差别不要超过15°,否则容易造成附着体的快速磨损。

(4)与杆式附着体相比,所需要的空间小。

(5)与杆式附着体相比,基托与黏膜接触面积增大,种植体周围软组织增生反应减少。

(6)易于清洁,有利于维护种植体周围软组织的健康。

(7)费用相对较低,制作工艺相对简单,甚至可用原有的义齿进行改装。

(8)即使有种植体并发症出现,在调整和修改时也不影响原义齿的使用。

(9)需要定期检查和重衬,定期更换附着体。

3.套筒冠式种植附着体义齿　适用于因牙槽嵴吸收比较严重、颌间距离大、种植体角度差异较大、无共同就位道和种植体数目不多等原因不能作固定修复的病例。

套筒冠附着体固位式种植附着体义齿的特点:

(1)颌间距离较低的患者,内冠可以直接把基台研磨成锥形。

(2)颌间距离较高的患者,在基台上制作内冠,通过粘接剂固定在基台上。

(3)内冠边缘要离开龈缘1～1.5mm,以利于自洁。

(4)可以与天然牙内冠共同提供支持和固位。

(5)内冠应采用圆锥形套筒冠形式,顶部保留少许间隙,以缓冲𬌗力,内冠的轴壁高度最少需要4mm,轴壁的𬌗向聚合度采用2°～6°。

(6)种植体的数量以4～6颗最为常用,种植体的位置应尽可能散在面式分布。

4.磁性种植附着体义齿　磁性附着体结构简单,价格低廉,固位力长久,适用范围广,并且磁体接触面可有轻微的移位,有利于应力分散,最大限度地减小施加于种植体上的侧向力,从而保证种植体的长期稳定性。但是,由于基台和磁体具有一定高度,在种植体植入的术前设计时,必须充分考虑𬌗龈距。当𬌗龈距较小时,需合理选择适宜的种植系统或基台,当𬌗龈距<4mm,无法容纳磁性基台和磁体的高度,则不宜选择磁性附着体义齿修复。

磁性种植附着体义齿的特点:

(1)磁性附着体可以提供垂直方向的固位力,但不能抵抗侧向力,需要后牙区牙槽嵴有一定的高度,使义齿获得侧向咬合时的稳定性。

(2)磁性附着体在高温条件下磁力会减弱,不能与义齿一起热处理,只能用自凝树脂在口内粘接固定。

（3）磁性附着体允许义齿有少许移动，可以明显降低种植体周围骨组织的应力，有利于骨组织的健康。

（4）与杆附着体和球附着体相比，磁性附着体固位力差，但与传统全颌义齿相比，仍然可以提供满意的固位和稳定。

（5）磁性附着体的阴阳型之间呈平板样接触，种植体之间无共同就位道的限制，尤其适用于种植体植入位置、方向不理想的患者。

（6）由于磁性附着体的铁磁材料会强烈地干扰磁场，影响 MRI 的成像，同时，磁体本身受到磁场的强烈吸引对患者可能造成潜在的危害，因此佩戴磁性附着体义齿的患者一旦需要进行 MRI 检查时，除了需要取下义齿之外，还要取出基台，更换上愈合基台。

5. 按扣固位式种植附着体义齿　按扣固位式种植附着体义齿由种植体、按扣式附着体和全颌义齿组成。按扣式附着体由安装于种植体上的自固位基台（阳型）及对应固定于基托组织面的带有衬垫的固位装置（附着体阴型）构成，利用自固位基台与衬垫的按扣固位使全颌义齿获得固位和稳定。按扣式附着体可以为全颌种植附着体义齿提供理想的固位力。

按扣固位式种植附着体义齿的特点包括：

（1）自对准特性，可轻松实现义齿的安装就位。

（2）高稳定性，义齿边缘封闭性好。

（3）垫圈颜色不同（透明、粉色、蓝色、绿色、橙色、红色），固位力不同，临床可根据需要的固位力选择不同颜色的垫圈。

（4）附着体内部尼龙垫圈更换方便，有专用器械可供使用，可在临床椅旁即刻完成。

（5）具有双重固位设计，修复体与基台的固位力强。

（6）对种植体植入角度容忍度较宽，允许 40° 的角度偏差以及 0.2mm 的垂直位移。

（7）不同高度的按扣基台（一般有 6 种不同高度：1～6mm）可供选择，适合不同的穿龈高度，减少种植体周炎的发生。

（8）按扣式附着体内部尼龙垫圈老化会导致义齿固位力降低，一般 1～3 年需要更换。

四、平行研磨仪的使用方法

1. 平行研磨仪的主要功能

（1）作为观测平台，确定义齿的共同就位道。

（2）将附着体或附着体的替代件的位置校准，平行转移，使其精确地安放于义齿的适当位置。

（3）根据修复体类型修改蜡型或研磨铸件，使之相互平行或保证其轴面应有的角度。

（4）具有打孔作用，使孔与孔之间相互平行。

2. 平行研磨仪使用方法

（1）研磨蜡型：常用的有两种方法，一种是采用方形刻蜡刀，低速、轻压力对蜡型进行研磨。研磨的方向为低阻力方向，即从左到右，该方法有利于保持研磨表面的光滑和清洁。另一种方法是采用圆形刻蜡刀，连接蜡刀加热装置，使刻蜡在一定的温度下进行。温度的确定很大程度上依赖于室温和蜡的熔解，设定的温度要刚好能使蜡发生熔解。

（2）金属研磨及抛光：安装研磨刀具，开启研磨仪并将转速调整到 1 000～5 000rpm，用较轻的力量,从右向左开始研磨,研磨前应测量铸件的厚度,以便确定研磨厚度。最后,在研磨刀具上缠绕麻纱,抛光研磨面。

3．平行研磨仪研磨注意事项

(1)高度调节:固定螺丝必须始终与水平移动臂相接触,以防水平移动臂滑落。

(2)当进行金属、塑料或蜡研磨时,应戴上防护镜。长头发的技工应将长发束起,并戴上发网或帽子方可进行操作。若在最高温度下使用电蜡刀,应注意防止皮肤烧伤。

(3)研磨过程中应不断地涂布研磨蜡或油,以便冷却加工件和研磨工具。

(4)操作者要用手指加力固定工件,以免加工件松动。

(5)切削蜡型应包括整个蜡型外表面,采用特制的切削刀具从蜡型最厚部位开始。

(6)铸造合金应尽量选用钯含量低的合金,因为钯含量高的合金非常坚硬,研磨十分困难。

(7)研磨必须朝着一个方向进行,来回移动研磨会在铸件表面形成垂直的沟槽。

【技能要求】

一、附着体形式的选择

1．下颌无牙颌种植 2 颗种植体时,一般是将种植体植入牙槽嵴相当于两侧侧切牙或尖牙的位置。支持形式属于黏膜支持为主、种植体支持为辅的方式。在选择附着体时尽量选择非刚性附着体比如球帽式,按扣式,磁性或是截面为圆形或卵圆形的杆卡式附着体。

2．当植入 4～6 颗种植体时,如果种植体的分布比较广泛,并形成了比较稳定的面式布局,在设计附着固位方式时可以选择刚性附着体。例如:切削杆式附着体、套筒冠式附着体和杆卡式附着体等。

3．当植入 4 颗种植体时,种植体如果不能形成比较稳定的面式布局,其支持形式就属于种植体与黏膜共同支持式。例如:下颌种植的 4 颗种植体集中在下颌两侧的颏孔之间,如果在前面的两个种植体之间所形成的连线,距离后面的两个种植体之间所形成的连线过于接近,最好选择非刚性附着体,例如:球帽式、按扣式、磁性或是截面为圆形或卵圆形的杆卡式附着体。

4．磁性附着体和按扣式附着体所需要的殆龈距大约 8mm,球帽式附着体和套筒冠式约 10mm,其余的附着形式则需要殆龈距 12mm 以上。

二、种植附着体义齿的修复流程

种植附着体义齿的修复流程和传统附着体义齿修复基本相同,但根据附着体选择不同仍然有所差别。下面以非夹板式连接种植体附着体义齿(包括球状、磁性和按扣式等附着体)的制作为例介绍种植附着体义齿修复的完整操作步骤。其他附着体固位的附着体义齿操作只介绍后面技术室操作步骤,其中夹板式连接种植附着体义齿需要制作终印模转移杆,这个制作方法请参考种植体支持固定义齿部分。

附着体义齿组织面阴极部件的安装可由口腔修复体制作室在模型上完成,也可以在患者口内直接操作完成,目前临床上非夹板式连接种植附着体义齿(包括球状、磁性和按扣式等常选择在患者口内操作完成,而夹板式连接种植附着体义齿(包括套筒冠和杆卡附着体等)则由技师在模型上完成。

1. 按扣式种植附着体义齿修复流程

（1）选择基台：移除愈合基台，用牙周探针等工具测量种植体顶部至黏膜表面的距离，以确定基台的穿龈高度，理想的基台高度应为高出牙龈约 1mm。选择合适的基台并将其安装在种植体上，测量颌间距离，必须有足够空间容纳附着体顶盖和全颌义齿，同时将配套的转移体安放在基台上，以判断其正确的角度、种植体轴向负荷和最终的修复体轮廓，若转移体所指示的角度对修复体有影响，可选用角度基台。

（2）制取初印模：初印模通常由藻酸盐印模材料制取，取初印模的目的是为了制作终印模的个别托盘。初印模应能充分反映上下颌无牙颌的软组织标志，如前庭沟的黏膜伸展范围、系带切迹、磨牙后垫、下颌舌骨窝、上颌结节、翼突切迹等，制取初印模的基本操作跟传统的全口义齿相同。

（3）制作个别托盘：将取好的初印模灌注石膏模型，在转移体的石膏模型周围用蜡片包围，形成超出其外形 3mm 以上的空间，在牙槽嵴顶垫上厚度为 1mm 的蜡片作为缓冲空间，在蜡片表面和石膏模型上涂抹分离剂，以防止蜡片在制作个别托盘时融化。用丙烯酸树脂或光固化树脂材料均匀铺在石膏模型上，盖过牙槽嵴伸展至外周边缘，个别托盘的边缘伸展范围与传统全口义齿相同。待树脂完全固化后，将托盘小心取下，修整托盘边缘，打磨抛光。

（4）制取终印模：制作好的个性化托盘，连同相应的附着体构件交予临床医生，临床医生在患者口中取下愈合基台，观察种植体周围软组织愈合情况，将之前选择确定的合适基台就位于种植体上，再次确定其适合性及精确就位，用探针检查种植体周围的软组织，避免软组织嵌入种植体和基台之间。然后用厂家推荐的扭力将基台固定在种植体上，将阴性构件固定在基台上，并确定所有部件之间就位正确，将制作的个别托盘在患者口内试戴，检查印模材料的空间是否足够。在托盘的内面和边界部位均匀涂上一层托盘粘接剂，将硅橡胶轻体或聚醚橡胶用注射枪灌注在口内转移体周围，放置硅橡胶重体或聚醚橡胶于托盘内，将托盘于患者口内就位并固定，并对印模边界区域作软组织塑形，待印模材料完全固化后，从患者口内取出印模，检查印模是否完整准确。然后灌注超硬石膏模型。

（5）制作蜡堤及颌位记录：在工作模型上制作用于颌位记录的暂基托和蜡堤。颌位记录的过程与传统全口义齿相同，需要记录上、下颌间垂直距离和水平关系。

（6）制作支架、排牙、试戴：将工作模型依据记录的颌位关系上𬌗架。在工作模型上制作金属支架，注意支架应预留出附着体上部构件周围的空间以容纳阴性构件固位的树脂，并在阴性构件周围设计金属网状加强，支架制作完成后，在支架上制作蜡基托并排人工牙。

支架也可以在临床试牙后，根据临床医嘱调整好牙齿位置后制作。先制作硅橡胶牙位模板，然后根据模板制作加固支架，这样制作的支架更为精准，特别是对颌位关系不良或者颌间距离小的病例，推荐采用这种方法。

该类设计基托下组织起主要支持作用，种植体通过附着体起辅助固位作用。因此，基托范围面积应尽可能扩大，伸展范围依种植体数目不同可与传统全口义齿相同或适当缩小，基托组织面应预留附着体阴极部件就位空间，排牙与传统全口义齿相同，前牙的排列要遵循美观、发音、切割食物以及对唇组织的支撑原则，后牙的排列也要遵循平衡𬌗原则。将排好的带支架的蜡基托义齿在患者口内试戴，检查义齿前牙的外形是否符合要求，患者是否满意，义齿戴入后对发音是否有影响，咬合关系是否准确，是否获得平衡𬌗，以确定最终的修复体外形。

（7）完成最终蜡型的雕塑后进行装盒、装胶及打磨、抛光，完成修复体的制作。

（8）临床试戴最终修复体，调改合适后，让患者带4～8周，然后进行上部结构阴性构件临床安装。安装时将义齿组织面原来预留的空间扩大并设置排溢孔，试戴义齿，确保义齿充分被动就位。将封闭环套在基台上部，将阴极部件安装在基台上，在义齿组织面预留的空间置入调制好的处于粘丝期的丙烯酸树脂，戴入患者口内，引导患者轻轻做正中咬合，待树脂凝固后取出作必要地调改和抛光，将黑色垫片取出，根据临床固位力需要换上合适垫片（一般采用颜色标识），完成最终的义齿制作。

2. 套筒冠种植附着体义齿的制作

（1）试排牙：依据临床制取的颌位关系，选择与牙弓形态及垂直距离相匹配的人工牙进行排牙，并完成修复体基托的蜡型制作。

（2）制作硅橡胶参考模板：用硅橡胶包绕在义齿蜡型周围，待硅橡胶凝固后取下，使其能够准确反映牙列𬌗面、颊侧、唇侧各方面延展范围，为基台的切削提供依据。

（3）基台的选择：以模型上种植体代型上缘至人工牙龈缘的距离确定基台的穿龈高度。由于种植体植入方向的不同，可能导致各基台在轴向上产生很大的差别。可根据厂商提供的角度基台或选用可铸造基台，调整到理想的角度。

（4）基台的切削：基台固定于石膏模型的种植体代型上，将硅橡胶牙位参考模板放置在模型上观测基台在𬌗龈向以及颊舌向与其的距离。基台周围距牙位模板应不小于3.5mm，空间小于3.5mm时应将基台进行切削，以保证修复体有足够的强度，并有足够的空间放置人工牙。基台龈边缘应与周围黏膜平行或基台边缘位于龈上，减少修复体在戴入时对黏膜的刺激。

（5）基台就位道的确定：基台的高度及角度经过修整后，用观测杆对基台逐一进行观测，调整云台的角度，使各基台的轴向与水平面角度呈最小平均值，即以每一个基台最小的切削量达到共同就位道为准，将云台固定，切削基台。

（6）基台就位道的研磨：选择2°钻针对基台进行研磨，调整研磨仪合适的转速，避免研磨时对基台产热过高，使钛基台变性。为增强固位冠与基台的固位力，防止固位冠与基台间发生旋转，在切削研磨基台的过程中，可在每个基台上研磨出有共同角度的纵向凹槽。研磨后的基台高度抛光后应无倒凹及粗糙面，无妨碍外冠被动就位的因素，肩台边缘清楚。

（7）固位外冠的制作：与种植体支持单冠蜡型的制作方法相同，为保证外冠的精密度、强度及与基台的密合度，先使用成型塑料制作固位外冠的内层，厚度约0.3mm。用蜡在成型塑料冠外侧少量添加至整个固位外冠厚度为0.5mm，外冠蜡型经过包埋、煅烧、铸造、开圈、喷砂等工序后，逐个与基台就位，使基台与固位冠精密吻合，同时获得良好固位力。

（8）加固支架的制作：为增加义齿强度，更好地抵抗、传导、分散𬌗力，需在固位外冠完成后制作义齿加固支架。

（9）基托范围：此类义齿是以基牙和缺牙区基托下支持组织共同承担义齿𬌗力的附着体义齿设计。上颌后牙颊侧至缺牙区前庭沟，腭侧基托面积适当缩小，如双侧后牙缺损，腭侧一般可通过大连接体连接，尽可能减少基托面积。下颌后牙缺失基托范围与可摘局部义齿相似。

（10）将带有基台及固位外冠的模型翻制成耐高温模型，雕刻加固支架蜡型并铸造成型。

以上步骤完成后，将牙列蜡型、基台、固位外冠、加固支架转交临床医生。医生在患者口内利用金属粘接剂将固位外冠和加固支架粘接在一起，确保就位准确，无应力，之后制取第二个印模。

（11）印模转回口腔修复体制作室后完成灌制，参考之前留取的牙位记录器，完成支架上的排牙及基托蜡型的制作。必要时行第二次口内试牙。随后完成装盒、装胶、打磨、抛光等工序。

3. 成品杆 - 卡式固位附着体义齿的制作

（1）试排牙：根据医生制取的𬌗记录，在𬌗架上完成人工牙的排牙及基托蜡型的制作，并以此为安装杆 - 卡固位体提供依据。

（2）制作硅橡胶牙位模板：用硅橡胶包绕于牙列基托周围待凝固后取下。记录牙列各牙齿位置及形态，基托唇、颊舌向的延展范围。

（3）连接杆支架：参考牙位模板，将用于连接杆的金柱固定在种植体上。测量两个金柱之间的距离，截取适当的杆，将杆的两端通过铸造或焊接的方法连接在金柱上，下颌前牙区的杆固位附着体，注意中线两侧部位杆的走向须平行于双侧髁状突连线。在义齿受力时，杆与双侧髁状突连线相平行的情况下，对种植体产生的扭力较小。杆的下面与黏膜之间留至少2mm间隙，方便患者清洁。

（4）试戴支架：将连接好的连接杆和金柱，试排牙的蜡型转交临床，由医生在患者口内进行试戴，检查连接杆有无翘动，是否完全被动就位。若出现变形，用超薄切盘分割后成型塑料连接，安装焊接代型后转回口腔修复体制作室。

（5）连接杆再焊接：可以采用激光焊接或火焰熔接焊接方法，将分割后的杆再进行二次连接。并检查在新模型上完全就位。

（6）卡的固定：参考两种植体之间杆的长度截取预成卡，并固定在杆上。卡的材料有金属和非金属两类，金属卡因其耐磨和固位力可以调节而应用较多。

（7）完成排牙蜡型的制作：将牙位模板放置在石膏模型上，根据牙位模板恢复牙列，完成蜡型的制作。必要时口内再行试戴之后完成装盒、充胶、打磨、抛光，最后完成修复体的制作。

4. 切削杆式固位附着体义齿的制作

（1）试排牙：参考医生制取的𬌗记录，在𬌗架上完成人工牙的排牙及基托蜡型的制作。以此检查牙列颌关系是否准确，患者对修复后效果是否满意，同时为制作切削杆固位体提供依据。

（2）制作硅橡胶牙位模板：硅橡胶包绕于牙列基托周围待凝固后取下。记录牙列各牙齿位置及形态，基托唇、颊、舌侧的延展范围。

（3）基台的选择：以模型上种植体代型上缘至人工牙龈缘的距离，确定基台的穿龈高度。在基台上方选择与基台相匹配的可铸造塑料套管，用螺丝固定在基台上。将牙位模板放置在石膏模型上，观测各塑料套管与牙位模板之间的位置关系。基台距牙位模板之间的距离是切削杆、切削杆外冠、加固支架、修复体人工牙列及基托所占用的空间总和，用记号笔在塑料套管上记录切削的位置，对塑料套管进行切削。

（4）蜡型切削杆的制作：将各基台上塑料套管用成型塑料或专用切削蜡相连，依据牙位记录器的唇、颊、舌、𬌗向位置制作出切削杆的大致形态,随后在平行切削仪上,以2°专用切削钻针对切削杆蜡型进行切削研磨。切削杆与牙位模板在𬌗向、唇颊向及舌向的距离应不小于3.5mm。切削杆龈端可与黏膜轻轻接触,在种植体周围预留不小于1.0mm的间隙,以可通过间隙刷为宜,便于患者清洁。切削杆的厚度2.0~2.5mm,过宽占用空间,过窄影响切削杆强度,切削杆的高度在不影响外冠放置及人工牙排列的前提下尽量增高,以增强对𬌗力的抵抗作用。

(5)对研磨完成后的切削杆蜡型进行包埋、煅烧、铸造:在模型上检查铸造完成后的切削杆是否在各种植体基台顺利就位。通常情况下,切削杆很难与患者口内的每个种植体达到很好的被动就位。为避免种植体有不良受力,用0.2mm超薄切盘在切削杆与基台连接处分割切削杆,以矫正切削杆与口腔中种植体代型位置的偏差。完成以上工序后将试排牙的蜡型、分割后的切削杆铸件、固位螺栓、基台、个别托盘及石膏模型送交医师进行试牙,切削杆口内连接定位、制取第二个印模。

(6)切削杆焊接:第二个印模转回口腔修复体制作室后完成灌制,依据第二印模各种植体代型的位置对切削杆进行焊接。可以采用激光焊接或火焰熔接焊接方法。焊接后切削杆应无变形,与第二模型各种植体代型达到被动就位,焊接点无虚焊,焊接点光洁、无缺损,焊接处以外切削杆无损伤。

(7)切削杆的研磨:将焊接后的切削杆固定在第二个模型上,按制作切削杆蜡型时的云台角度,用2°切削钻针,在平行切削仪上对切削杆进行研磨,选择适当转速与研磨压力。研磨后切削杆各面应高度抛光,无划痕,无缺损及倒凹,从龈向至𬌗面2°聚合,与牙位模板唇、舌、𬌗向距离不小于3.5mm,与黏膜轻接触,种植体周围不小于1.0mm间隙,间隙刷可通过。切削杆上部边缘为45°角倾斜,引导切削杆外冠就位。

(8)切削杆外冠的制作:用成型塑料涂布在抛光后的切削杆上,待凝固后取下,用钻针将成型塑料外冠均匀磨至0.3mm厚,用嵌体蜡将外冠固位雕刻成型,厚度不超过0.5mm厚,并在冠的外壁制作固位体,以利于修复体塑料基托的固定,随后包埋铸造。用冠内指示剂喷涂于切削杆外冠内壁,并轻轻就位于切削杆上,取下后观测划痕位置,用钻针磨除。如此反复多次,直至切削杆外冠与切削杆顺利被动就位。

(9)加固支架的制作:为增加修复体强度,制作加固支架。将切削杆及外冠就位于石膏模型的种植体代型上,在牙槽嵴及切削杆外冠上均匀铺上0.5mm厚薄蜡片,翻制耐高温材料模型制作支架模型,并用钴铬合金铸造打磨成型。

(10)完成排牙蜡型的制作:将牙位模板放置在石膏模型上,恢复牙列,完成蜡型的制作,必要时口内再行试戴。之后完成装盒、装胶、打磨、抛光,完成修复体的制作。

(蒋欣泉　徐　侃　黄庆丰　傅远飞)

第八章 数字化修复体制作

【相关知识】

一、三单位以内冠桥数字化制作基本流程

三单位以内冠桥数字化制作基本流程包括：

数字化模型获取→导入数据→确定共同就位道方向→确定颈缘线→间隙参数设置→固位体设计→桥体设计→殆接触设计→邻接设计→连接体设计→组件融合→排版→切削/打印→后处理

二、三单位以内冠桥模型扫描的注意事项

三单位以内冠桥模型扫描注意事项包括：

1. 按照软件提示将模型放在正确的扫描盘，按照所提示的顺序进行扫描。

2. 固定模型时不可用手按压模型咬合部位，以免导致模型变形。

3. 注意不要将蓝丁胶放置在底座可插入代型的底部，否则会影响代型就位，导致咬合不准确。

4. 扫描前应仔细检查模型，确认模型是否与底座密贴。若发现有其他材料或污渍残留在模型上，应及时去除。

5. 扫描过程中不能打开舱门或者阻挡扫描光线，若在扫描中途出现问题，应及时点击"暂停扫描"选项，将问题解决后重新开始扫描。

6. 咬合关系扫描时，要确认模型的咬合关系是否正确。在用辅助工具或材料固定咬合时，注意不要影响咬合面，不能将材料残留在模型上。此外，应确保咬合稳定，以防在扫描过程中出现模型移位或脱落现象。

7. 若扫描时模型不清晰或不完整，应喷涂显像剂保证成像效果。

8. 若数字模型拟合时无法自动对齐，可选择手动对齐，一般采用三点对齐精准度较高。若多次手动对齐失败，可修剪各数字模型至同样高度或重新扫描。

三、三单位以内冠桥参数要求

（一）间隙剂参数设置

固定桥的就位较单冠困难，因此冠桥的间隙剂厚度应比单冠稍厚，才能保证良好的固位。分别设置各基牙参数并进行边缘和倒凹的检查。间隙剂各主要参数意义见单冠章节。

常用的参数值如下(仅提供参考):

1. 氧化锆冠 粘接剂间隙为 0.02mm,额外粘接剂间隙为 0.25mm。

2. 纯钛冠 粘接剂间隙为 0.00～0.02mm,额外粘接剂间隙为 0.02～0.4mm。

3. 激光烧结冠 粘接剂间隙为 0.00～0.06mm,额外粘接剂间隙为 0.02～0.09mm。

(二)车针参数设置

加工方式为切削加工时,应勾选"刀具补偿"。加工车针各参数意义及相关数值如下:

1. 车针半径 CAM 加工环节使用的球形车针半径。

2. 车针补偿间距 边缘线距应用车针半径的距离,此数值是指在切削冠时车针在冠内尖角位的活动范围,此数值影响冠的松紧度,不可小于 0.5mm。

3. 新车针补偿 选择此项以使用改进的车针补偿功能,优化以取得更好和更平滑的结果。

4. 平滑表面上的干扰 选择此项时会平滑表面上微小的凹凸不平。

基牙有倒凹时,在不影响边缘密合度的情况下,要勾选"移除倒凹"功能。

【技能要求】

一、三单位以内冠桥模型的扫描

(一)模型检查

在扫描模型之前,应对模型进行质量检查。扫描人员必须亲自检查并重视以下几点:

1. 模型是否完整,有无缺损、断裂现象。

2. 模型是否存在气泡和杂质。

3. 预备体是否就位良好。

4. 咬合关系是否准确,各牙磨耗面是否吻合。

(二)创建订单

软件的订单界面具有如下设置项:

1. 口腔修复体制作室信息 填写操作者、客户、患者信息。

2. 订单设置 填写订单号、订单级别、设计模块。

3. 扫描设置 选择扫描类型(此处选择模型)、有无邻牙和对颌模型、已分割模型或未分割模型、参考模型或旧义齿(默认为无,根据实际情况进行选择)。

4. 订单详细信息 在牙位图中选择相应的预备体牙位,并选择修复体种类及修复体材料。

(三)扫描步骤

1. 固定模型 使用扫描仪配套的蓝丁胶将模型按照扫描板的马蹄形设计固定于扫描板上。将固定有模型的扫描板正确放置于扫描仪内的旋转盘上,扫描板将通过旋转盘的磁性稳定吸附于旋转盘上。

2. 扫描上、下颌模型 点击"扫描",进入扫描界面,按照显示屏的提示,将上、下颌模型放入对应的旋转盘上(有的扫描仪需关闭舱门),点击"下一步"后便执行对模型的粗略全牙弓扫描(图 4-8-1)。

在初扫图形上标记基牙牙位并圈画选择精扫区域,基牙、邻牙、对颌牙齿属于必须选择的区域。点击"下一步"执行精细扫描获取高精度的三维数字模型。

若数字模型中存在多余的数据,可在扫描完成后使用软件提供的笔刷和圈选工具,对数字模型中需要删除的区域进行修整。

3. 咬合关系扫描 获取正确的咬合关系是后续修复体设计的重要基础，也是修复体功能和质量的重要保证。确定好牙颌石膏模型的咬合关系后，用辅助材料固定上、下模型。一般情况下，若模型咬合关系稳定，可直接用橡皮筋捆绑固定；若咬合关系不稳定，则需要使用咬合记录将其固定。

将固定好的上、下颌模型整体放入扫描舱内进行扫描。获得具有咬合关系的数据

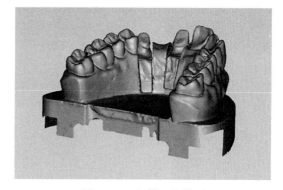

图4-8-1 扫描工作模型

后，软件会自动将之前扫描的上、下颌模型根据对应点关系配准到咬合模型上。注意在三维方向上观察，检查虚拟模型与实物模型的咬合关系是否一致。

4. 扫描代型和配准 使用多功能扫描盘，按显示屏的位置放置提示，准确地安放多个单位代型。扫描结束后，检查代型的肩台和基牙表面是否完整，若不完整，可调整代型的放置位置和角度，或喷涂显影剂再次进行扫描（图4-8-2）。

一般情况下，软件会自动将代型扫描数据配准到之前扫描获得的牙列模型上（图4-8-3），若因摆放角度或其他问题无法自动对齐，可选择手动三点配准。

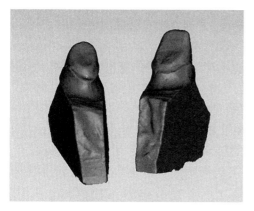

图4-8-2 扫描代型

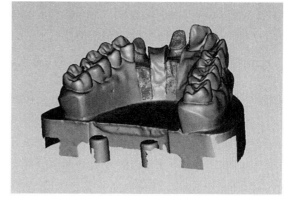

图4-8-3 拟合代型和模型数据

转动模型，三维方向检查上、下颌咬合关系是否正确、紧密，磨耗面是否吻合。点击下一步后，在软件界面上方中间的所有扫描操作步骤都显示为绿色对勾时，完成扫描流程。

二、三单位以内冠桥的设计

（一）设计三单位以内冠桥预备体颈缘线

从扫描获取的数字模型上提取预备体颈缘线是很关键的一个步骤，颈缘线的提取质量将直接影响修复体的边缘密合度。软件一般会自动生成颈缘线（图4-8-4，图4-8-5），若自动生成的颈缘线不够精确，可以手动对多颗基牙的颈缘线形态进行修整。可用鼠标拖拽颈缘线，也可拖动颈缘线上的圆点进行修改。正常时颈缘线为绿色，一旦进入倒凹区则会变成红色，此时应移动点的位置，使其离开倒凹区。

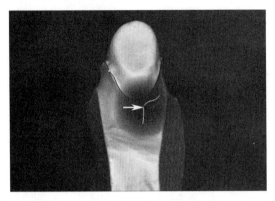

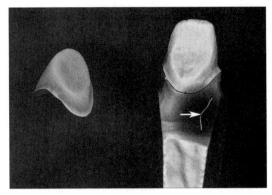

箭头指软件在选中点识别肩台的最凸点为颈缘线位置。

图4-8-4　设计三单位以内冠桥预备体颈缘线

箭头指软件在选中点识别肩台的最凸点为颈缘线位置。

图4-8-5　软件自动生成颈缘线

（二）设计三单位以内冠桥就位道

在设计软件中，依次定义各基牙的边缘范围后，软件会自动生成冠桥的共同就位道方向。当生成的就位道不理想时可以选择手动调整，从𬌗面俯视观察，以能看到所有基牙边缘线上的绿点为佳。

（三）设置三单位以内冠桥间隙剂参数

分别设置各基牙间隙剂参数（图4-8-6）并进行边缘和倒凹的检查。三单位以内冠桥的就位较单冠困难，因此冠桥的间隙剂厚度应比单冠稍厚，才能保证良好的固位。

（四）设计三单位以内冠桥固位体

根据订单信息及邻牙、对颌牙状况，从牙冠数据库中选择匹配的解剖型牙冠并调入或利用"镜像复制"功能将对侧同名牙镜像复制至固位体处。将牙冠放置在牙列相应部位后，使用边缘线连接工具将修复体边缘与代型颈缘线密贴连接。

使用"雕刻工具包"，对固位体牙冠形态进行个性化调整（图4-8-7）。操作方法为：

1．使用"个别转换工具"调整修复体的大小、长短、突度，使其与邻牙、对颌牙协调。

2．使用"旋转工具"调整牙冠的空间姿态，使之符合天然牙倾斜规律，建立正常的覆𬌗、覆盖关系。

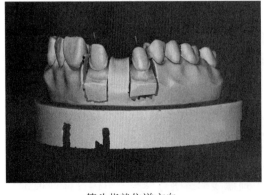

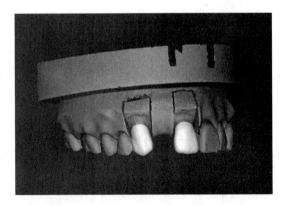

箭头指就位道方向。

图4-8-6　设置三单位以内冠桥间隙剂参数

图4-8-7　设计三单位以内冠桥固位体

3. 使用"整体转换工具"将固定桥的多颗牙冠作为一个整体进行上述形态和姿态调整，使解剖固定桥获得满意、相协调的外形。

4. 使用"蜡刀工具"对修复体外形高点、窝沟、切尖等细节结构进行精细修整，并进行整体光顺。

（五）设计三单位以内冠桥桥体

利用"镜像复制"功能将对侧同名牙镜像复制至桥体处或从牙体数据库中选择合适的桥体形态（图 4-8-8），使用"虚拟蜡刀"或"牵拉工具"使桥体与牙槽紧密贴合，再使用智能工具的"到牙槽嵴顶的距离"，使桥体组织面与牙槽嵴轻微接触。

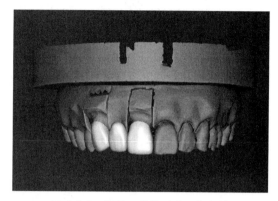

图 4-8-8　设计三单位以内冠桥桥体

为减轻对基牙的扭力，设计桥体时应注意减径。可参考以下标准进行减径：1 个桥体时减为制作修复体大小的 90%；2 个桥体时减为制作修复体的 75%；3 个桥体时减为制作修复体的 50%。

（六）三单位以内冠桥咬合设计

1. 𬌗接触点的设定应根据冠桥对颌的主动中位，要求在牙尖交错位时，应与对颌牙达到 A、B、C 三点接触。

2. 应达到牙尖交错𬌗时无早接触，前伸运动、侧方运动时无干扰。

3. 应形成协调的纵𬌗曲线和横𬌗曲线。

4. 应形成合理的覆𬌗覆盖关系。

5. 应具有合理的咬合点位置及数量关系。

（七）三单位以内冠桥邻接区位置设计

只有实现良好的邻牙接触设计，才能防止食物嵌塞，分散𬌗力。操作者可通过观察软件用颜色代码所显示的触点松紧度来对邻接区进行调整。其中，红色显示接触过紧，绿色表示触点合适。此外，可参考以下要点设计邻接区：

1. 前牙区邻接点的位置应偏向唇侧，越往远中位置逐渐偏向中 1/3。

2. 前磨牙、第一磨牙近中接触区在𬌗 1/3 偏颊侧。

3. 第一磨牙远中、第二磨牙接触区在𬌗 1/3 的中 1/3 处。

4. 切牙接触区近切缘处，切龈径大于唇舌径。

5. 后牙接触区𬌗缘处，远中稍下，颊舌径大于𬌗龈径。

6. 颊面观时邻接区位置应纵𬌗曲线一致。

（八）虚拟𬌗架在三单位以内冠桥数字化设计中应用的注意事项

正确的𬌗关系是修复体的功能行使和长期使用的重要保证，也是恢复口腔功能、维持口颌系统健康的重要因素。因此，修复体的𬌗检查对修复体的设计十分重要。目前口腔数字化 CAD 软件已集成多款数字𬌗架，并与实物𬌗架的参数相匹配。技师可在 CAD 软件中设置患者个性化的口颌系统参数，也可使用平均值替代，三维模拟患者的下颌运动并指导义齿咬合设计。

临床中如果提供了面弓信息，技师可借助专用的颌架转接盘，通过牙颌模型扫描仪将颌位关系从实体𬌗架准确转移到软件的数字𬌗架中，设置好相关数字𬌗架参数后，即可对数字修复体进行咬合检查及调整。

如果没有临床的面弓信息，也可设定均值参数进行咬合检查。数字𬌗架和𬌗罗盘的使用方法参考单冠章节。

（九）设计三单位以内冠桥连接体

使用"编辑连接体"功能，选择连接体面积大小。通过调整默认连接体形态任意横截面积上轮廓控制点的位置，实现对连接体的位置、形态及面积大小的调整，从而完成连接体的形态设计（图4-8-9）。为保证固定桥的结构强度，应根据实际情况适当增加默认连接体的横截面积。

（十）完成设计

最终检查固位体、桥体、连接体的位置、形态、倾斜度是否恰当，与邻牙接触区、对颌牙咬合关系是否合适后，完成三单位以内冠桥的设计（图4-8-10）。

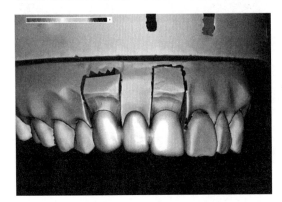
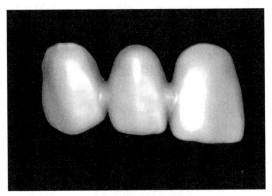

图4-8-9　设计三单位以上冠桥连接体　　　　图4-8-10　完成冠桥设计

第二节　CAD/CAM修复体的制作

【相关知识】

在完成三单位以内冠桥数字化设计后，需将修复体设计数据传输至CAM设备中，进行编程与加工。加工完成后进行后处理工序，即可完成CAD/CAM修复体的制作。

一、三单位以内冠桥数字化切削/打印的注意事项

三单位以内冠桥加工方式可分为数控加工和3D打印两种。数控加工技术是使用车、铣、磨、削等方式，对坯料进行材料去除从而获得所需形状的方法。3D打印技术是在计算机的程序控制下，将材料按照模型数据层层堆积从而形成所需形状的过程。两种加工方式的注意事项如下：

1. 在启动设备前，务必仔细检查设备工作舱内是否存在粉尘与杂质。若存在，务必清理干净，否则会影响加工过程和修复体的质量。

2. 3D打印前应检查基板与刮刀各向的平行度，务必将误差控制在打印机要求的公差

范围内,否则会在加工过程中因支撑结构断裂而影响打印模型的质量。

3．3D打印前应调节刮刀,使其与基板间的间隙在第一次铺粉时控制在机床要求的公差范围内,否则会导致打印失败。

4．3D打印前,应充入惰性气体进行保护。

5．数控加工前,务必最终检查所排列的修复体是否正确,有无牙冠重叠或超出边界,确保没有排列和设置上的错误后才能进行加工。

6．切削或打印完成后,应仔细检查加工完成的修复体是否存在加工缺陷和变形。若出现明显失败现象,应分析加工失败的原因,调整加工工艺后重新加工。

二、数字化修复体的后处理方法

(一)数字化修复体的后处理方式

数字化修复体制作的后处理工序和前部工序同等重要,必须严格按照后处理顺序和要求进行后处理操作,才能保证最终修复体的质量。后处理方式包括:

1．去支撑与应力释放　快速成形的金属修复体在烧结过程中会产生一定的内应力,但由于支撑结构的存在,内应力无法得到有效释放。因此,金属修复体在去支撑之前需按照规范的技术要求进行应力释放,以减少或避免金属修复体因内应力释放不当而导致的形变问题。尤其是多单位金属基底长桥,内应力问题尤为突出。

应力释放后,严格按照各材料的厂家要求,采用相应的专用工具规范去除支撑材料,尽可能减少这一步骤对修复体的影响。

2．烧结或再结晶　软质氧化锆材料和二硅酸锂玻璃陶瓷是CAM数控切削工艺制作的常用材料,两者在切削完成后,都需采取进一步的处理使其达到所需的强度与最终形态。

软质氧化锆材料在切削成形后需按不同厂家的材料要求进行二次烧结。在二次烧结过程中,软质氧化锆修复体将产生一定的收缩量,此收缩量在修复体CAM阶段加以矫正。烧结之后的氧化锆修复体呈现高强度、高密度的最终形态,抗压强度提升到1 000MPa左右,后续仍需打磨、抛光处理。

二硅酸锂玻璃陶瓷的瓷块在未结晶前呈蓝色,切削时强度较低,便于研磨。切削成形后需在烤瓷炉中经过850℃、30min的简单结晶处理,此后修复体便能达到约400MPa的强度。后续仍需使用配套的染色剂进行染色和上釉等处理。

3．打磨、抛光　对于烧结后的修复体而言,还需进行表面的精细化打磨处理,以获得更加良好的咬合与外形,从而保证修复体的质量。

抛光时应先使用白胶轮进行初步抛光,再使用鬃刷配合抛光膏对修复体进行高度抛光。

4．上饰瓷及染色　铣削完成的瓷冠经喷砂打磨后,为获得更加逼真自然的效果,还需对其进行上釉和外染色等步骤。

(二)数字化加工设备的检查及维护

1．检查和保养　设备应做到日常保养,减少各种类型事故的发生率以及延长设备的使用寿命。

(1)在使用设备前后,都应检查设备是否完整,是否存在异常。

(2)检查确保在生产过程中无污垢及杂物堆积在设备上,若发现无关事物,应及时进行清理。

（3）定期对设备进行养护，如对各个部件的清理、润滑、整修。

2．维护　同时应注意对设备故障的维修，保证其能够继续生产以及继续生产的质量和精确度。

（1）应做到及时性预防，采用预知维修方式能有效预防故障，减少生产上的损失。

（2）应做到时效性维修，及时判断设备发生故障的原因，快速找到问题出处并实施解决方案。

【技能要求】

三单位以内冠桥的排版

CAD/CAM修复体的制作包括排版、切削/打印与后处理等过程。

为了实现对加工材料的合理利用，以及修复体加工过程中质量的保证，合理排版是必不可少的。排版步骤如下：

1．对桥的数据进行分组与摆放，根据桥架数据选用相应的支撑模板进行排版。

2．使用3D旋转调节工具对每个修复体进行位姿调整，要求如下：

（1）使一版上各修复体底面到打印基板的高度尽量保持一致。

（2）冠桥模型应组织面朝上、磨光面朝下摆放。

（3）桥架整体应尽量保持同一水平高度，颊侧和舌侧的倾斜角度应综合考虑各组件形态。

3．合理添加支撑结构，保证修复体在切削过程中不会发生掉落和变形。添加连接柱时应注意其位置和直径的设置。

4．摆放修复体位置和姿势时应考虑到修复体是否有足够强的支撑、是否能保证加工质量，并且是否有效利用毛坯材料。

第三节　导板制作

【相关知识】

一、数字化种植导板的基本概念

数字化种植导板，是通过专业的软件设计制作，能将术前虚拟设计的种植方案精确转移至患者口内的个性化手术辅助工具，国家药品监督管理局最新版的医疗器械目录中命名为"牙种植导向模板"。

（一）数字化种植导板的制作原理

数字化种植是基于患者的三维CT图像和数据，综合应用锥束计算机断层扫描技术（cone beam computed tomography，CBCT）、模型扫描技术和/或口内三维扫描技术，整合了患者的颌骨信息、预期上部修复体数据与种植体数据，利用专业设计软件确定种植体植入的型号、位置、角度、方向和深度，完成以修复为导向的种植体植入方案设计，之后设计种植导板引导植入部分，以及辅助导板在口内定位的固位钉道、冷却窗、检查窗等附加结构，并通过数字化加工技术制作导板，辅助种植体植入，实现最终的种植修复与术前的虚拟种植方案统一。

(二)数字化种植导板的分类

数字化种植导板按支持方式、引导程度及制作方式与材料分为不同的类型。

1. 按支持方式分类 数字化种植导板按支持方式可分为牙支持式、黏膜支持式、牙与黏膜混合支持式和骨支持式。临床上根据缺失牙的数量和部位、余留牙的分布以及邻牙的牙周状况等选择相应的支持方式。牙支持式导板由口内稳固的余留牙提供支持,固位和稳定性较好,准确度高,适用于少数牙缺失的病例;黏膜支持式导板适用于无牙颌病例,需要设计导板固位钉固定导板。混合支持式导板由余留牙和缺牙区黏膜共同支持,适用于口内连续多数牙缺失的情况,特别是游离端缺失。骨支持式导板是基于 CBCT 重建的骨组织表面数据生成的导板,精确度不高,并且需要在术中大面积翻瓣暴露骨面,增加手术创伤,较少使用。另外也有微种植体支持式的导板。

2. 按引导程度分类 数字化种植导板按照其引导程度可以分为部分引导导板和全程引导导板。仅用于定位先锋钻的部分引导导板称为先锋钻导板;引导先锋钻、扩孔钻、颈部成形钻及攻丝钻完成种植窝全程预备,但不引导种植体植入的部分引导导板,称为半程引导导板;同时引导种植窝预备和种植体植入的导板称为全程引导导板。部分引导导板引导的种植兼容原厂工具和第三方厂家工具,但全程引导导板引导的种植只能使用原厂工具。

3. 按制作方式与材料分类 数字化种植导板有两种加工方式:一是 3D 打印,另一种是数控切削。可用于制作数字化种植导板的材料主要分为金属和树脂两大类。金属材料主要用于 3D 打印的加工方式,如钴铬合金粉、钛粉等;树脂材料可用于 3D 打印和数控切削两种加工方式,用于 3D 打印的主要是光敏树脂。光敏树脂根据引发剂引发原理可以分为自由基光固化树脂、阳离子光固化树脂和混杂型光固化树脂。用于数控切削的为预成树脂块或树脂盘。一般来说,树脂种植导板和金属套环配合使用。目前树脂 3D 打印是主要的制作方式。

(三)重要解剖结构的数字影像特点

1. 上颌

(1)上颌窦:上颌窦为上颌骨体部内的空腔,形状不规则,大小各异。上颌窦的底壁覆盖范围是从上颌前磨牙到第三磨牙的根尖,上颌磨牙的牙根可伸入到上颌窦底,形成间隔突起,其间隔的骨质厚度差异很大,分出的凹陷称为牙槽隐窝,多数情况下,最低的凹陷位于第一和第二磨牙区域。CBCT 在不同方向上的截面形态各异。矢状截面表现为上下倒置的梯形;水平截面表现为不规则的三角形,三条边分别为上颌窦的前外壁、后外壁和内壁;冠状截面的形态随牙位改变,前磨牙区表现为倒三角形,即此时观察到的上颌窦上壁宽于下壁,而磨牙区常表现为不规则的长方形,即观察到的上颌窦上下壁宽度近似相等。上颌窦黏膜在 CBCT 中表现为薄的、紧贴窦壁的低密度影像。

(2)鼻腭管:鼻腭管位于上颌中切牙后方,是一个不规则的管道样结构,有的较细,有的很粗大,水平位常显示为类心形结构。其中有鼻腭神经走行。

2. 下颌

(1)下牙槽神经管:CBCT 图像显示下牙槽神经管在下颌体内经磨牙区和前磨牙区下方开口于颏孔,表现为白色致密影像包绕的管道状结构。此段神经管内壁靠近下颌骨内侧硬骨板,其余三个方向都靠近骨松质,神经管前行至下颌第一前磨牙或第二前磨牙根方时,向颊侧走行,开口于颏孔。下牙槽神经管中有下牙槽神经走行。

(2)颏孔:位于第一、第二前磨牙或者第二前磨牙下方,CBCT矢状面上观察到为一开口向外的圆管样结构。可能存在颏孔变异,单侧双颏孔的排列方式可以为上下位置,也可以为前后水平排列,甚至存在两个以上的变异,种植设计时应特别注意。颏孔中有下牙槽神经分支颏神经走行。

(四)数字化种植导板的优势

1. 在术前应用CBCT相应的分析软件和导板设计软件,实现以修复为导向的种植方案设计,提高了修复后美学及功能效果的可预见性;且术前可在三维重建影像上向患者展示手术方案和术后效果,便于医患沟通。

2. 利用数字化种植导板可以将术前计划准确地传递至术中,使手术流程更加规范,可缩短手术时间,减少种植体位置不良情况的发生,增加手术安全性。

3. 充分利用余留骨量,对骨量充足患者,可实现不翻瓣的微创种植手术,减少手术创伤。

4. "即刻种植"和"即刻修复",利用数字化种植导板技术可以很好地在口内重现术前规划好的种植体三维位置,在术前完成基台选择和临时修复体制作,拔牙和种植可在一次手术中完成。

5. 相比于自由手植入,数字化种植导板引导的种植体植入准确度高,国际上论证的种植体肩部误差为0.9mm,种植体根尖部分的误差为1.3mm,种植体轴向的角度偏差为3.5°,其精度有了很大的提升。

(五)数字化种植导板在设计加工过程中的误差来源

数字化种植导板的准确度指通过数字化种植导板在口内引导植入的种植体的实际位置与术前虚拟设计的种植体位置之间的重合程度。常用某些选定部位之间的偏差值来表示,包括:种植体进入点偏差、深度偏差、根尖偏差及角度偏差。将术前术后的CBCT数据进行拟合,对比计算术前术后种植体位置的相关参数,测量偏差值。目前已有研究表明骨支持组偏差最大,黏膜支持组偏差居中,牙支持组偏差最小,误差来源分析如下。

1. 牙支持式导板设计加工过程中的误差来源

(1)数据采集与匹配环节

1)模型扫描和口内扫描获取牙体及周围软组织表面信息不准确:对于"传统印模+模型扫描"的方法,可能导致误差的因素如下。①印模材料发生牵拉变形、脱模等不良现象,不能准确反映口内情况;②灌制的模型表面有气泡、瘤子等缺陷;没按正确的水粉比,模型发生形变;③取模时缺牙区软组织受压过大,发生形变;④模型扫描发生移位,扫描数据与模型不匹配等。

对于"口内扫描"的方法,可能导致误差的因素有:①扫描区域被血液、唾液污染,牙冠和软组织表面信息不全;②待扫描牙列表面解剖特征不明显,匹配时出现误差;③缺牙区软组织牵拉变形;④无关软组织遮挡等。

2)CBCT获取牙体及颌骨信息不准确:通过CBCT扫描获取牙齿及颌骨数据,可能导致误差的因素如下。① CBCT拍摄前没有校准;② CBCT拍摄时参数设置不正确;③拍摄时上下颌没有分开,患者头部发生移动,产生运动伪影;④ CBCT拍摄区存在高阻射性的物体,产生金属伪影;⑤重建阈值选择不合理,过高的阈值导致数据丢失,过低的阈值导致软组织伪影和噪点等。

3）数据匹配不准确：软件匹配分为自动和手动两种方式，都是基于模型和颌骨数据表面一致的解剖特征完成匹配。手动选择特征点对存在误差，匹配结果也会存在误差。可通过以下方式增加准确度：①选择解剖特征明显的点作为数据匹配的参考点；②增加可准确定位的参考点数目，且尽可能使点均匀分布在整个牙列的唇（颊）侧和舌（腭）侧；③避免在松动牙齿上选取配准点；④整合完成后通过软件的不同截面检查匹配效果。

4）受设备软件自身精度限制：数字化种植导板设计中所用到的设备和软件自身会存在一定的误差，这些误差也会对导板的精度产生不利影响。

（2）导板设计与加工环节

1）导板设计误差：①导板覆盖范围过小，支持力不足，术中易发生翘动，影响导板引导的植入精度；②导板检查窗、冷却窗设计不合理，集中在树脂导孔区，导致该区域导板强度不足，易变形，对钻针约束力降低；③导板厚度不足，导板强度不足，戴入后易发生变形。

2）加工设备精度：树脂导板通常采用 3D 打印的加工方式制作，如液态光敏树脂选择性固化技术（stereolithography apparatus，SLA），打印精度≤16μm 时，导板精度才能满足临床需求。

3）套环相关误差：金属套环的误差来源如下。①金属套环存在磨耗，钻针自由度增加，导板精度降低；②金属套环与黏膜之间的距离设置过大，钻针根尖部的偏移量变大；③金属套环的高度不足，对钻针的约束力不足，钻针根尖部的偏移量大；④金属套环与树脂导孔之间的连接不紧密，易脱位，导致植入误差。

2. 黏膜支持式导板设计加工过程中的误差来源　放射导板以及手术导板的放置均可因黏膜变形而移位，因而黏膜支持式导板引导的种植体植入角度和根尖偏差明显大于牙支持方式。

（1）数据采集与匹配环节

1）获取软组织表面信息不准确：可能导致误差的有以下几点。①印模材料延伸范围不够，获取的软组织信息不全；②制取印模时施压，软组织发生形变，角化黏膜的位置发生变化，获取的软组织信息不准确；③灌制的模型表面有气泡、瘤子等缺陷；没有按照正确的水粉比，模型发生形变；④扫描时模型移位；⑤使用口内扫描获取软组织表面信息，由于软组织很难用于数据重合的参考，其准确度大幅下降。

2）获取颌骨和 / 或放射导板数据不准确：同牙支持式导板设计中牙及颌骨信息的误差来源。

3）咬合记录不准确：正确的咬合记录建立在稳定的颌位关系上，在没有保证此前提时制取咬合记录，导致导板在口内复位不准确，产生植入误差。制取咬合记录时，两侧用力不均或位置错误，也会对导板在口内的复位产生不利影响。

4）放射导板误差：放射导板制作中可导致误差。①放射导板组织面没有与软组织贴合；②放射导板获得的颌位关系等没有得到验证，与预期情况存在偏差；③导板上标记点数目少，可用于匹配的点对不足；④标记点位置过于集中，颌骨和模型数据不能完全匹配。

（2）导板设计与制作环节

除在牙支持式导板中可能导致误差的因素之外，使黏膜支持式导板产生误差的因素还有：①固位钉位置设计不当，阻挡咬合记录就位，过于靠近后牙区时，难以安放固位钉，过于靠近种植体预备窝时，影响种植体植入；②固位钉的数目过少，固位效果不佳；③固位钉的深度设计过浅,固位效果不好;④固位钉的方向设计不合理,受软组织遮挡就位困难等。

二、数字化种植导板的设计方法

（一）数字化种植导板设计对扫描数据的要求

通过不同的扫描手段可以获得不同的数据,CBCT 扫描可以获得颌骨数据,石膏模型或口内扫描可以获得牙列和 / 或黏膜的数据。为使获得的扫描数据尽可能接近真实的状态,扫描的模型和方法应满足以下要求。

1. 对石膏模型的要求

（1）对一般石膏模型的基本要求:①模型表面光滑、无气泡瘤子等缺陷,无牵拉变形,能准确反映口腔组织解剖的精细结构;②唇(颊)侧、舌(腭)侧黏膜信息充足,应该保留种植区域前后至少6mm余量;③灌注模型使用超硬石膏,采用正确的水粉比,减小石膏变形。

（2）对无牙颌石膏模型的基本要求:①模型应能反映软组织静止时的状态,即应采取无压力印模;②清楚反映唇(颊)黏膜与牙槽嵴黏膜的反折线;③清楚反映唇系带、颊系带和舌系带;④清楚反映上颌结节、腭小凹及两侧翼上颌切迹;⑤清楚反映下颌颊侧翼缘区、舌侧翼缘区和完整的磨牙后垫的形态。

2. 对口内扫描的要求

（1）口扫精度要求至少应为 8μm。

（2）扫描区域唇(颊)侧、舌(腭)侧的黏膜、牙冠信息充足,避免无关组织对扫描数据的干扰。

（3）扫描前清洁扫描区域的血液、唾液,吹干后扫描,扫描时避免对软组织的过度牵拉。

（4）缺牙待种植区近远中应至少保留6mm余量。

3. 对 CBCT 数据的要求

（1）颌骨 CBCT 扫描输出格式为 DICOM(医学数字成像和通信),是医学图像和相关信息的国际标准格式。

（2）扫描的层间距应设置为 0.3mm 或更小,拍摄 CT 时需要移除所有金属活动义齿以及可能干扰扫描区域的阻射物,上下颌分开 1～2mm,扫描区域为眼眶中部至下颌最下缘之下,拍摄过程中保持稳定不动。如果涉及颧弓种植体,扫描区域为从眼眶上部至下颌骨最下缘。

（3）尽量减少数据中的伪影,口腔放射检查中常见的伪影有金属伪影、环状伪影和运动伪影。伪影会影响成像质量,从而影响 CBCT 重建的准确度。

（二）数字化种植导板设计的要点

种植体三维位置设计应以修复为导向,同时也要兼顾缺牙区骨量与角化黏膜位置,设计的基本原则如下。

1. 种植体的解剖学设计原则

（1）颊舌向设计:常规种植体边缘距唇(颊)侧或舌(腭)侧骨壁应至少保留 1mm,前牙唇侧骨板应保证至少 2mm 的厚度,小于此厚度时骨板吸收的风险增大。

（2）近远中向设计:种植体与邻牙牙根的最小距离为 1.5mm,两颗种植体之间至少保持 3mm 的间距,小于此间距可能导致两颗种植体间或种植体与邻牙间骨垂直吸收。

（3）垂直向设计:种植体根端与下牙槽神经管、颏孔至少有 2mm 的安全距离,在不进行上颌窦提升时种植体与窦底应保持 1.5mm 以上距离。

（4）轴向设计：前牙种植体轴向可稍偏腭侧，尽可能使螺丝孔从未来修复体的舌隆突穿出。

（5）种植体长度和植入深度：为了保证初期稳定性，种植体需进入拔牙窝根尖下 3～4mm。

2. 修复导向的种植体设计原则

（1）单颗牙的种植设计：种植体长轴应在功能尖（窝）的位置，种植体支持的修复体与对颌牙保持正常的尖窝交错关系，使咬合力能沿种植体长轴传递至颌骨。按照正常的覆𬌗覆盖关系，下颌后牙区的植体轴向在冠状面上对应上颌后牙腭尖颊斜面；在冠状面上颌后牙区的植体轴向应对应下颌后牙的功能颊尖。种植体的轴向对上颌前牙区的美学修复效果很重要，前牙区种植体的轴向延长线应位于邻牙切缘以内，基本位于原天然牙舌隆突位置。

（2）后牙连续多牙缺失的种植设计：种植体近远中向的位置需参考预期上部修复体来进行设计，应优先选择骨量好的种植位点；颊舌向种植体长轴尽量从预期修复体的中央窝穿出，可选用角度基台调整螺丝孔穿出的位置。悬臂设计需控制悬臂长度。

（3）无牙颌种植修复：无牙颌种植修复有种植支持式的覆盖义齿和固定修复两种方式，其中种植支持的覆盖义齿可选的附着体固位方式包括 Locator、杆卡、套筒冠和球帽等，种植支持式的固定修复一般为固定桥修复，可分为一段式桥修复和分段式桥修复。

覆盖义齿修复方式常采用的种植位点是尖牙和前磨牙区，不同的附着体系统对种植体的平行度和颌间距要求不同。设计要点：①尖牙和前磨牙区优先选择骨量充足的位置；②种植体在颊舌向上的穿出位置位于角化黏膜中央；③种植体之间尽量保持平行，可减小阴性部件的磨损，降低阳性部件折断的发生率；④必要时设计截骨导板，通过骨修整获得足够的修复空间。需要注意的是，附着体系统对种植体的共同就位道要求不同，Locator 和球帽附着体式覆盖义齿对共同就位道要求高，应用这两种附着体系统时需要保证同颌种植体相互平行；而杆卡和套筒冠附着体可适度调整获得共同就位道。

应用种植分段式固定修复时，要求种植体数目多，且种植体位置相对固定，因此对骨量的要求高；相比之下，一段式固定修复对种植体的数目和位置要求较低。后牙区因上颌窦和下牙槽神经解剖特点的限制，常出现骨量不足的情况，不宜采用分段修复，应采用一段式修复，并且可选择倾斜植入和悬臂修复。以 All-on-4 为例，采用种植体轴向倾斜设计和一段式固定修复的方式。前牙区两颗种植体垂直植入，后牙区两颗种植体颈部向远中倾斜，应用于上颌时，远中两颗倾斜植入的种植体根方向近中倾斜，充分利用上颌窦前方的骨量，避免传统种植中的上颌窦提升术；应用于下颌时，远中两颗倾斜植入的种植体根方利用颏孔前的骨量，保持与神经管的安全距离，避免损伤神经。修复时可以在远中植体上选用特殊的角度基台获得修复体的共同就位道，应保证修复体前后的距离限制在 1.5 倍的 AP 距（前面两颗种植体连线与最远中两颗种植体连线的距离）以内，尽可能减小悬臂设计带来的不良应力。

无牙颌种植修复中应用悬臂梁设计应注意以下问题。①种植体的位置和数目：种植体数目多、分布面积大的病例中，采用一段式固定修复可以适当增加悬臂梁的长度，但如果种植体几乎呈线性排列时应避免悬臂梁的设计；②牙弓的形状：尖形牙弓的种植固定修复可适当增加悬臂梁的长度；③种植体轴向：种植体与咬合平面不垂直时，应尽量缩短悬臂梁的长度，否则种植体在功能状态下会受到较大的剪切力，发生不良反应的风险增加；④骨的质量：骨质条件较差时，尽量缩短悬臂梁长度，天然牙列中，由于上颌骨骨质较下颌疏松，因此能承担的悬臂设计比下颌短；⑤咬合力量：咬合力大甚至紧咬牙、夜磨牙等副功能活动较强的病例，应尽量避免悬臂梁的设计，并且需要保护𬌗垫；如果对颌为全口义齿，可适当增加悬臂梁的长度；⑥无论何种条件下，悬臂梁的长度越短越好，应用于下颌的悬臂梁长度不能超过 20mm，一般应小于 15mm，上颌悬臂梁最长为 10mm。以上问题反过来可以指导连续多颗牙缺失和无牙颌患者种植设计。

3. 导板结构　导板的结构包括：树脂导孔、覆盖支持部分、就位检查窗、冷却窗以及固位钉道等。树脂导孔常需要与金属套环匹配使用，应用于无牙颌病例的种植导板还包括咬合引导部分。

树脂导孔需要离开黏膜，避免接触邻牙，不能影响导板的就位。一般来讲，钻针总长度 = 植体长度 + 套管高度 + 钻针手柄长度 + 套管与种植体平台的距离，其中植体长度在术前设计中已经确定，套管高度固定，钻针手柄长度为可选择的固定数值，套管与种植体平台的距离可根据实际情况调节。套管的位置设计需要同时考虑使用钻针的长度、导板覆盖邻牙部分的高度（套管过低时，邻牙会阻挡种植手机柄）、患者的开口度（开口度较小应适当降低套管位置，开口度过小不宜选用种植导板）以及术中翻瓣与否等。

不同支持方式的种植导板覆盖范围不同，牙支持式导板通常为跨牙弓式设计，以增加导板的稳定性，减少使用中的翘动，如单侧游离缺失时，常需将导板跨到对侧。无牙颌种植导板延伸范围可以参考全口义齿，同时辅以固位钉增强导板的稳定性。

就位检查窗常放置在牙尖处，用来检查种植导板的就位情况，套管近远中至少应各有一个。冷却窗可以增加术中冷却，也可以用来检查导板与黏膜是否密贴，还可以作为局部浸润麻醉通道。就位检查窗和冷却窗可以融合设计，避免开窗过多使导板强度降低。导板厚度通常为 2mm，应加强导板薄弱环节如导板在缺牙区和邻牙部位的交界区、树脂导孔与邻牙的交界区。导板采用跨牙弓设计时，可设置加强杆。种植导板应具备足够的强度，以免术中发生折断。

4. 导板就位、支持、固定与稳定　通过数字化种植导板可以将术前设计的种植体理想位置转移至口内，导板能在口内准确就位、能在术中保持固定与稳定是获得理想植入效果的关键，因此要求正确设计导板、使用导板。

设计牙支持式导板时，软件会自动去除倒凹，因此牙支持式导板没有固位力，手术过程需术者和助手按压固定。无牙颌种植导板以黏膜支持，咬合引导导板就位后使用固位钉固定导板。无牙颌种植导板咬合引导设计有两种形式：一种为组合式导板设计，咬合引导部分与植入引导导板组合在一起。根据患者稳定的咬合关系设计咬合引导部分，术中使用咬合引导导板就位后，利用固位钉固定，取下咬合引导部分，露出种植导板；另一种为硅橡胶咬合垫，制作方法详见具体流程。

对于缺失牙较多的病例，在完成种植导板引导植入部分的设计后，还应在软件中设计固位钉的数目、位置、深度以及方向。固位钉可为种植导板、截骨导板以及临时义齿提供固定，是无牙颌种植导板设计的关键之一。固位钉一般为 3～5 个，下颌常分布在双侧颏孔之间的区域，上颌除唇（颊）侧外，还可在腭侧设置固位钉，以抵抗种植导板的腭侧脱位。固位钉进入骨面的深度至少为 5mm，应避免穿过对侧骨皮质、损伤神经或进入上颌窦，避免对种植窝预备产生干扰。

（三）牙支持式数字化种植导板设计的注意事项

1. 拍摄 CBCT 时可让患者双侧前磨牙区域咬合消毒棉球，使其处于开𬌗状态下，以便后期处理数据时可分离上、下颌牙列。口腔内金属固定修复体或活动义齿产生伪影，影响 CBCT 三维重建的清晰度，从而影响 CBCT 与模型扫描或口内扫描数据匹配的准确度。拍摄 CBCT 时需将带金属的活动义齿摘下。

2. 利用 CBCT 重建颌骨数据应选择合适的阈值，阈值太低易引入软组织伪影和噪点，阈值太高易丢失真实数据，可用于配准的点变少，导致误差。

3. 颌骨数据和牙列数据配准时至少应选择三组点，优先选择明显的解剖特征，尽量使点对均匀分散到整个牙列中，点越多、分布范围越广，匹配效果越好。

4. 虚拟植入的位置、深度和角度需综合分析预期修复体信息、邻牙关系、基台角度、距离神经管的安全距离等因素。

（四）黏膜支持式数字化种植导板设计的注意事项

1. 放射导板应在患者稳定的咬合关系基础上制作，患者现有义齿满足以上条件，可复制现有义齿制作放射导板；患者的义齿中含有金属成分如增力丝等，不宜直接作为放射导板，可用扫描结合 3D 打印的方法复制义齿制作放射导板；患者现有义齿不能满足要求时，应制作新义齿，恢复患者正确的面型、颌位关系及咬合关系后，再根据义齿制作放射导板。放射导板制作完成后，在模型上和在口内试戴应保持贴合。

2. 拍摄前需校准 CBCT，分辨率决定其重建的精确性。

3. 采用二次扫描法获取放射导板的表面形态时，应分别选择合适的阈值保证颌骨和导板的重建质量。

4. 获取放射导板数据时，应保证牙胶阻射点在导板上形成突起，便于在颌骨和导板数据整合时选择配准的点。

三、数字化种植导板的加工方法

数字化种植导板的加工方法为切削和 3D 打印，通过数控切削预成树脂块形成的种植导板不需要额外的后处理，而 3D 打印的金属或者树脂导板均需要一定的后处理程序。

（一）3D 打印金属种植导板的后处理

后处理的步骤包括喷砂、应力释放、再喷砂和去支撑。

1. 喷砂　进行表面喷砂处理，把残留在金属导板表面的粉末去净，使表面更光滑。

2. 应力释放　应力释放是指对打印完成的金属部件按一定程序进行加热处理，使其内部的原子结构重新排列，从而消除内应力。打印过程中，金属粉末吸收激光束能量发生熔融按照预设的形状结合，冷却时存在收缩趋势，会在导板产生内应力。金属导板覆盖范围越大，打印时积累的内应力就越大。但支撑结构限制内应力的释放，如果金属导板打印完成后不进行应力释放就切割支撑，导板在内应力的作用下发生变形。

一般操作过程为：①将打印完成的金属导板连同基板一起放入应力释放炉中，注意保持平台在炉中稳定放置，防止加热变形；②惰性气体保护应力释放炉，一般用氩气；③使用规定的温度和加热程序进行应力释放；④加热完成，随炉自然冷却后取出基板。

3. 再喷砂　进行第二次喷砂处理，去掉加热过程中金属导板表面产生的氧化物。

4. 去支撑　使用线切割机将金属导板连同支撑结构从基板切割下来，然后使用打磨手机仔细磨除金属导板表面的支撑。另外，基板表面需要在线切割机上进行平整处理，去除表面残余的支撑结构，保持基板表面光洁，为之后的打印做准备。

（二）3D 打印树脂种植导板的后处理

不同类型的树脂打印完成后的后处理流程不尽相同，常用的液体光敏树脂打印完成后，需要在相应的溶液中去除支撑材料，例如 Objet 打印机使用的支撑材料为水溶性材料，树脂导板打印完成后，可辅助高压水枪使用清水，使支撑材料与主体模型分离，之后再将模型浸泡在专用清洗液中去除残余支撑材料，最终完成树脂导板的后处理；目前大部分椅旁树脂打印机打印种植导板需要添加硬支撑，且支撑材料与导板材料相同，这种类型的导板在打印完成后需要先清洗表面残留的树脂材料，并进一步光照固化，然后手动磨除支撑材料并轻抛表面。

【技能要求】

一、牙支持式数字化种植导板的设计

对于牙齿缺失数目不多、余留牙稳固且能够维持稳定咬合关系的情况下，可选择使用牙支持式种植导板，设计制作工艺流程如下：

1. 扫描并导入数据　患者处于开𬌗状态下拍摄 CBCT，设置 CBCT 重建容积大小为直径 16cm、高度 13cm，设置体素分辨率为 0.25mm，获取时间 14.7s，拍摄口腔 CBCT 数据。输出高精度的 DICOM 格式影像数据，一般为一组有序排列的 DCM 文件。使用模型扫描仪扫描上下颌超硬石膏模型，也可采用口内扫描的方式，输出 STL 格式数据。将患者 CBCT 扫描数据和牙列扫描数据导入设计软件。

2. 骨、牙模型配准　选择合适的 CBCT 阈值对颌骨模型进行重建（图 4-8-11），在重建完成模型的基牙上选择特征点，同样在牙列扫描模型上对应地选择相同位置的特征点，三点对齐完成颌骨数据、牙列和 / 或黏膜数据的配准（图 4-8-12）。描记下颌神经管，模拟软组织等。

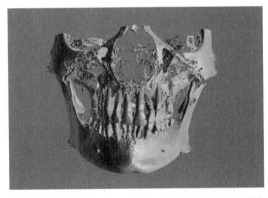

图 4-8-11　根据 CBCT 数据，选择合适的阈值重建患者颌骨形态

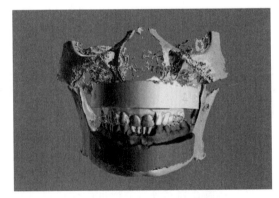

图 4-8-12　匹配颌骨模型和石膏模型扫描数据

3. 预期修复体设计　在缺牙区制作诊断蜡型，确认效果后，根据预期修复体的位置，确定种植体的三维位置（颊舌向、近远中向位置，种植体轴向及深度，种植体间隔距离）。预期

修复体制作有两种方式：一是在研究模型上制作缺牙区的诊断蜡型，扫描获取 STL 格式数据；另一种是口内扫描或模型扫描后直接利用软件设计虚拟诊断蜡型，导出虚拟排牙后的 STL 格式数据（图 4-8-13）。

4. 种植体模拟植入 利用软件测量分析种植区域的骨量，包括垂直向的骨高度和水平向可用的骨宽度，以及术区骨密度，在种植体数据库中根据品牌、型号、长度和直径选择种植体，模拟植入后，分别在相应的牙位调整种植体的三维位置（图 4-8-14）。

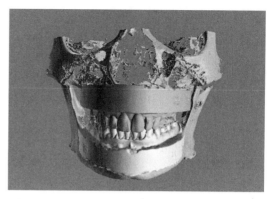

图 4-8-13 匹配颌骨模型和虚拟设计的蜡型数据

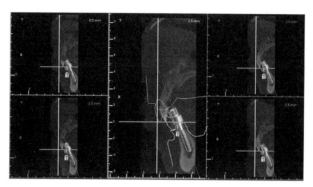

图 4-8-14 根据蜡型数据设计种植体植入的位置

5. 种植导板形态设计 将种植体调整至合适位置后，选择导板的覆盖范围，牙支持式导板覆盖范围一般向近远中各延伸 2～3 颗邻牙，必要情况下可将支持区域的范围延伸至牙弓对侧。在树脂导孔两侧设置检查窗，选择导板就位道，软件会自动填充倒凹并生成种植导板数字模型，导出导板的STL 数据（图 4-8-15）。

6. 种植导板制作 将导板 STL 文件添加至打印设备中，完成树脂导板的打印。采用口内扫描的方式需打印树脂模型以便试

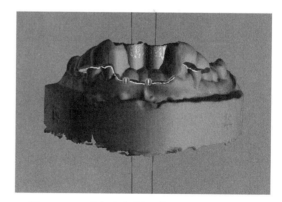

图 4-8-15 选择导板覆盖范围，生成导板数据

戴导板。完成后处理，根据需要在树脂导向孔内放置金属套环，完成种植导板的制作。

二、黏膜支持式数字化种植导板的设计

对于全口无牙颌的种植患者，应先制作放射导板。工艺流程如下：

1. 制作放射导板 放射导板要求其组织面密切贴合软组织，磨光面为预期的义齿形态，且在相应位置设置放射阻射点。一般制作步骤如下。

（1）制作义齿：①口内评估义齿的垂直距离、咬合关系、颌位关系、唇部支撑、美学及发音等，避免义齿边缘过长或干扰系带运动，确保义齿戴入后无组织压痛，调整咬合，避免义齿咬合时的翘动或两侧受力不均，牙齿尺寸、形状和长度适当；②无金属部件；③基托部分有足够的厚度和长度，树脂基托厚度 2.5~3mm，以便放置显影标记和手术导板固位钉；④与黏膜高度贴合；⑤义齿不包含任何放射阻射材料。

（2）放置显影标记：在义齿唇（颊）舌侧基托标记牙胶点。要求如下：①基托上磨出直径 1~2mm、深度 1mm 左右的半球形小坑，可用热牙胶注射器注射牙胶，也可加热牙胶棒后充填，除去过多的牙胶；②显影标记点一般为 6~8 个，位于牙齿牙龈平面以下，唇（颊）侧和舌（腭）侧各一半，要求在放射导板前牙区和两侧后牙区的颊舌侧非对称地设置放射标记点，远离口内放射伪影源。

（3）制作咬合记录：患者戴用临时义齿或放射导板，制取咬合记录。这种口内咬合记录只能用于组合了咬合引导部分和植入引导部分的种植导板，导板利用咬合引导部分和咬合记录在口内就位，使用固位钉固位，去除咬合引导部分，只保留植入引导部分。如果种植导板没有咬合引导部分，应在𬌗架上制作手术咬合记录，制作方法是：将患者的上、下颌模型利用临时义齿或放射导板加口内咬合记录上好𬌗架，导板制作完成后转移至𬌗架，在𬌗架上制作导板对应的咬合记录，此时应注意硅橡胶的范围不应阻挡固位钉的植入。

2. 数据扫描　首先利用咬合记录在患者口内就位放射导板，要求左右侧咬合力均匀，拍摄时保持头部静止，完成一次 CBCT 扫描；然后获取放射导板数据，选择合适的 CBCT 阈值对放射导板进行重建；也可通过模型扫描仪，获得放射导板数据、模型（黏膜表面形态）数据以及放射导板与模型的相对位置关系，用于放射导板、模型与颌骨数据的拟合。

3. 数据导入与整合　将戴放射导板拍摄的颌骨 CBCT、放射导板 CBCT 重建数据或放射导板的扫描数据和放射导板就位于模型上的扫描数据导入种植设计软件，通过放射标记点匹配颌骨数据与放射导板扫描数据，确定最终修复体与颌骨的位置关系。利用放射导板与模型三维空间坐标关系，将黏膜表面形态转移到颌骨数据上，完成修复体、黏膜和颌骨三个数据的匹配。

4. 种植体模拟植入及三维位置确认　在种植设计软件中模拟植入种植体，选择相应的种植体品牌，根据颌骨测量结果选择合适的种植体尺寸，确定种植体数目及种植位点，可通过虚拟基台或虚拟扫描杆指示种植体在预期修复体及黏膜上的穿出位置，调整种植体在三维方向上的位置，根据所选的附着体系统调节种植体的平行度，尽量使模拟植入的种植体能兼顾该位点的骨量、角化黏膜和修复体位置。

5. 种植导板设计与制作　确定种植体三维位置后，根据钻针手柄高度和钻针长度设计套管高度，避免套管接触牙龈，设计导板固位钉的数目、位置，设计导板覆盖区域和冷却窗后，生成导板引导植入部分和 / 或咬合引导部分，输出 STL 数据，完成打印和后处理，根据需要在树脂导孔内放置金属套环，完成导板制作。

（于海洋　岳　莉　张倩倩　张　呐　解晨阳）

第九章 培训和管理

第一节 人 员 培 训

国家职业资格二级的修复工需要具备与其级别相对应的人员培训能力，要求当其为下级修复工进行技术培训时，要预先制订好培训方案，写好培训讲义，掌握理论培训方法，能够在规定的时间内完成演示操作，并能够在演示时对操作要点进行清晰明了的讲述，要求二级修复工能够完成所有常见修复体的全程操作并对下级技术人员进行全部内容的培训和讲解，在进行以下关键环节和步骤培训时至少要达到以下的具体要求：

1. 当其进行铸造金属全冠蜡型和烤瓷冠、全瓷冠及固定桥基底蜡型培训时，能够在 30 分钟内完成单冠、60 分钟内完成三单位桥的演示操作，并讲清楚对蜡型咬合、边缘、接触点的要求，以及浸蜡的方法和要求，堆蜡的方法和要求，蜡型雕刻的方法和要求。

2. 当其进行可摘局部义齿铸造支架蜡型培训时，能够在 60 分钟内完成单颌支架蜡型的演示操作，并讲清楚对蜡型咬合、卡环、大小连接体的要求，以及浸蜡和蜡型雕刻的方法和要求。

3. 当其进行固定蜡型包埋和铸造培训时，能够在 30 分钟内完成蜡型的包埋或铸造的演示操作，并讲清楚蜡型包埋、铸造的要求及注意事项，包括蜡型包埋位置、包埋材料的种类、铸造机类型、铸造温度的要求等内容。

4. 当其进行可摘局部义齿铸造支架蜡型包埋和铸造培训时，能够在 30 分钟内完成包埋或铸造的演示操作，讲清楚蜡型包埋、铸造的要求及注意事项，包括铸道的安插、包埋材料的种类、铸造机类型、铸造温度的要求等内容。

5. 当其进行固定或活动蜡型包埋和铸造培训时，能够对包埋和铸造出现的问题进行分析，找出原因、提出改进措施。

6. 当其进行烤瓷修复体上瓷培训时，能够在 60 分钟内完成烤瓷单冠上瓷演示操作，并讲清楚对烤瓷单冠咬合、边缘、接触点、形态及颜色的要求，并能为下级技师讲解染色原理、方法和应用。

7. 当其进行烤瓷修复体修型培训时，能够在 60 分钟内完成烤瓷单冠的修型演示操作，并讲清楚对烤瓷单冠咬合、边缘、接触点、形态及颜色的要求。

8. 当其进行全口义齿排牙培训时，能够讲清楚无牙颌的解剖标志、全口义齿人工牙选牙原则和排牙要点，以及各个人工牙的排列位置，并能够在 90 分钟内排好一副总义齿人工牙。

9. 当其进行可摘局部义齿排牙培训时，能够讲清楚局部义齿人工牙的选牙原则和排牙要点，以及局部义齿排牙的特点，并能够在 90 分钟内排好一副局部义齿人工牙。

10．当其进行可摘义齿装盒、装胶培训时，能讲清楚可摘义齿装盒装胶要点及注意事项，并能够在90分钟内完成一副可摘义齿的装盒、装胶操作。

11．当其进行全口义齿打磨培训时，能够讲清楚全口义齿打磨、抛光要点及方法，并能够在90min内打磨、抛光好一副全口义齿。

12．当其进行可摘局部义齿打磨培训时，能够讲清楚可摘局部义齿打磨、抛光要点及方法，并能够在90分钟内打磨、抛光好一副可摘局部义齿。

13．当其进行种植义齿培训时，能够在90分钟内完成单个种植上部修复体的制作操作，包括基台的选择，并能够讲清楚种植上部修复体固位方式、制作要点，以及基台选择要点。

14．要求二级修复工能够进行焊接操作，并能够进行焊接培训，在培训时，能讲清楚焊接的原理、焊接方式、以及焊接注意事项。

第二节　技术管理

国家职业资格二级的修复工需要具备与其级别相对应的技术管理能力，要求其具有生产流程管理知识，对义齿加工质量管理体系文件有足够了解，具有生产数据分析和处理能力，能解决口腔修复工艺中的关键技术问题，能制订企业质量检验标准方案，能指导口腔修复体制作人员的业务工作，要求其在日常工作中，能够进行模型的检查、能发现修复工艺中常见问题并处理、能够对修复体质量进行检查，能撰写技术总结。在工作中至少要达到以下具体要求：

1．能对临床转入义齿加工单位的模型进行检查，确定模型是否符合修复体制作要求，能够指出模型上影响修复体制作的不足之处，并与临床沟通、解决。

2．能够进行常规项目修复体质量的检查，发现修复体制作的不足之处，并指示相关人员进行处理。

3．在发现固定修复体出现问题时，能够进行分析，找出问题所在，并针对问题原因进行指导和处理。

4．在发现可摘局部义齿出现问题时，能够进行分析，找出问题所在，并针对问题原因进行指导和处理。

5．在发现全口义齿出现问题时，能够进行分析，找出问题所在，并针对问题原因进行指导和处理。

6．在发现种植上部修复体出现问题时，能够进行分析，找出问题所在，对单个种植上部修复体能够针对问题原因进行指导和处理。

7．在一段时间内统计修复体返工量及不合格修复体所占比例，并对数据进行分析，找出原因，针对原因进行改进。并能够制定企业质量检验标准。

8．对发现的生产流程中关键和薄弱环节的问题，能提出具体解决方案，并能够指导技师改进，提高他们的技术水平。

9．对发现的生产流程中的问题，能够进行生产流程的合理调整。

10．对发现的生产流程、质量标准、技术问题，能够在解决后撰写技术总结。

（佟　岱　周永胜）

[1] 贾璐铭,高静,于海洋. 3D 打印备牙导板在贴面修复中的临床效果观察. 第十一次全国口腔修复学学术会议论文汇编, 2017, 10.

[2] 全国卫生专业技术资格考试专家委员会. 全国卫生专业技术资格考试指导 口腔医学技术. 北京:人民卫生出版社, 2012.

[3] 十河厚志. 种植修复、技工工艺快速入门. 甘云娜,主译. 北京:人民军医出版社, 2014.

[4] 宿玉成. 口腔种植学. 2 版. 北京:人民卫生出版社, 2014.

[5] 王菲,米新峰. 口腔固定修复工艺技术. 3 版. 北京:人民卫生出版社, 2016.

[6] 王虎,欧国敏. 口腔种植影像学. 北京:人民卫生出版社, 2013.

[7] 王勇. 口腔数字化技术. 北京:人民卫生出版社, 2018.

[8] 姚江武. 口腔技工工艺学. 北京:科学技术出版, 2006.

[9] 于海洋,罗天. 目标修复体空间中的数量及数量关系在精准美学修复中的应用. 华西口腔医学杂志, 2016, 34(3):223-228.

[10] 于海洋. 口腔固定修复工艺学. 2 版. 北京:人民卫生出版社, 2014.

[11] 于海洋. 现代牙科技师手册. 北京:科学技术文献出版社, 2007.

[12] 岳莉. 口腔修复工艺学实验教程. 成都:四川大学出版社, 2017.

[13] 张健. 数字化口腔种植外科技术——实现以修复为导向. 沈阳:辽宁科学技术出版社, 2016.

[14] 张倩倩,陈昕,赵雨薇,等. 3D 打印在口腔美学修复中的应用. 华西口腔医学杂志, 2018, 36(6):656-661.

[15] 赵铱民. 口腔修复学. 7 版. 北京:人民卫生出版社, 2012.

[16] 周永胜,佟岱. 口腔修复工艺学. 北京:北京大学出版社, 2014.

[17] GUIRALDO RD, BERGER SB, PUNHAGUI MF, et al. Influence of chloramine-T disinfection on elastomeric impression stability. European Journal of Dentistry, 2018, 12(2):232.

[18] YU HY, ZHAO YW, LI JY, et al. Minimal invasive Microscopic Tooth preparation in esthetic restoration: a specialist consensus. Int J Oral Sci, 2019, 11(3):31.

[19] MORTADI AN, AL-KHATIB A, ALZOUBI KH, et al. Disinfection of dental impressions: knowledge and practice among dental technicians. Clinical, Cosmetic and Investigational Dentistry, 2019, 11:103.

[20] MORTADI AN, CHADWICK RG. Disinfection of dental impressions–compliance to accepted standards. British Dental Journal, 2010, 209(12):607.

[21] CHEN X, MAO B, ZHU ZL, et al.Effectiveness of surface texture simulation of fixed dental prostheses by curvature analysis.Quintessence International, 2019, 50(5):378-386.

[22] 桑田正博. セラモメタル テクノロジ-. 东京:医齿药出版株式会社, 1983.

[23] 桑田正博. セラモメタルそのデザインと構造. 东京:クインテセンス出版株式会社, 1992.

[24] 桑田正博. 金属焼付ポセレンの理論と実際. 东京:医齿药出版株式会社, 1977.

索　引

12枚

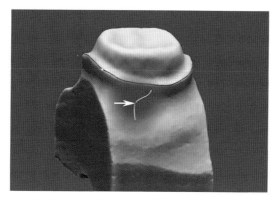

箭头指软件在选中点识别肩台的最凸点为颈缘线位置。

彩图 3-9-4　确定单个牙冠预备体颈缘线

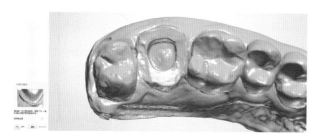

彩图 3-9-17　绘制边缘线

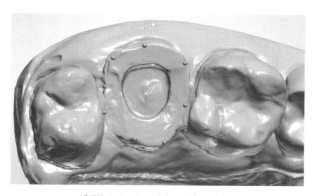

彩图 3-9-18　分析设计就位道

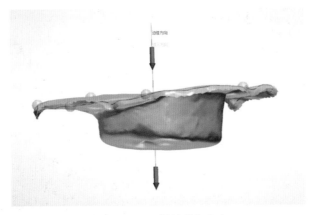

彩图 3-9-19　调整戴入方向

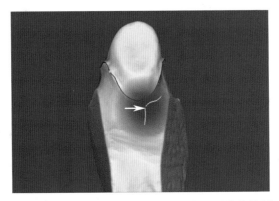

箭头指软件在选中点识别肩台的最凸点为颈缘线位置。

彩图 4-8-4　设计三单位以内冠桥预备体颈缘线

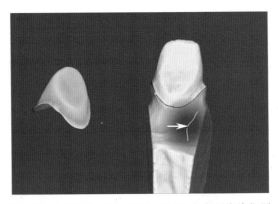

箭头指软件在选中点识别肩台的最凸点为颈缘线位置。

彩图 4-8-5　软件自动生成颈缘线